全国医药中等职业技术学校教材

药用微生物基础

全国医药职业技术教育研究会　组织编写
林　勇　主编　　黄武军　主审

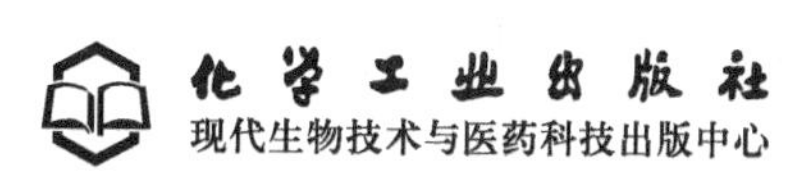

·北京·

本书是全国医药中等职业技术学校教材，由全国医药职业技术教育研究会组织编写。全书共分十章，系统地讲述了微生物形态观察技术、微生物人工培养技术、菌种的选育及保藏技术、微生物分布检测技术、微生物代谢产物的测定技术、药物体外抗菌试验、药品卫生检验技术、常用血清学试验及人体寄生虫知识等内容。内容系统翔实，将理论基础和操作技能结合在一起，并以操作技能为重点，突出了技术性、实用性和新颖性。

本书可作为医药中等职业技术学校相关专业的教材，也可用作医药和生物企业职工培训的教材和参考用书。

图书在版编目（CIP）数据

药用微生物基础/林勇主编. —北京：化学工业出版社，2006.6（2023.8重印）

全国医药中等职业技术学校教材

ISBN 978-7-5025-8917-2

Ⅰ.药… Ⅱ.林… Ⅲ.药物学：微生物学-专业学校-教材 Ⅳ.R915

中国版本图书馆CIP数据核字（2006）第064751号

责任编辑：陈燕杰　余晓捷　孙小芳　　文字编辑：李　瑾
责任校对：李　林　　装帧设计：关　飞

出版发行：化学工业出版社　现代生物技术与医药科技出版中心
（北京市东城区青年湖南街13号　邮政编码100011）
印　　装：北京虎彩文化传播有限公司
787mm×1092mm　1/16　印张12¾　字数307千字　2023年8月北京第1版第19次印刷

购书咨询：010-64518888　　售后服务：010-64518899
网　　址：http://www.cip.com.cn
凡购买本书，如有缺损质量问题，本社销售中心负责调换。

定　　价：32.00元

《药用微生物基础》编审人员

主　　编　林　勇　（江西省医药学校）

主　　审　黄武军　（江西制药有限责任公司）

副 主 编　马承梅　（山东中药技术学院）

编写人员　（按姓氏笔画排序）

李明奇　（河南省医药学校）

李晓峰　（湖北省医药学校）

沈小卓　（广州市医药学样）

张培强　（河南省医药学校）

林　勇　（江西省医药学校）

全国医药职业技术教育研究会委员名单

全国医药中等职业技术教育教材
建设委员会委员名单

前　　言

半个世纪以来，我国中等医药职业技术教育一直按中等专业教育（简称为中专）和中等技术教育（简称为中技）分别进行。自 20 世纪 90 年代起，国家教育部倡导同一层次的同类教育求同存异。因此，全国医药中等职业技术教育教材建设委员会在原各自教材建设委员会的基础上合并组建，并在全国医药职业技术教育研究会的组织领导下，专门负责医药中职教材建设工作。

鉴于几十年来全国医药中等职业技术教育一直未形成自身的规范化教材，原国家医药管理局科技教育司应各医药院校的要求，履行其指导全国药学教育、为全国药学教育服务的职责，于 20 世纪 80 年代中期开始出面组织各校联合编写中职教材。先后组织出版了全国医药中等职业技术教育系列教材 60 余种，基本上满足了各校对医药中职教材的需求。

为进一步推动全国教育管理体制和教学改革，使人才培养更加适应社会主义建设之需，自 20 世纪 90 年代末，中央提倡大力发展职业技术教育，包括中等职业技术教育。据此，自 2000 年起，全国医药职业技术教育研究会组织开展了教学改革交流研讨活动。教材建设更是其中的重要活动内容之一。

几年来，在全国医药职业技术教育研究会的组织协调下，各医药职业技术院校认真学习有关方针政策，齐心协力，已取得丰硕成果。各校一致认为，中等职业技术教育应定位。于培养拥护党的基本路线，适应生产、管理、服务第一线需要的德、智、体、美各方面全面发展的技术应用型人才。专业设置必须紧密结合地方经济和社会发展需要，根据市场对各类人才的需求和学校的办学条件，有针对性地调整和设置专业。在课程体系和教学内容方面则要突出职业技术特点，注意实践技能的培养，加强针对性和实用性，基础知识和基本理论以必需够用为度，以讲清概念，强化应用为教学重点。各校先后学习了《中华人民共和国职业分类大典》及医药行业工人技术等级标准等有关职业分类、岗位群及岗位要求的具体规定，并且组织师生深入实际，广泛调研市场的需求和有关职业岗位群对各类从业人员素质、技能、知识等方面的基本要求，针对特定的职业岗位群，设立专业，确定人才培养规格和素质、技能、知识结构，建立技术考核标准、课程标准和课程体系，最后具体编制为专业教学计划以开展教学活动。教材是教学活动中必须使用的基本材料，也是各校办学的必需材料。因此研究会首先组织各学校按国家专业设置要求制订专业教学计划、技术考核标准和课程标准。在完成专业教学计划、技术考核标准和课程标准的制订后，以此作为依据，及时开展了医药中职教材建设的研讨和有组织的编写活动。由于专业教学计划、技术考核标准和课程标准都是从现实职业岗位群的实际需要中归纳出来的，因而研究会组织的教材编写活动就形成了以下特点：

1. 教材内容的范围和深度与相应职业岗位群的要求紧密挂钩，以收录现行适用、成熟规范的现代技术和管理知识为主。因此其实践性、应用性较强，突破了传统教材以理论知识为主的局限，突出了职业技能特点。

2. 教材编写人员尽量以产学结合的方式选聘，使其各展所长、互相学习，从而有效地克服了内容脱离实际工作的弊端。

3. 实行主审制，每种教材均邀请精通该专业业务的专家担任主审，以确保业务内容正确无误。

4. 按模块化组织教材体系，各教材之间相互衔接较好，且具有一定的可裁减性和可拼接性。一个专业的全套教材既可以圆满地完成专业教学任务，又可以根据不同的培养目标和地区特点，或市场需求变化供相近专业选用，甚至适应不同层次教学之需。

本套教材主要是针对医药中职教育而组织编写的，它既适用于医药中专、医药技校、职工中专等不同类型教学之需，同时因为中等职业教育主要培养技术操作型人才，所以本套教材也适合于同类岗位群的在职员工培训之用。

现已编写出版的各种医药中职教材虽然由于种种主客观因素的限制仍留有诸多遗憾，上述特点在各种教材中体现的程度也参差不齐，但与传统学科型教材相比毕竟前进了一步。紧扣社会职业需求，以实用技术为主，产学结合，这是医药教材编写上的重大转变。今后的任务是在使用中加以检验，听取各方面的意见及时修订并继续开发新教材以促进其与时俱进、臻于完善。

愿使用本系列教材的每位教师、学生、读者收获丰硕！愿全国医药事业不断发展！

全国医药职业技术教育研究会

2005 年 6 月

编写说明

本书是依据全国医药职业技术教育研究会的统一安排，针对中等职业教育学生的特点和医药企业的需求，以强化素质教育和技能训练为主线来编写的，是中等医药职业学校相关专业适用的教材。

本书在编写过程中，削弱了微生物学的学科体系，突出了技术性，实用性及新颖性，使学生在掌握医药微生物基本理论知识的同时，通过强化的实践训练，学会并掌握医药微生物技术的操作技能。因此，本书以医药微生物的某项技术操作为章节，将理论基础和操作技能结合在一起，并以操作技能为重点来编写。本书既可作为中等医药职业技术学校相关专业的教材，也可作为医药和生物企业职工培训的教材和参考用书。

本书编写分工如下：江西省医药学校林勇编写第一章、第八章并负责全书的统稿；山东中药技术学院马承梅编写第二章；湖北省医药学校李晓峰编写第三章；广州市医药学校沈小卓编写第四章、第十章；河南省医药学校张培强编写第五章、第九章；河南省医药学校李明奇编写第六章、第七章。

本书中各种试剂名称、培养基名称、药品检验菌的名称及方法等均以《中华人民共和国药典》2010年版为依据。江西制药有限责任公司高级工程师黄武军对全书做了认真细致的审阅，在此表示衷心的感谢。

由于作者水平有限，加之编写时间仓促，书中疏漏之处在所难免，恳请广大师生在使用过程中批评指正。

编　者

目　录

第一章　绪　论

第一节　微生物的基本概念

一、微生物的定义

（一）微生物的定义和特点

地球上的生物，已知有五界或六界：病毒界、原核生物界、真核生物界、真菌界、植物界、动物界。前四界生物都是个体微小，结构简单的一类低等生物，统称为微生物。

微生物同其他生物一样，都能从外界环境中吸取养分，并能以自身的特性繁殖后代，对外界环境产生一定的反应。除这些共性外，微生物自身还有以下特点。

① 个体微小。微生物以微米（μm）、纳米（nm）为单位，放大1000倍后也才几毫米（mm），一般不能用肉眼直接观察到，故最早的微生物的定义是不能用肉眼直接观察到的生物。但也有肉眼可见的，如香菇、银耳等真菌的子实体。

② 微生物结构简单。微生物主要以非细胞、单细胞、简单多细胞或细胞群体的形式存在。例如细菌的一个细胞就是一个独立的生物体，它的全部生命活动，如生长、呼吸、繁殖等，都是靠这一个细胞来完成的；而动植物细胞是多细胞生物体的一部分，只执行着生命活动的某一功能。

③ 微生物种类繁多、分布广泛。由于微生物可以利用各种物质作为自身的营养物质，因而广泛分布于自然界中。土壤、空气和水中有微生物存在。植物表层、动物和人类的体表等都有微生物存在。土壤中的微生物类型最多，它们对自然界各种物质的转化和循环起着十分重要的作用。

④ 微生物新陈代谢旺盛、繁殖迅速。由于微生物个体微小、结构简单，因此能迅速与外界环境之间进行营养物质交换，导致其新陈代谢能力加强，从而使其繁殖速度加快。一般来讲，在条件适宜时，一个细菌每20～30min就可繁殖一代，由一个细菌分裂成两个细菌。

⑤ 微生物较易发生变异。微生物多以单细胞形式独立存在，整个细胞与外界环境直接接触，因而易受环境条件变化的影响发生变异。当环境条件变化剧烈时，多数菌体死亡，少数菌体因变异而生存下来，如感冒病毒的抗原变化。

正是因为微生物具有结构简单、繁殖迅速、易于培养等特点，在研究生物学中的许多基本问题时常用微生物作为操作材料。如证明遗传物质是DNA而不是蛋白质就是通过细菌的转化操作来完成的。

微生物根据其生物学特性可分为细菌、立克次体、支原体、螺旋体、衣原体、放线菌、真菌（酵母菌和霉菌）和病毒。根据其有无细胞以及细胞核的结构分为三大类型。

① 非细胞型微生物。个体极微小，不具细胞结构，能通过细菌滤菌器，只含有一类核酸（DNA或RNA），只能在活细胞中生长繁殖，如病毒。

② 原核细胞型微生物。仅有原始核，无核膜、核仁等结构，缺乏细胞器，同时含有两类核酸（DNA和RNA）。如细菌、立克次体、支原体、螺旋体、衣原体和放线菌。

③ 真核细胞型微生物。有分化程度较高的细胞核，具核膜、核仁等结构，有完整的细胞器，同时含有两类核酸（DNA 和 RNA），如真菌。

研究微生物形态、生理、遗传等特征的科学称为微生物学。微生物学可分为细菌学、真菌学、病毒学，也可根据研究内容和对象分为微生物形态学、微生物生理学、微生物分类学、微生物遗传学、药用微生物学、医用微生物学、农用微生物学、食品微生物学、环境微生物学、石油微生物学等。我们要学习的主要是微生物学在医药上运用的基础技术及病原微生物的基础知识，属于药用微生物学的范畴。

微生物的命名与其他生物命名法相同，采用由属名加种名的"双命名"法。如金黄色葡萄球菌的学名为 *Staphylococcus aureus*，生产青霉素的青霉菌的学名为 *Penicillium chrysogenum*。

（二）微生物在自然界的作用

自然界中生存的微生物绝大部分对人和动物无害，很多是有益的。微生物在自然界广泛存在，在自然界的物质循环中起着重要的作用。众所周知，绿色植物可以通过光合作用将无机物、CO_2 和 H_2O 转化为有机物，动物能直接利用有机物，而只有微生物能分解和利用周围环境中的有机物，使大量的有机物转化为无机物和 CO_2 回归到土壤和大气中去，供植物合成有机物使用。尽管动植物的呼吸作用也能释放 CO_2，但释放量极小，90%以上的 CO_2 是微生物活动产生的。如果没有微生物分解有机物，地球上的有机物将越来越多，空气中有限的 CO_2 只要几十年就会被植物的光合作用耗尽。

氮、硫等化合物也是通过微生物为媒介进行转化的，如氮的转化。土壤中死亡的动植物尸体所含的蛋白质为有机氮化物，植物不能直接利用，必须经微生物不断分解成无机氮化物，如氨、亚硝酸盐等，才能被植物吸收和利用。此外，空气中的氮气必须经固氮菌作用后，才能被植物利用，而植物又能被人和动物所利用。这样，氮元素在自然界中反复利用，循环不已。如果没有微生物，植物将不能生存，人和动物也不可能生存，所以说，自然界的物质循环离不开微生物的转化作用。

微生物对人类的生产生活也起着十分重要的作用。在农业上，微生物可用来制造发酵饲料、菌肥，还可利用微生物进行生物防治，如利用白僵菌消灭植物害虫。医药工业方面，微生物可用来生产抗生素、维生素、酶制剂等，如用产黄青霉菌生产青霉素，而且许多微生物本身就是很好的药材，如灵芝、猴头、马勃等。此外，微生物在食品、酿造、皮革、纺织、石油、化工、冶金、三废处理及环保等众多领域也起着十分重要的作用。

随着基因工程技术的发展和完善，许多新型药物和疫苗不断开发成功，目前已经上市的干扰素就是基因工程产品，国外还研究成功了能生吃、婴幼儿喜吃的带有脊髓灰质炎疫苗的水果。可以预计微生物在今后的药品生产中将越来越受到人们的重视。

微生物对人类除了有重大作用外，有时对人类生活、生产也有非常大的有害作用。少部分微生物能引起人类或动植物疾病，如人类的艾滋病、乙型肝炎、流行性感冒、伤寒等，禽类的流感，植物的枯萎、坏死等许多疾病都是由微生物引起的。这些能引起人类、动植物疾病的微生物被称为病原微生物。

二、微生物与医药学的关系

微生物与医药学的关系特别密切，微生物的发展极大地促进了医药学的发展。许多微生物或微生物产品就是药品，可直接用于临床，如《中华人民共和国药典》（以下简称《中国药典》）2010年版第一部中就记有马勃清肺利咽、止血，治风热郁肺咽痛、咳嗽音哑、外部创伤出血；灵芝补气安神、平喘止咳，治眩晕不眠、心悸气短、虚劳咳喘；冬虫夏草补肺益肾、止血化痰，治久咳虚喘、劳咳咯血、阳痿遗精、腰膝酸痛等，实际入药的真菌还有很多。微生物产品入药的更多，在临床使用的抗菌药中，绝大多数都是微生物的代谢产物或者是微生物代谢产物的衍生物。

微生物与药品生产也有密切关系。不同制剂的药品生产环境对微生物的限度有不同的要求。为了防止药品在生产过程中不被污染，国家对各种药品生产的操作过程都有严格规定，对药品的包装、原料的包装及运输均有规定。2010年版药典中对所有的上市药品都有严格的检验标准，只有符合标准的药品才能用于临床治疗疾病。在药品检验中，微生物检验是一项非常重要的内容，国家不仅对各种药品制剂的微生物检验项目有明确的规定，而且对微生物检验的方法及所用设备、材料、设备材料的检验也都做了明确规定。微生物与药品的贮藏也有很大关系，药品内微生物数量种类越多，药品就越容易变质而不易贮藏。

微生物学的发展也极大地促进了医学的发展。如外科手术消毒技术的运用，寻找引起人类及动植物疾病的病原微生物，利用疫苗或抗体来预防或治疗一些疾病，利用化学药品通过杀灭病原微生物来治疗疾病等，都是因为微生物科学的发展而发展起来的。

三、我国药用微生物学的概况

我国在药用微生物方面的研究从建国到现在已经取得了很大的成就。首先是消灭了天花、鼠疫等烈性传染病。然后在病原体的研究方面也取得了进展，1956年首次分离出沙眼衣原体，1957年发现亚洲甲型流感病毒，同年分离出麻疹病毒并制成疫苗。我国抗生素工业发展迅速，生产规模日益扩大，品种不断增多，目前使用的抗生素有几百种，抗生素盐类超过1万种。在免疫学方面也取得了较好的成绩，发现了许多有抗菌作用和影响机体免疫性的中草药。我国的基因工程药物已向产业化进军，我国已有多种自行研制的基因工程疫苗与药物投放市场，在为无数患者带来福音的同时，也向人们展示了生物技术在医药领域应用的广阔前景。

我国药用微生物学的发展将面向应用方面，药用微生物的研究要从分子水平上进行。一方面，在努力寻找新的微生物资源的同时，要充分地利用现有的微生物资源，扩大以微生物为来源的药品应用范围，如从高等真菌中筛选抗生素。另一方面，通过微生物方法或化学方法改造已知抗生素的结构，把无效的抗生素转变为有疗效的抗生素，把疗效低的抗生素转变为疗效高的抗生素，把副作用大的抗生素转变为无副作用或副作用小的抗生素进而在临床上广泛使用。通过“工程菌”和转基因生物高效率地生产各种高质量、低成本的药物，如用大肠杆菌生产的胰岛素，用酵母菌生产的乙肝疫苗等。利用生物技术发展新型药物、疫苗进行基因治疗将成为我国科学家向国际前沿迈进的课题。

第二节 微生物技术的基本要求

一、微生物技术的安全要求

（一）用电安全要求

① 每天上班检查各用电部位是否正常，如有异常情况，及时请专业人员处理，不能擅

自处理。

② 每天下班前仔细检查各用电部位，除正在工作的培养箱、冰箱等保留电源外，其他电源一律切断。

③ 如果新增用电设备，需请专业电工按要求安装，不能自行安装。

④ 定期检查电线电路，防止因电线老化、破损和设备老化而产生的短路、断路。

⑤ 定期请专业人员检查接地情况，确保接地良好。防止因接地不好而产生的漏电触电现象。

⑥ 在工作时，不能用湿手触摸正在工作的电器，不能用湿手拔、插插头。在工作中不能让身体直接接触裸露的电线或破损的电线。

（二）高压蒸汽灭菌器使用安全要求

① 操作高压蒸汽灭菌器的人员必须通过专门培训，经考试合格后才能上岗。

② 高压蒸汽灭菌器每次使用前都必须检查安全阀，必须确保安全阀有效。

③ 通入蒸汽的管道、管道上的阀门均应密封良好，不能有泄漏现象。防止因蒸汽泄漏而烫伤人员。

④ 灭菌工作完成后，必须待温度及压力降到常温常压后才能开启门。如果提前开门，操作人员容易被热蒸汽烫伤。

⑤ 高压灭菌器工作过程中，必须有专人负责看管温度表、压力表。如果高压灭菌器工作时无人看管就有可能发生意外。

（三）微生物操作的安全要求

① 微生物检验时阳性对照所用的标准菌株必须有专人负责保管；菌种在不用时，必须用带锁冰箱保存。

② 微生物检验时培养产生的培养物不能直接外倒，以免污染环境；一般要求将培养物进行灭活或消毒处理后才能埋入土壤中。如果在操作过程中，有菌液或培养物意外倒在地面或工作台面，必须先进行消毒处理，再进行清洁处理。严禁直接进行清洁处理或将这些污染物直接扫入下水管道中。

③ 微生物检验接种所用的超净工作台气流用从上到下的垂直气流或从上到侧面或从两侧到后面的气流，以免病原微生物传染给人体。

④ 微生物检验人员必须是身体健康、通过专门培训的人员；有传染病、皮肤病的人员不能从事微生物检验工作；生病或皮肤破损期间也不能参加微生物检验的相关操作，以免造成检验结果假阳性或操作人员被阳性对照菌感染。

⑤ 微生物检验操作所用的衣物必须单独清洗，不能和平常的衣物混洗，以免病原菌通过衣物传染给人体。

⑥ 微生物检验操作人员应有另外的专门场所供休息。严禁在微生物检验操作场所内喝水或吃东西。

二、药学微生物检验室要求

在医药生产中，有关微生物的检验主要有药品的卫生检验、药品生产中微生物形态检验、药品生产环境中微生物数量检验等。根据不同的工作内容，对微生物检验室的要求也各不相同。一般药品生产企业检验科中的微生物检验室应包括准备室、一次更衣室、二次更衣室、缓冲通道、无菌接种室、培养室、阳性对照菌培养室等。有些药品生产企业还有洗澡间、三次更衣室、阳性对照菌接种室及各更衣室之间的缓冲通道等。几种常见的微生物检验室布局示意见图 1-1 所示。

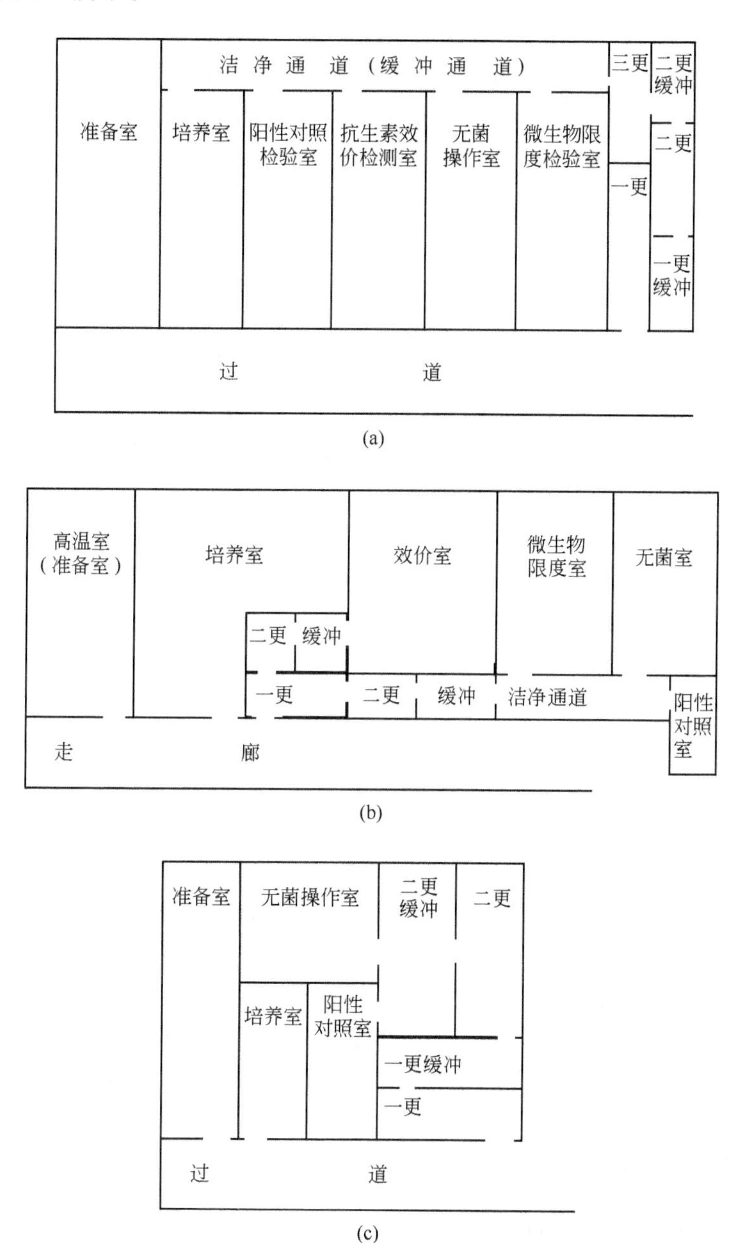

图 1-1　几种常见微生物检验室布置示意图

更衣室、操作间、缓冲通道等要求门与墙平齐，门缝严密，室内墙壁平整光滑，没有裂缝，耐腐蚀，没有颗粒物脱落。墙壁与墙壁、墙壁与天花板、墙壁与地面台面之间的连接是弧形的，而不是直角形的。弧形连接很容易清洗。更衣室、操作间、缓冲通道上均要设置适当数量的紫外线灯进行灭菌。操作间最好采光面积大，如果采光不好则应提供足够的照明；操作间的空气是经过高效微粒空气过滤器处理的层流空气，净化级别要求为万级，操作区域的净化级必须达到百级；操作间还应有恒温、除湿装置，使操作间的温度保持在 18～26℃之间，相对湿度在 45％～65％范围内。

无菌操作间和缓冲通道要保持清洁，间隔一段时间就要用毛巾和新洁尔灭溶液擦洗墙壁，擦洗地面。每次使用前用3%～5%的甲酚溶液（或用0.2%的苯扎溴铵溶液或5%浓度的甲醛溶液）擦拭台面后，再用5%浓度的甲醛溶液（或添加了高锰酸钾的甲醛溶液）喷雾消毒，开启无菌空气过滤器，并打开紫外线灯灭菌1h。无菌操作间必须符合规定才能使用。检查方法是测定尘埃粒子数和菌落数。每次操作时应在层流空气所及超净工作台的左、中、右各置合格的无菌营养琼脂平板，暴露30min后在30～35℃条件下培养48h，取出观察，如果3个平板上生长的菌落数平均不超过1个，操作环境符合规定。

微生物检验时，工作人员从一次更衣间进入，在缓冲间洗澡并穿好无菌内衣裤、无菌拖鞋后，在二次更衣间穿好无菌外衣裤，戴好无菌帽子、无菌口罩，戴无菌乳胶手套，换无菌拖鞋后，用消毒酒精对手进行消毒，然后通过缓冲间进入三次更衣间穿好无菌工作衣、更换无菌拖鞋，然后进入缓冲通道，从缓冲通道进入各接种间及各培养间进行相关工作即可。在生产企业中，绝大多数厂家只有二次缓冲，即在一次更衣室换好无菌内衣、换无菌拖鞋并用消毒液对手消毒后，在二次更衣室内直接穿好无菌外衣及无菌工作衣，更换无菌拖鞋后，用消毒液对手再一次消毒后进入最后的洁净通道（或称缓冲通道）。一些生产品种比较少的企业，微生物检验的场所也比较简单。微生物检验时，物品的运输途径是在准备室配制消毒好各种需要的培养基，清洗消毒好各种用具，对需检验的药品表面进行初步处理，然后将物品放入与缓冲通道相连的物流通道并关好外门。工作人员按规定进入缓冲通道后，打开物流通道的内门，取出物品搬进各个工作室开始工作。工作完成后，按规定对相关物品进行处理，再用内部专用的工具清洁卫生，对工作台用消毒剂消毒，除去室内湿气，用紫外线灯消毒1h即可退出。

各室根据功能不同配备不同的设备。在准备室中主要是进行培养基的配制、消毒灭菌、抗生素标准品及供试品的处理等工作，主要设备有冰箱、天平、高压蒸汽灭菌锅、干燥箱、电炉、药品柜、烧杯、培养皿、试管、容量瓶等，准备室还应当配备上下水设施。在一更室、二更室内除有风淋设备外，还应有消毒药品。微生物限度室主要是完成被检药品的处理工作，主要设备是冰箱、超净工作台、天平、无菌研钵等。无菌室主要有超净工作台，将处理过的药品加入准备好的培养基中。效价室是将不同浓度的抗生素标准品和供试品溶液分别滴加至制备好的双碟培养基的地方，主要设备是水平程度很高的工作台。阳性对照室是微生物限度检验做阳性对照的地方，主要设备有冰箱、超净工作台、天平、无菌研钵等。培养室是将接种好的各种培养基进行培养的地方，也是将药品检验完成后各种培养物进行杀灭的地方，主要设备有细菌培养箱、真菌培养箱、电炉、加热器皿等。

三、微生物技术常用的设备

（一）常用检验设备的使用

1. 细菌培养箱

是培养细菌常用的设备，温度控制范围为20～65℃，允许波动±1℃。电热式衡温培养箱的主要缺点是箱内温度不均一，底部的温度比指示温度略高一些。使用时注意：培养物不能堆放太密，底层一般不放培养基；培养时，内玻璃门关紧；取放培养物时，不能碰到温控器探头，否则会影响培养箱温度的灵敏度。

2. 真菌培养箱

实验室中培养酵母和霉菌的装置，温度控制范围为15～45℃，允许波动范围±1℃。真菌培养箱有加热和制冷两套装置。一般室温低于培养温度时，加热组工作；当室温高于培养温度时，制冷组工作。使用时如果加热、制冷两个指示灯同时亮，说明机器有故障，应立即停机检查；培养物放置不能过挤；取放培养物时不能碰到温度探头，以免降低培养箱的温度灵敏度；培养过程中，温度选择盘不能乱动，以免损坏压缩机；培养箱工作时，如出现异常声音、压缩机发烫或制冷不降温，说明培养箱有故障，应立即停机检查，修复后才能再启动使用。

3. 厌氧培养箱

培养厌氧微生物的专用培养箱。温度控制范围一般在20～65℃。厌氧培养箱使用的关键是厌氧环境不能被破坏。使用时（以厌氧多功能培养箱为例）先放入培养物，同时放入干燥剂、催化剂钯粒、亚甲蓝指示剂，关好门，扭紧；打开培养箱的电磁阀开关和真空泵开关，抽气至真空达到要求时关闭真空泵开关；慢慢打开N_2钢瓶输气阀和减压阀，用N_2冲洗管道和罐体。当罐的指针回到零时表明罐内已充满N_2，打开真空泵开关抽去N_2，再用N_2冲洗一次，然后按N_2 80%、CO_2 10%、H_2 10%的比例充满培养罐。要求气体要充足，指针必须回到零，防止因负压造成外界空气进入破坏厌氧环境。调节温度选择盘，调节罐内温度至培养温度即可开始培养。培养期间观察时不能打开培养罐的门，只能通过玻璃门观察培养物的生长情况。

4. 净化工作台

又称超净工作台，是微生物检验中普遍使用的无菌操作台，在无菌室内，超净工作台内操作区域的洁净度可达100级。超净工作台的气流有垂直和水平两种，最好是选择从上向下的垂直气流或从左到右的水平气流，从后向前或从后向上、从左（右）向上的气流不要选择，容易污染或对人体造成危害。使用时先将接种所用的所有物品放好，打开电源，再打开紫外线灯开关，消毒15min；打开鼓风机开关，10～15min后，气流稳定，操作区内可达无菌状态。将手臂再次消毒，开始操作。在操作过程中，超净工作台内外物品不能相互传递；衣袖不能随手臂进入操作区内；非操作人员不要进入无菌操作间，更不能在操作过程中在超净工作台旁来回走动；超净工作台的电源为三相电，要有断相保护，防止缺相时烧坏电机。

5. 生物显微镜

详见第二章第二节。

6. 电冰箱

一般在药品生产经营企业中微生物检验所使用的冰箱多为家用冰箱，使用方法简单，使用时注意：电源要有稳压装置，防止烧坏电机；冰箱内物品摆放要留有空隙，不能过挤；冰箱使用一段时间后要人工除霜（自动除霜易引起温度波动），清洁处理箱内物品，防止发霉；热物品必须在冰箱外降温后才能放入冰箱，如果直接放入容易对冰箱造成损坏；冰箱内有毒、具有传染性的物品必须特别注明，并要求锁好；严禁将个人物品放入冰箱内。

7. 电热干燥箱

详见第三章第三节。

8. 离心机

离心机在使用前要先检查电源线是否完好，塑料套管是否完好。在使用时，将要离心的液体倒入离心管中，再将离心管对称地放入离心机的塑料套管内；盖上离心机的盒盖，插上电源插头，打开转速开关，从低档到高档慢慢转动；离心机转动至规定时间后，将转速开关慢慢从高档转到低档，至最低档时拔下电源插头；离心机完全静止后，打开盒盖，取出离心管即可。注意在打开离心机转速开关时，不能直接将转速转到最高，否则离心液容易被甩出。

9. pH计

为测定溶液pH值的仪器。使用前要先进行标定。以PHS-25C型数字式酸度计为例，其标定的方法是将仪器电极插拔去Q9短路插，接上复合电极，用蒸馏水冲洗电极，然后浸入标准缓冲溶液中（如果待测定的液体为酸性则用pH值为4的标准液；如果待测定的液体为碱性，则用pH值为9的标准液）；将标有斜率的按钮顺时针旋到底，调节温度按钮，使显示的数字与标准缓冲溶液的温度一致；将pH计或电位选择按钮开到pH档，调节定位按钮，使显示的数字与标准缓冲溶液在该温度下的pH值一致即可，此时pH计的各个按钮均不能扭动。待测液体pH值的测定方法为将电极从标准缓冲液中取出，用蒸馏水冲洗干净，再将电极放入待测液体中，读出的数字即为待测液体的pH值。测定完成后，将Q9短路插插上，用蒸馏水将电极冲洗干净。如果仪器反应迟钝，测量数字长时间飘移，一般是电极老化，应及时更换。

10. 高压蒸汽灭菌器

详见第三章第三节。

11. 膜过滤装置

详见第三章第三节。

（二）常用器材及玻璃器皿的清洗

1. 玻璃器皿的清洗

微生物检验中最常用的器材主要有各种规格的容量瓶及锥形瓶、直形吸管，各种规格的移液管，各式试管与试管架，酒精灯与喷灯，大小烧杯，各种规格的量筒、称量瓶、漏斗，载玻片及盖片，细菌滤菌器及微孔滤膜（$\phi 0.45\mu m$），各种直径的培养皿及直径12cm的陶瓦盖，接种针及接种环、牛津杯、脱脂棉、乳胶管、游标卡尺或投影仪、铁架台等。

在微生物检验中玻璃器皿的清洁程度与微生物检验结果有直接的关系。如果玻璃器皿不清洁或被污染，不但会造成比较大的检验误差，有时还会出现相反的检验结果，因此，玻璃器皿的清洗是微生物检验工作中非常重要的一部分。

（1）初用玻璃器皿的清洗

购买来未用过的玻璃器皿表面常常有游离的碱性物质。这类玻璃器皿的清洗可先用去污粉溶液（或肥皂水）洗涮，再用自来水洗净。洗干净后用1%～2%的盐酸溶液浸泡4h以上，再用自来水冲洗，最后用蒸馏水冲洗2～3次，放入干燥箱内，于100～130℃烘干。

（2）一般玻璃器皿的清洗

使用过的试管、烧杯、漏斗、培养皿、载玻片等，只需按一般玻璃器皿的清洗方法清洗即可。这些玻璃器皿先用自来水洗涮干净，再选用大小适宜的毛刷将这些玻璃器皿放在去污粉和肥皂粉的混合溶液中洗涮；或直接浸入肥皂水中，将玻璃器皿内外，特别是器皿的内壁，用毛刷细心洗刷，然后用自来水冲洗干净后再用蒸馏水洗2～3次，在干燥箱中烘干或倒放在清洁处晾干后待用。清洗干净的玻璃器皿器壁上不能带有水珠，如果玻璃壁上带有水珠，说明玻璃器皿尚未清洗干净，必须按上述方法重新洗涤。如果玻璃内壁上有难以去掉的污迹，则用特殊洗液先清洗后，再按上述方法清洗即可。

（3）特殊玻璃器皿的清洗

量筒、移液管、吸量管、容量瓶等玻璃器皿和一般玻璃器皿清洗方法不能洗净的玻璃器皿的清洗方法是将这些用过的玻璃器皿在用完后立即浸泡于凉水中，使玻璃壁上的物质不干涸。工作完毕后用流水冲洗，以除去附着在玻璃上的试剂、蛋白质等物质，晾干后浸泡在相应的洗液中4～6h以上（或过夜），再用自来水充分冲洗，最后用蒸馏水冲洗2～4次，在干燥箱内烘干或在清洁处风干备用。

（4）其他玻璃器皿的清洗

做过微生物检验，含有微生物活体的器皿必须先进行高压灭菌或其他形式的消毒，再按上述两种方法中的一种进行清洗。盛过各种有毒物品的容器，必须经过专门的处理，在确知没有残留有毒物品的情况下再按上述方法进行清洗。如果不能处理有毒物质，则必须使用一次性容器。

2. 洗液的配制

（1）铬酸洗液的配制

铬酸洗液又称重铬酸钾-硫酸洗液，也称洗液或清洁液。铬酸洗液广泛用于玻璃器皿的洗涤，常用浓度有3种，其相应的3种配制方法为：①取100ml工业浓硫酸放入干燥烧杯中，小心加热，然后慢慢地加入重铬酸钾粉末，边加边搅拌，至溶液呈棕色，待溶液冷却后，存于带玻璃塞的细口瓶中，一般重铬酸钾粉末的用量不超过10g；②称取重铬酸钾粉末5g于250ml烧杯中，加水5ml使溶解，再慢慢加入100ml浓硫酸，边加边搅拌，冷却后贮存备用；③取重铬酸钾80g，用1000ml自来水溶解，再慢慢加入1000ml的工业浓硫酸，边加边搅拌，冷却后贮存备用。

（2）硝酸洗液的配制

按一般化学试剂的配制方法配制。常用浓度为30%。

复习思考题

1. 什么是微生物？微生物有什么特点？
2. 药品生产企业微生物检验各场所常用设备有哪些？
3. 药品微生物检验操作时，如何防止微生物感染人体或污染环境？
4. 微生物检验操作中，玻璃器皿如何清洗？
5. 微生物检验中，对操作人员有什么要求？操作人员如何进入操作场地？

第二章　微生物形态观察技术

第一节　理论基础

一、细菌的形态和结构

细菌属于原核细胞型微生物。其特点是个体微小，结构简单，有细胞壁，进行二分裂繁殖。不能用肉眼直接观察细菌，需经显微镜放大后才能看见，一般用微米作其测量单位，细菌是无色半透明的，只有经过染色后才能清楚地观察其轮廓及结构。在细菌学中，应用最广泛的是革兰染色法（Gram stain），经此法染色后，可将细菌分为革兰阳性菌和革兰阴性菌两大类。

（一）细菌的形态

细菌有球形、杆形和螺形三种基本形态，根据外形不同，可将其称为球菌、杆菌和螺形菌（见图 2-1）。各种细菌大小、形态不一，同种细菌其形态和大小可因菌龄和环境影响而有所差异。

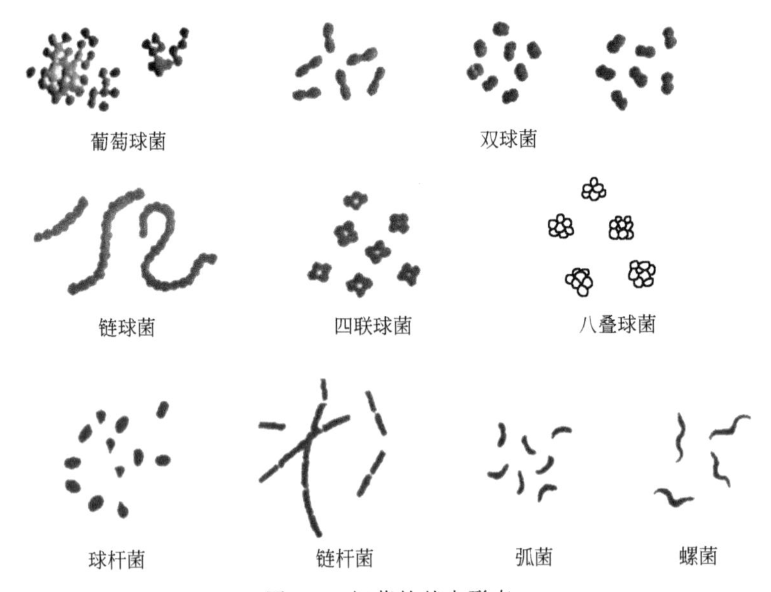

图 2-1　细菌的基本形态

1. 球菌

单个球菌呈球形或近似球形。按其分裂方向和分裂后的排列方式又可分为：①双球菌，如脑膜炎奈瑟菌；②链球菌，如溶血性链球菌；③四联球菌和八叠球菌，如四联微球菌和藤黄八叠球菌；④葡萄球菌，如金黄色葡萄球菌。在球菌标本或培养物中，除上述排列形式外，还经常看到散在的单个菌体。

2. 杆菌

在细菌中杆菌种类最多。杆菌基本呈杆状，如大肠杆菌；有的末端膨大呈棒状，称为棒状杆菌，如白喉杆菌；菌体较短近于椭圆形者称为球杆菌，如布氏杆菌。杆菌一般分散存在，也有链状排列的，称为链杆菌，如枯草杆菌；也有呈分枝状的，称为分枝杆菌，如结核杆菌。

3. 螺形菌

根据菌体的弯曲，又可分两类。

（1）弧菌

菌体只有一个弯曲，呈弧状或逗点状，如霍乱弧菌。

（2）螺菌

菌体有数个弯曲且较坚硬，如鼠咬热螺菌。有的菌体弯曲呈弧形或螺旋形，称为螺杆菌，如幽门螺杆菌。

细菌的形态是细菌分类和鉴定的重要依据之一。然而，细菌的形态受各种理化因素和环境因素影响很大，环境条件改变，细菌可出现多种不规则形态，称为多形性。一般在适宜的生长条件下，经 8～18h 培养，细菌形态比较典型。

（二）细菌的结构

所有的细菌都具有细胞壁、细胞膜、细胞质、核质等基本结构，某些细菌还具有荚膜、鞭毛、菌毛、芽孢等特殊结构（见图 2-2）。

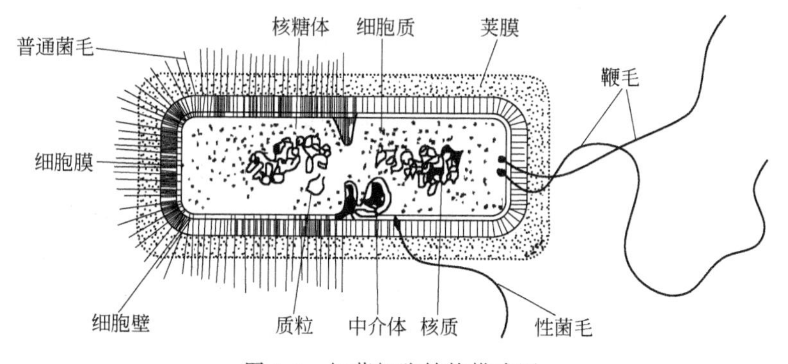

图 2-2　细菌细胞结构模式图

1. 细菌的基本结构

细胞壁　细胞壁是细菌细胞最外层、紧贴在细胞膜外的坚韧而有弹性的复杂结构。厚度因菌种而异，平均 12～30nm，占菌体干重的 10%～25%，用光学显微镜不易看到。其主要功能是维持菌体固有形态并起保护作用。细胞壁有许多微孔，水和小于 1nm 的可溶性分子可自由通过，与细胞膜共同参与菌体内外的物质交换。细胞壁上还有许多抗原决定簇，决定菌体的抗原性。

细胞壁是一种膜性结构，化学组成比较复杂，并随不同细菌而异。

（1）革兰阳性（G^+）细菌细胞壁的化学组成

G^+ 细菌的细胞壁由肽聚糖和穿插于其中的磷壁酸组成。

肽聚糖　又称黏肽，是 G^+ 细菌细胞壁的主要成分，层数多，约 15～50 层，含量高，质地致密，具有高机械强度的三维空间结构。其化学组成如下：①由 *N*-乙酰葡萄糖胺（G）和 *N*-乙酰胞壁酸（M）交替排列，以 β-1,4-糖苷键连接成聚糖骨架；②四肽侧链连接于聚糖骨架的 *N*-乙酰胞壁酸上；③由五个甘氨酸组成的五肽交联桥将两个相邻聚糖骨架上的四肽侧链连接在一起，从而交织呈三维立体网状结构（见图 2-3）。四肽侧链的氨基酸依次为

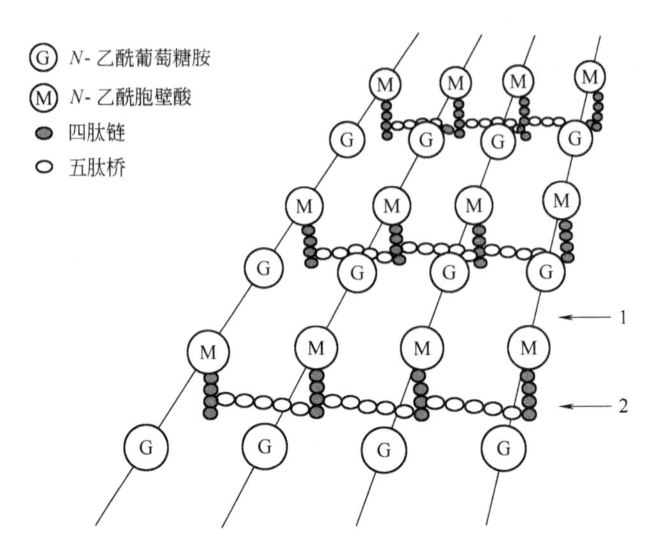

图 2-3　G^+ 细菌细胞壁肽聚糖结构示意图

1—溶菌酶作用点；2—青霉素作用点

L-丙氨酸、D-谷氨酸、L-赖氨酸、D-丙氨酸。

凡能破坏肽聚糖结构或抑制其合成的物质，都能损伤细胞壁使细菌破裂或变形，因而具有抑菌或杀菌作用。如溶菌酶能水解聚糖骨架中的糖苷键，导致菌体裂解。又如环丝氨酸、磷霉素可抑制聚糖骨架的合成，万古霉素、杆菌肽可抑制四肽侧链的连接，青霉素、头孢霉素可抑制五肽桥的连接，使细菌不能合成完整的细胞壁，从而导致菌体死亡。由于人和动物细胞无肽聚糖，故这类抗菌药物对人和动物细胞均无毒性。

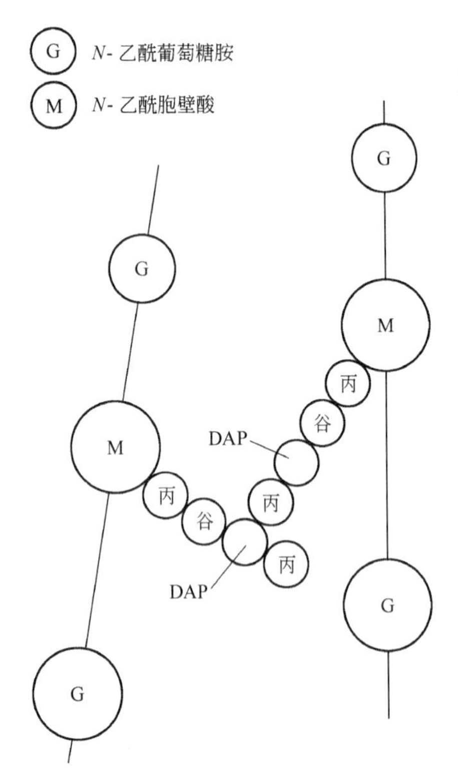

图 2-4　G^- 细菌细胞壁含肽聚糖结构示意图

磷壁酸　磷壁酸是 G^+ 细菌细胞壁的特有成分。磷壁酸是核糖醇和甘油残基经磷酸二酯键连接而成的聚合物，穿插于肽聚糖中，并可伸出到细胞壁的表面。按其结合部位不同，分壁磷壁酸和膜磷壁酸两种。磷壁酸与细菌的表面抗原和致病性有关，并且在调节离子通过黏肽层时起作用，也可能与某些溶菌酶的活性有关。

（2）革兰阴性（G^-）细菌细胞壁的化学组成

G^- 细菌细胞壁较薄，但化学组成复杂，在肽聚糖外侧还有一层外膜，由内向外依次是脂蛋白、脂质双层、脂多糖等成分。外膜是 G^- 细菌细胞壁的主要结构。

肽聚糖　G^- 细菌细胞壁含肽聚糖较少，仅 1～3 层。G^- 细菌的聚糖骨架与 G^+ 细菌的相同，但其他成分差异较大，四肽侧链的第三位氨基酸被二氨基庚二酸（DAP）取代，且没有五肽交联桥，仅形成单层平面网络的二维结构，故结构薄弱疏松（见图 2-4）。

脂蛋白　由脂质和蛋白质组成，其脂质部分连接在脂质双层的磷脂上，蛋白部分连接在肽聚糖的侧链上，使外膜和肽聚糖层构成一个整体。

脂质双层　其结构与细胞膜相似，中间镶嵌有一些特殊的蛋白质，称外膜蛋白。其功能除进行细胞内外物质交换外，还有通透性屏障作用，能阻止多种大分子物质和青霉素、溶菌酶等进入细胞体内。有的外膜蛋白还是噬菌体、细菌素和性菌毛的受体。

脂多糖　即 G^- 细菌的内毒素，是 G^- 细菌独有的成分，牢固地结合在细胞壁表面，由类脂 A、核心多糖和寡糖重复单位三部分组成。其中类脂 A 耐热，是内毒素的毒性部分和主要成分，与细菌的致病性有关。寡糖重复单位为 G^- 细菌的菌体抗原（O 抗原），细菌从光滑型变为粗糙型为寡糖重复单位缺失所致。

G^+ 细菌和 G^- 细菌细胞壁的结构和组成有着明显的不同（见图 2-5），导致了两类细菌在染色性、毒性、抗原性和对某些药物的敏感性等方面有很大差异。G^- 细菌的外膜层很厚，溶菌酶、青霉素等药物对 G^- 细菌无明显抗菌作用，就是因为肽聚糖外侧有外膜的存在并起保护作用。

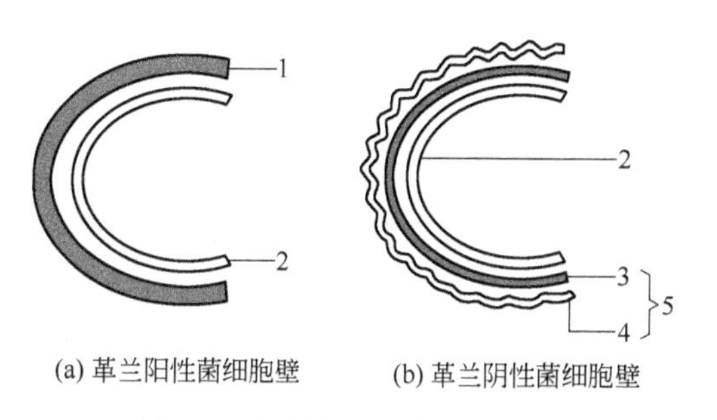

图 2-5　细菌细胞壁剖面示意图

1—细胞壁（黏肽、磷壁酸）；2—细胞膜；3—黏肽层；4—外膜；5—细胞壁

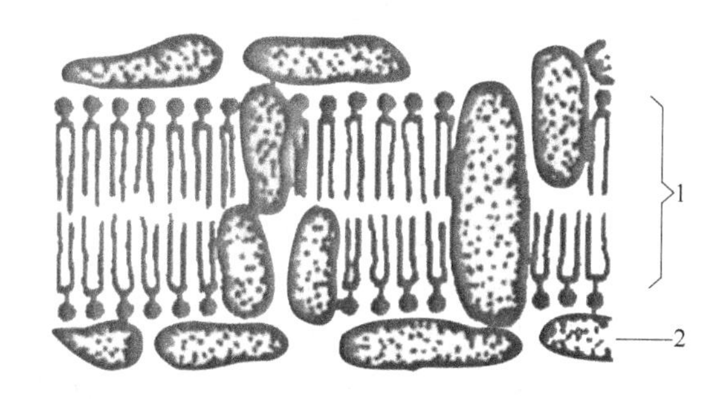

图 2-6　细胞膜结构示意图

1—脂质双层；2—蛋白质

细胞膜　又称胞质膜，位于细胞壁内侧，是一层紧包在细胞质外面的柔软、致密、富有弹性的半透性膜。由脂质双层和镶嵌或覆盖的多种蛋白质构成（见图 2-6）。蛋白质多数是具有特殊功能的酶和载体。其主要功能如下。

① 渗透和运输作用。与细胞壁共同完成菌体内外的物质交换。

② 细胞呼吸作用。膜上有多种呼吸酶，参与细胞的呼吸过程，与能量的产生、贮存和利用有关。

③ 生物合成作用。膜上有多种合成酶，参与细胞的生物合成，如肽聚糖、磷壁酸、脂多糖等均可在细胞膜上合成。

④ 形成中介体。细菌细胞膜向胞浆内陷、折叠而成的管状或囊状结构称为中介体。中介体是细胞膜的延伸，与细菌的呼吸、分裂及生物合成等功能有关。

细胞质　又称细胞浆，为细胞膜内侧的无色透明的胶状物，主要成分为水、蛋白质、脂类、核酸及少量的糖和无机盐。细胞质是细菌的内环境，含丰富的酶系统，是菌体合成蛋白质、核酸的场所。细胞质中还含有核蛋白体、胞质颗粒和质粒等超微结构。

① 核蛋白体。又称核糖体，是游离于细胞质中的微小颗粒，数量可达数万个，由 RNA 和蛋白质组成，是细菌合成蛋白质的场所。链霉素、红霉素能与核蛋白体结合，干扰菌体蛋白质的合成，从而杀死细菌。

② 胞质颗粒。细胞质中含有多种悬浮的颗粒，又称内含物，多数为营养贮存物，包括多糖、脂类、多聚磷酸盐等。许多细菌含有多聚偏磷酸盐颗粒，称为纡回体。其嗜碱性较强，用特殊染色法可染成与细菌其他部分不同的颜色，又称异染颗粒，用于鉴别细菌。

③ 质粒。染色体外的遗传物质，为双股闭合环状DNA，能自行复制，质粒并非细菌生命活动所必需的遗传物质，质粒可携带遗传信息，控制细菌的某些生物学性状，如性菌毛形成、产生细菌素等，与细菌的遗传变异有关。

核质　即细菌的染色体。因其无核膜、核仁，故称核质或拟核。细菌的核质是由一条双股、环状的DNA分子反复盘绕而成的块状物。核质与细胞核的功能相同，是细菌遗传变异的物质基础。

2. 细菌的特殊结构

特殊结构指某些细菌具备的结构，包括荚膜、鞭毛、菌毛和芽孢。

荚膜　某些细菌在细胞壁外包绕一层较厚的黏液性物质，其厚度超过0.2μm且具有明显边界者，称为荚膜；厚度小于0.2μm的称为微荚膜；若黏液性物质疏松地附于细菌细胞表面边界不清者，则称为黏液层。用普通染色法荚膜不易着色，只能看到菌体周围有未着色的透明圈；如用墨汁做负染色或做特殊的荚膜染色时，则荚膜显现清楚（见图2-7）。

荚膜一般是在机体内或营养丰富的培养基中形成。荚膜的化学成分大多数为多糖，如肺炎球菌，少数为多肽或糖与蛋白的复合物，如炭疽杆菌。其功能如下。①抗吞噬作用。它能抵抗体内吞噬细胞的吞噬和消化作用。②抗有害物质的损伤作用。它保护细菌免受溶菌酶、补体以及其他杀菌物质的杀伤作用，增强了细菌的侵袭力，故荚膜与细菌的致病性有关。③黏附作用。荚膜多糖可使细菌彼此相连，黏附于组织细胞或无生命物质的表面，是引起感染的重要因素。④荚膜还能贮留水分，有抗干燥作用。

鞭毛　鞭毛是从细胞质的基础颗粒长出，并伸到细胞外的细长弯曲的丝状物，其长度可达菌体数倍。按鞭毛数目和部位可将鞭毛菌分为单毛菌、双毛菌、丛毛菌和周毛菌四类（见图2-8）。

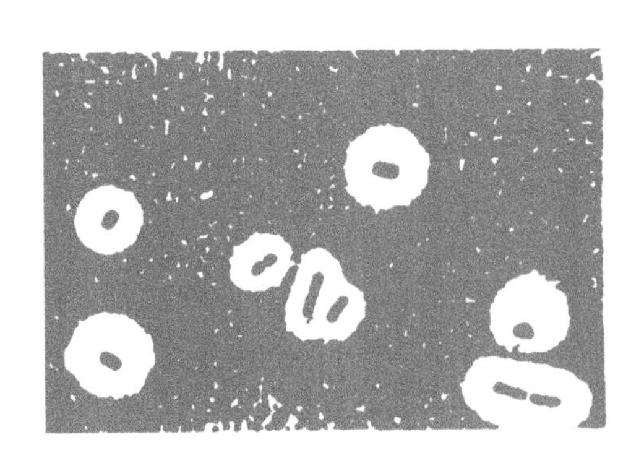

图2-7　细菌的荚膜（墨汁负染色法）

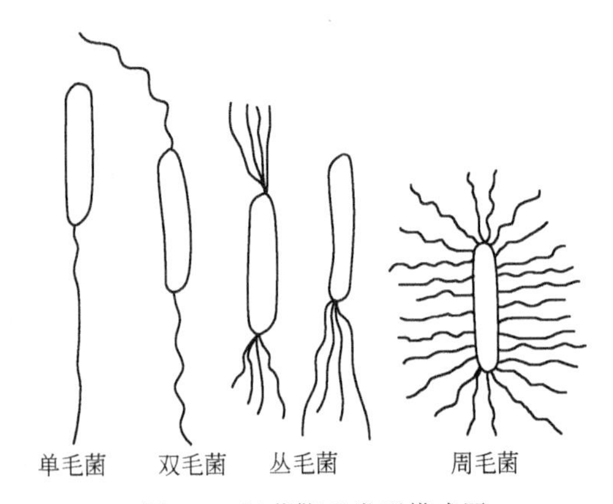

图2-8　细菌鞭毛类型模式图

鞭毛是细菌的运动器官，在液体标本中，鞭毛菌运动活泼，无鞭毛的细菌只做布朗运动，有鞭毛的细菌做直线运动。鞭毛纤细，需用电子显微镜观察，或经特殊染色使其增粗后在光学显微镜下观察。鞭毛的化学成分是蛋白质，具有较强抗原性，鞭毛抗原称为“H”抗原。有些细菌的鞭毛与黏附和致病性有关。

菌毛　某些细菌表面有比鞭毛更纤细、短而直的丝状物，称为菌毛。菌毛在电子显微镜下方可见到，其主要成分是蛋白质，菌毛蛋白具有抗原性。菌毛有普通菌毛和性菌毛两种。普通菌毛短而直，且数量多，周身分布。大肠杆菌、霍乱弧菌、绿脓杆菌、淋球菌等菌体表面有这类菌毛。细菌借助普通菌毛黏附于呼吸道、消化道、泌尿生殖道黏膜表面，进而侵入细胞内。普通菌毛是细菌的黏附结构，与细菌致病力有关。性菌毛比普通菌毛长而粗，中空呈管状，数量少，仅有1～4根。性菌毛仅见于少数G^-细菌，具有性菌毛的细菌称为雄性菌（F^+菌），参与F质粒的接合传递。

芽孢　某些细菌在一定环境条件下，细胞质脱水浓缩，在菌体内形成一个圆形或椭圆形的小体，称为芽孢。能形成芽孢的细菌多为G^+杆菌，如破伤风杆菌。芽孢的折光性强，壁厚，不易着色，经特殊染色后可在光学显微镜下观察。

芽孢的形成受遗传因素的控制和环境因素的影响，形成条件因菌种而异。当营养物质缺乏时，易形成芽孢。芽孢形成后，菌体逐渐崩解，芽孢脱落游离，细菌即失去繁殖能力。一般认为芽孢是细菌的休眠体，当环境条件适宜时，芽孢又可发育成新的菌体。一个产芽孢细菌可形成一个芽孢，一个芽孢也只能生成一个菌体，因此，芽孢不是细菌的繁殖方式。芽孢的大小、形状和在菌体内的位置因菌种而异（见图2-9），这对产芽孢菌的鉴别有一定意义。

芽孢含水量少，具有多层厚而致密的膜结构（见图2-10），故而通透性低，化学消毒剂也不易渗入，此外，芽孢含有大量吡啶二羧酸（DPA），所以芽孢对高温、干燥、化学消毒剂和辐射等有很强的抵抗力。芽孢在自然界中可存活几年甚至几十年。因此，临床上要严防芽孢污染伤口和医疗器具。在制药过程中要防止芽孢进入制剂、医疗用具及药物制剂，进行灭菌时，以杀灭芽孢为标准。

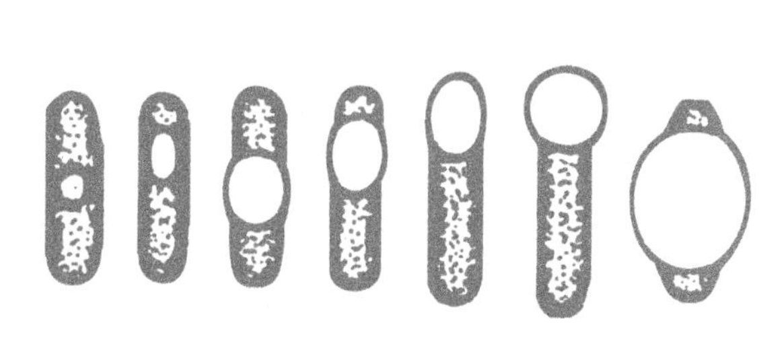

图2-9　芽孢的形状、位置示意图

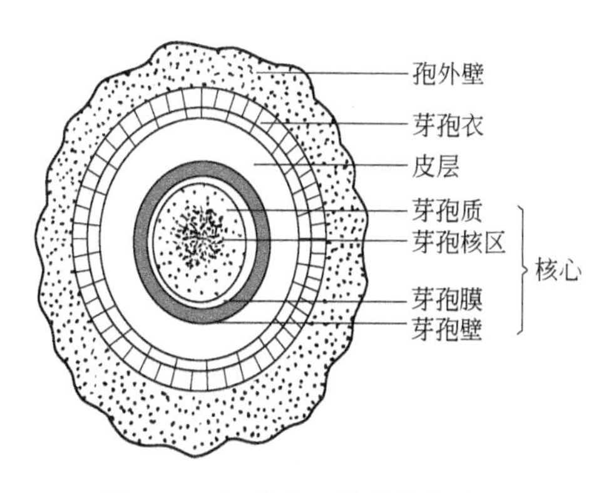

图2-10　细菌芽孢的结构模式图

（三）常见的病原性细菌

病原菌的种类很多，常见的病原菌介绍见表2-1所示。

二、真菌的形态和结构

真菌是一大类具有细胞壁，不含叶绿素，没有根、茎、叶分化的真核细胞型微生物。细胞核高度分化，有完整的核膜、核仁，胞质内有完整的细胞器，核物质由DNA和蛋白质组成。染色体成条状且数目固定。真菌多为发达的菌丝体，少数为单细胞，大部分为多细胞结构，能进行无性繁殖和有性繁殖，靠寄生或腐生方式生活。

真菌分布广泛，种类繁多，约10万余种，多数对人类有益。近年来，由于广谱抗生素、免疫制剂的普遍应用，真菌致病率有明显上升趋势。现经国际确认的致病真菌和条件致病真

表 2-1 常见的病原性细菌

类别	菌 名	主要致病物质	主要所致疾病	敏感的药物
G^+球菌	金黄色葡萄球菌	凝固酶 透明质酸酶 α溶素 杀白细胞素 肠毒素等	疖、痈等局部感染 败血症、脓毒血症等全身感染 假膜性肠炎 食物中毒等	头孢菌素类、青霉素类、林克霉素、万古霉素等
	乙型溶血性链球菌	透明质酸酶 链激酶 红疹毒素 溶素O、S等	疖、痈、蜂窝织炎及呼吸道感染、猩红热、风湿热、肾小球肾炎等	青霉素、头孢菌素类、大环内酯类、磷霉素等
	肺炎链球菌	荚膜 溶素O 脂磷壁酸等	大叶性肺炎、中耳炎、脑膜炎、副鼻窦炎等	青霉素、头孢菌素类、大环内酯类等
G^-球菌	脑膜炎奈瑟菌	荚膜 菌毛 内毒素	流行性脑脊髓膜炎	青霉素、红霉素、磺胺类药物
	淋病奈瑟菌	外膜蛋白 菌毛 内毒素	淋病	青霉素、新青霉素、头孢曲松、氟哌酸、大观霉素等
G^-杆菌	铜绿假单胞菌(绿脓杆菌)	内毒素 外毒素A 荚膜 菌毛 弹性蛋白酶等	手术创口、烧伤组织等部位的局部化脓性炎症,角膜炎,中耳炎,败血症等	哌拉西林、庆大霉素、头孢他啶、磺胺嘧啶银等
	大肠埃希菌(大肠杆菌)	黏附素 K抗原 内毒素 肠毒素	肠外感染、泌尿道感染、胆囊炎、败血症等 胃肠炎	庆大霉素、磺胺类药物、氟哌酸、头孢类药物、黄连素等
	志贺菌(痢疾杆菌)	内毒素 有的菌株可产生外毒素 菌毛	细菌性痢疾	呋喃唑酮、氟哌酸、磺胺类药物、黄连素等
	沙门菌(伤寒杆菌、副伤寒杆菌、肠炎杆菌)	菌毛 内毒素 肠毒素	肠热症:伤寒、副伤寒、胃肠炎、败血症等	环丙沙星、氨苄西林、氯霉素等
	百日咳鲍特菌	荚膜 菌毛 内毒素 皮肤坏死毒素等	百日咳、百日咳带菌者	大环内酯类、磺胺类药、氨苄西林、头孢菌素类
螺形菌	霍乱弧菌	菌毛 鞭毛 霍乱肠毒素	霍乱	四环素、多西环素、呋喃唑酮、氯霉素、CoSMZ
	幽门螺杆菌	鞭毛 黏附素 内毒素 尿素酶等	与胃炎、消化性溃疡及胃癌有关	阿莫西林、头孢氨苄、黄连素、甲硝唑等

续表

类别	菌　　名		主要致病物质	主要所致疾病	敏感的药物
G⁺杆菌	白喉棒状杆菌		白喉毒素 索状因子 K抗原	白喉	青霉素、红霉素等
	厌氧菌	破伤风梭菌	破伤风痉挛毒素 破伤风溶血毒素	破伤风	青霉素、红霉素、四环素等
		产气荚膜梭菌	外毒素(10余种) 透明质酸酶 溶血素 肠毒素等	气性坏疽 食物中毒 坏死性肠炎	青霉素、头孢菌素、庆大霉素等
		肉毒梭菌	神经外毒素	食物中毒 创伤感染中毒 婴儿肉毒中毒	
	需氧菌	炭疽芽孢杆菌(炭疽杆菌)	荚膜 炭疽毒素	皮肤炭疽 肠炭疽 肺炭疽	青霉素、大环内酯类、四环素等
抗酸菌	结核分枝杆菌		脂质 蛋白质 多糖	肺结核 肺外结核:脑结核等	异烟肼、利福平、乙胺丁醇、吡嗪酰胺等
	麻风分枝杆菌			麻风	砜类、利福平、氯苯吩嗪等

菌已有百余种。

真菌按照Ainsworth（1973）的最新分类系统分为5个亚门。

① 鞭毛菌亚门。菌丝无隔，无性孢子为游动孢子，有性孢子为卵孢子。如水霉属。

② 接合菌亚门。菌丝无隔，无性孢子为孢囊孢子，有性孢子为接合孢子。属于机会致病性真菌，如根霉属。

③子囊菌亚门。菌丝有隔或为单细胞，无性孢子为分生孢子或芽生孢子，有性孢子为子囊孢子。如酵母菌属。

④ 担子菌亚门。菌丝有隔，有性孢子为担孢子。此亚门真菌属高等真菌，有些担子菌为食用菌或药用菌，如木耳、银耳、香菇、猴头、灵芝等；也有一些担子菌能引起植物病害，如锈菌、黑粉菌等。

⑤ 半知菌亚门。菌丝有隔，无性孢子为分生孢子，有性阶段不明，如曲霉属、青霉属。有些半知菌能引起人类疾病，如各种皮肤癣菌、假丝酵母菌属的白色假丝酵母等。

（一）真菌的形态结构

真菌可人为地分为霉菌和酵母菌。霉菌是一些丝状真菌的统称。酵母菌是单细胞真菌，无真的菌丝体。

1. 霉菌的形态结构

霉菌由许多分枝或不分枝的菌丝构成。许多菌丝交织在一起组成菌丝体。菌丝在显微镜下呈管状，分为无隔菌丝和有隔菌丝两种（见图2-11）。无隔菌丝即单细胞霉菌的菌丝，如鞭毛菌亚门和接合菌亚门的真菌；多数霉菌为有隔菌丝，菌丝被分隔成多个细胞，每个细胞含一个或多个细胞核，如子囊菌亚门、担子菌亚门和半知菌亚门的真菌。

霉菌细胞由细胞壁、细胞膜、细胞质、细胞核及各种细胞器组成。细胞壁的主要成分为几丁质。几丁质是由N-乙酰葡萄糖胺通过β-1,4-糖苷键连接而成的多聚体。霉菌细胞壁成

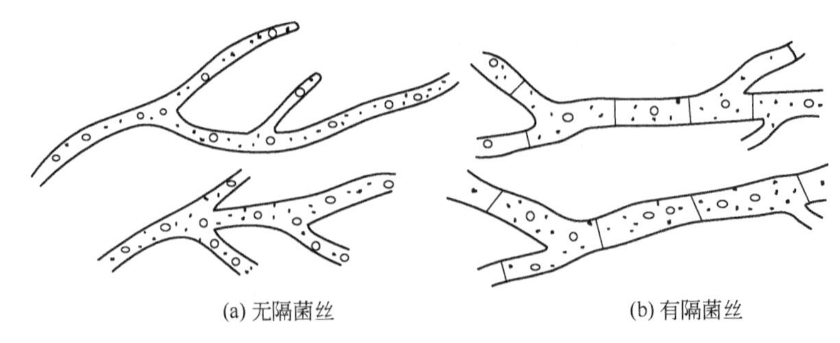

(a) 无隔菌丝　　(b) 有隔菌丝

图 2-11　霉菌的菌丝

分与细菌细胞壁的成分不同，因此它们对药物的敏感性不同。一般来说，真菌对抗生素不敏感。细胞核由核膜、核仁及染色体组成，细胞中还有线粒体、核糖体等细胞器。

霉菌菌丝伸入培养基内的称为基内菌丝或营养菌丝。伸出培养基外的为气生菌丝。产孢子的气生菌丝为生殖菌丝。

2. 酵母菌的形态结构

多数酵母菌为单细胞，一般呈卵圆形、圆形或圆柱形。酵母细胞的形状、大小即使在纯培养中也有差别，此为酵母细胞的多形性。有些酵母细胞与其子细胞连在一起形成链状，称为假菌丝（见图 2-12），如热带假丝酵母。

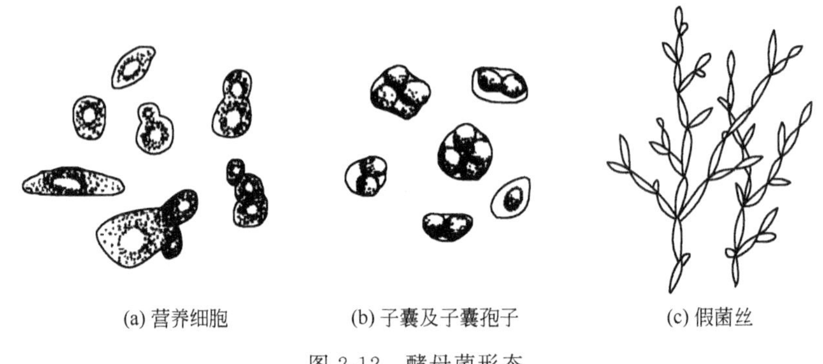

(a) 营养细胞　　(b) 子囊及子囊孢子　　(c) 假菌丝

图 2-12　酵母菌形态

酵母菌细胞由细胞壁、细胞膜、细胞质、细胞核及各种细胞器组成。细胞壁的主要成分为酵母多糖（葡聚糖与甘露聚糖），含少量几丁质、蛋白质、脂类等物质；细胞多为单核，具核膜、核仁和染色体；细胞质中有一个或多个液泡。

（二）几种常见的医药真菌

真菌种类繁多，有些可直接作药用，如灵芝、茯苓、冬虫夏草等；有些可产生抗生素，如产黄青霉等。有些可污染药物制剂，如根霉菌等；有些为致病菌或条件致病菌，如红色毛癣菌等；有些可产生毒素使人和动物中毒，如黄曲霉等。下面介绍几种药用真菌及与药物生产和药物制剂霉变有关的、与人类疾病有关的几种真菌。

1. 可直接作药用的真菌

（1）灵芝

为多孔菌科植物灵芝的子实体，可直接作药用。子实体由菌盖和菌柄组成，菌盖木栓质，半圆形至肾形，罕见圆形，表面有环状棱纹和辐射状皱纹；柄侧生或偏生，与菌盖成直角；生于腐朽的木桩旁。子实体入药，有增强免疫功能、镇静、强心、降压、祛痰、止咳等作用。

（2）茯苓

为多孔菌科植物茯苓的干燥菌核。可直接作药用。菌核近球形、椭圆形至不规则形，大小不一，鲜时柔软，干后坚实，表面深褐色，粗糙、多皱纹；破碎面粉粒状，边缘淡棕色，中心白色。多寄生于松科植物马尾松的根部。菌核入药，有增强免疫功能、利尿、抗肿瘤、镇静等作用。

2. 酵母菌

（1）啤酒酵母

用于发酵、酿酒的酵母菌，个体较大，其营养细胞呈圆形、卵圆形；无性繁殖产生芽孢子，有性繁殖形成子囊孢子。发酵工业常用其二倍体细胞做生产菌种。也用其提取核酸、卵磷脂和多种氨基酸等物质。

（2）白色假丝酵母（白色念珠菌）

属酵母菌，为条件致病菌。细胞卵圆形，无性繁殖产生芽生孢子，有性阶段不明。在玉米琼脂培养基上可形成假菌丝，假菌丝分枝很少，其上有芽生孢子，顶端和侧面生有厚垣孢子。白色念珠菌常存在于正常人的口腔、上呼吸道及肠道中，可引起黏膜皮肤、消化道、呼吸道及神经系统等感染，如鹅口疮等。

（3）新型隐球菌

既无假菌丝又无子囊的隐球菌，属酵母菌，为病原真菌。新型隐球菌的细胞呈圆球形、壁厚，无性繁殖产生芽生孢子，无假菌丝，也无子囊及子囊孢子。新型隐球菌的细胞外围有一透光的厚荚膜。新型隐球菌在沙保琼脂培养基上，25℃或37℃培养2～5天可长出不规则圆形、表面有蜡样光泽的乳白色菌落。

（4）热带假丝酵母

属酵母菌，为条件致病菌。菌体细胞呈卵圆形，在沙保琼脂培养基上，菌落为白色、有光泽、平滑。长时间培养的菌落表面有皱纹、黏稠，甚至有毛。

3. 毛霉属

毛霉属的菌丝不分隔，为多核单细胞真菌。无性繁殖产生孢囊孢子，有性繁殖产生接合孢子。毛霉属的霉菌菌丝发达，生长迅速，能引起食物、药物、药材霉变。

毛霉属的代表为高大毛霉（见图2-13）。

为一种条件致病菌。高大毛霉有直立、不分枝的孢囊梗；孢子囊顶生，初为黄色，后变为灰褐色，孢子囊壁表面有刺；孢囊孢子呈椭圆形或近短柱形，表面光滑，无色或暗黄色；接合孢子呈球形，黑色，表面有疣。

4. 根霉属

根霉属的菌丝无隔，无性繁殖产生孢囊孢子，有性繁殖产生接合孢子。根霉菌具有分枝的假根，假根由基内菌丝形成。连接假根之间的菌丝为气生菌丝。根霉菌能产淀粉酶，是工业上重要的发酵菌种，也是淀粉类食物、药品等霉变的主要污染菌。

根霉属的代表种为匍支根霉（黑根霉），匍支根霉的菌丝呈弓形弯曲、无色；假根发达，分枝多，褐色；孢囊梗直立，不分枝，成簇生于假根相反的方向；孢子囊呈球形、近球形，孢囊孢子近球形、卵形，表面有线状网纹；接合孢子呈球形、卵圆形，有粗糙的突起。

匍支根霉为条件致病菌，引起毛霉菌病。也是常见的污染菌。

5. 曲霉属

多为半知菌亚门。是多细胞霉菌，菌丝有隔。在繁殖阶段，营养菌丝分化形成一膨大的

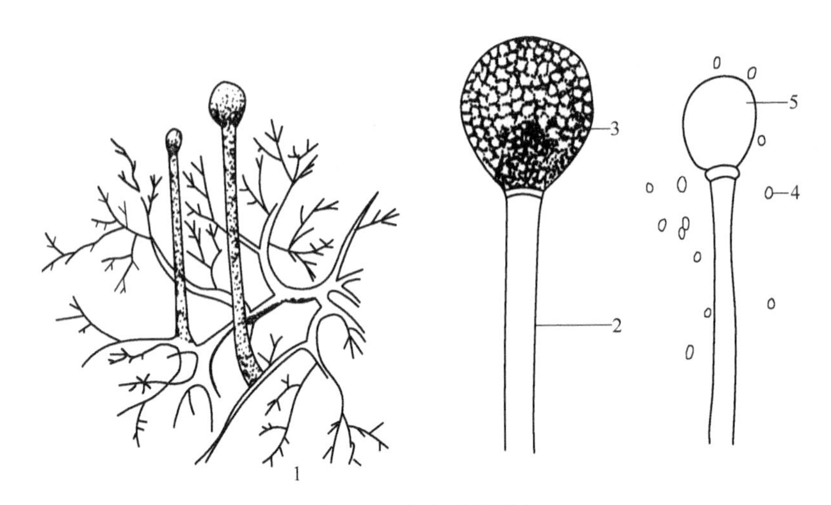

图 2-13 高大毛霉形态

1—菌体全图；2—孢囊梗；3—孢子囊；4—孢囊孢子；5—囊轴

菌丝细胞，称足细胞。足细胞上长出分生孢子梗，分生孢子梗顶端膨大形成顶囊，顶囊表面呈辐射状长出一层或二层小梗。小梗顶端产生串珠状、圆形的分生孢子。

曲霉菌主要用于酿酒，生产有机酸、酶制剂及抗生素等；也能引起食物、药品霉变；有的能使人和动物致病；有的能产生毒素，如黄曲霉，是曲霉属的代表种（见图 2-14）。黄曲霉能产生黄曲霉毒素，经动物实验证明可致肝癌、胃癌等。

6. 青霉属

青霉属与曲霉属相似，是多细胞霉菌，但无足细胞；分生孢子梗顶端不膨大，无顶囊，但可产生一轮至数轮分枝，在最后分枝的小埂上着生成串的分生孢子，整个分枝呈扫帚状，称青霉穗。

青霉菌分布极广，主要用于生产抗生素，可使工农业产品、药物制剂、药材等霉变。如产黄青霉生产青霉素。

产黄青霉（见图 2-15）的菌落一般呈蓝绿色，表面有明显的放射状沟纹，长时间培养

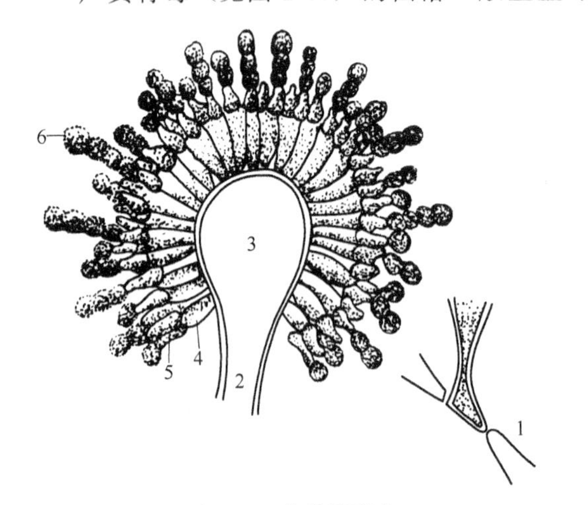

图 2-14 黄曲霉形态

1—足细胞；2—生孢子梗；3—顶囊；4—梗基；5—小梗；6—分生孢子

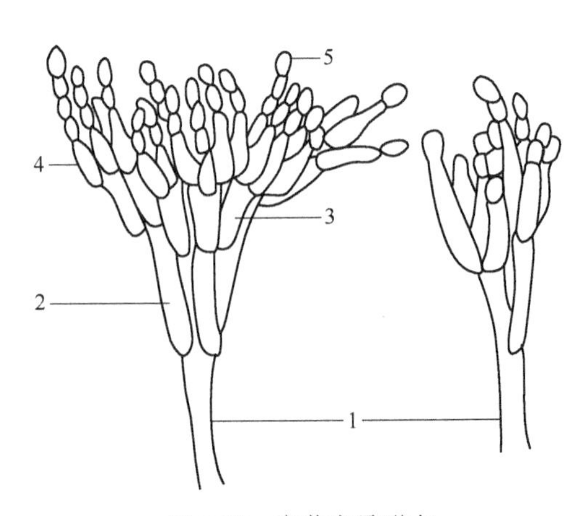

图 2-15 产黄青霉形态

1—分生孢子梗；2—副枝；3—梗基；4—小梗（瓶梗）；5—分生孢子

呈灰色至紫褐色。因产黄青霉能分泌黄色色素，故培养基背面呈黄色；分生孢子梗光滑，有分枝，副枝长短不等，小梗轮生，分生孢子呈椭圆形、链状排成。

产黄青霉主要用于生产青霉素，也用于生产蛋白酶、脂肪酶等。目前尚未发现与疾病有关。

7. 毛癣菌属

为半知菌亚门。毛癣菌属种类较多，我国最常见的是红色毛癣菌，此菌是毛癣菌属的代表种。

红色毛癣菌的菌落呈多种形态，有绒毛状、羊毛状、沟纹状以及粉末状。菌落的形态不同，其分生孢子不同：羊毛状的菌落无色素，仅见小分生孢子，无大分生孢子；绒毛状的菌落呈粉红色，小分生孢子较多；粉末状菌落可见大、小两种分生孢子，大分生孢子呈棒状，小分生孢子呈梨形或棍棒状。菌丝间有时可着生厚垣孢子、梳状菌丝。

红色毛癣菌为致病真菌，可引起体癣、股癣、足癣、手癣、甲癣等。

三、放线菌的形态和结构

放线菌是一类有丝状分枝的单细胞原核微生物，以孢子进行繁殖，无典型的细胞核，无核膜、核仁、线粒体等。分布广泛，主要以孢子或菌丝状态存在于土壤中，在表层土壤（距地面5～10cm）中数量较大，深层土壤则数量降低。在中性或偏碱性肥沃的土壤中数量最多。由于各种放线菌生理特性不同，其在自然界中的分布也有差异。如链霉菌属适于在含水量较低，通风较好的土壤中生长；小单胞菌属在河泥、堆肥中较多。空气、水中也有放线菌存在。

放线菌是抗生素的主要产生菌。目前临床应用的链霉素、丁胺卡那霉素等几十种抗生素都是由放线菌产生的。放线菌还可用于制造维生素、酶制剂及污水处理等。放线菌在自然界的物质转化中起着相当重要的作用。

（一）放线菌的个体形态和结构特征

放线菌为革兰阳性、无芽孢、无荚膜和鞭毛的非抗酸性丝状菌。由菌丝和孢子组成。

1. 菌丝

菌丝是由放线菌孢子在适宜环境下吸收水分，萌发出芽，芽管伸长，呈放射状、分枝状的丝状物。大量菌丝交织成团，形成菌丝体。放线菌的菌丝一般没有横隔，分为基内菌丝、气生菌丝和孢子丝（见图2-16）。

（1）基内菌丝

基内菌丝伸入培养基内吸收营养物质，又称营养菌丝。基内菌丝有的无色，有的呈红、橙、黄、绿、蓝、紫、褐甚至黑色。产生脂溶性和水溶性两种色素。

（2）气生菌丝

基内菌丝发育到一定阶段，向空中长出的菌丝为气生菌丝。气生菌丝比基内菌丝粗两倍左右，直形或弯曲形，表面呈绒毛状，颜色较深。

（3）孢子丝

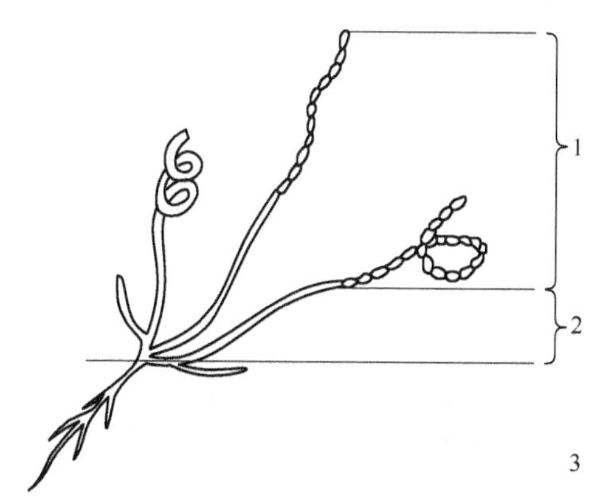

图2-16　放线菌菌丝着生位置示意图

1—孢子丝；2—气生菌丝；3—基内菌丝

气生菌丝发育到一定阶段，在它上面分化出形成孢子的菌丝，称为孢子丝。孢子丝有直形、波曲、螺旋、轮生等多种形状（见图 2-17）。

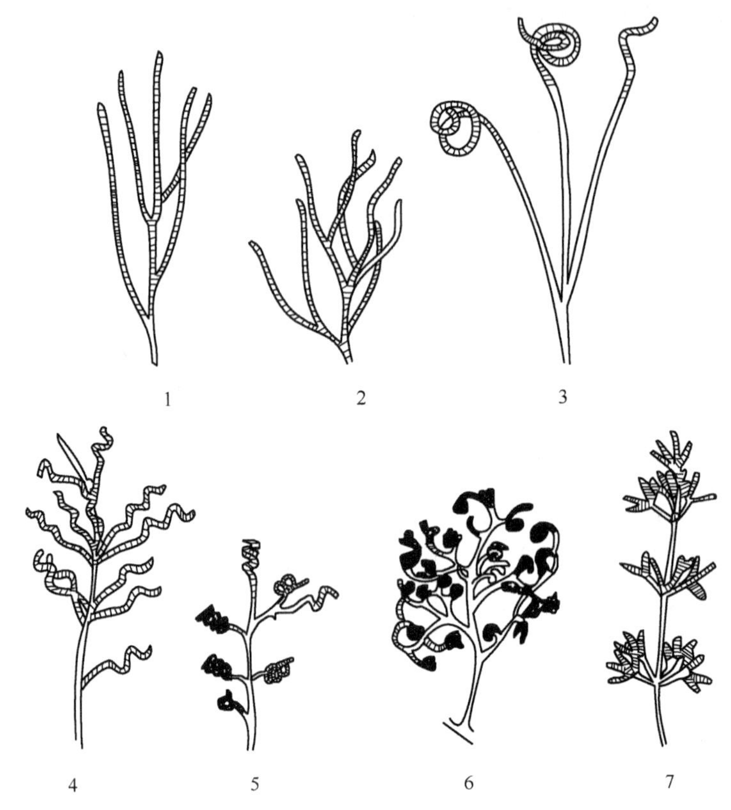

图 2-17　放线菌不同类型的孢子丝

1—孢子丝直；2—孢子丝丛生，波曲；3—孢子丝顶端大螺旋；4—孢子丝螺旋；5—孢子丝紧螺旋；6—孢子丝紧螺旋呈团；7—孢子丝轮生

螺旋形孢子丝螺旋的疏密、大小、转向及数目不同，多数放线菌为左旋，少数为右旋。

孢子丝从一点出发，长出三个以上的孢子枝称为轮生枝。有一级轮生与二级轮生的区别。

2. 孢子

孢子丝发育到一定阶段即形成无性孢子。孢子是放线菌的繁殖器官，以横隔分裂方式形成。

（1）孢子的形态与表面结构特征

孢子的形状有球形、椭圆形、杆形、梭形、柱形等；呈白、灰、黄、橙黄、蓝色、褐色、黑色等颜色；排列方式有单个、成对、链状等。在电子显微镜下观察孢子的表面结构，有光滑的、带刺的、疣状的、带毛发状的。

孢子的表面结构与孢子丝的形状有关。一般孢子丝是直形或波曲的，则形成表面光滑的孢子；孢子丝是螺旋形的，则形成的孢子有的菌表面光滑、有的表面带刺、有的表面带毛发。

孢子的表面结构与孢子的颜色也有一定的关系。一般灰色的孢子表面光滑、带刺或毛发状；粉红色的孢子表面光滑，只有少数带刺；白、黄、淡黄、淡灰黄、淡紫色的孢子表面光滑。

（2）孢子的形成

孢子丝发育到一定阶段，产生许多横隔膜，从横隔膜处断裂开，形成体积相等的孢子（见图 2-18）。横隔裂开的方式不同，形成的孢子或孢子链各异，如横隔立即从中央裂开，则形成两端平切的孢子；如横隔两端先裂开而中央仍相连，则形成两端钝圆的孢子。

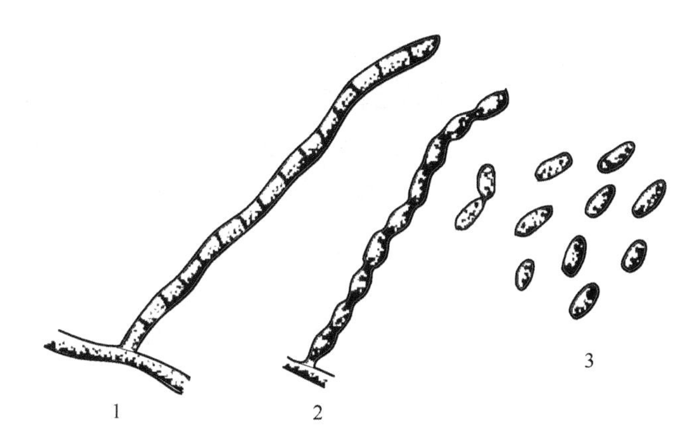

图 2-18　横隔分裂方式形成孢子
1—孢子丝形成横隔；2—沿横隔断裂成杆状孢子；3—成熟的孢子

（二）放线菌的群体形态特征——培养特征

放线菌的培养特征是指放线菌在高氏一号琼脂斜面上，气生菌丝体和孢子丝的颜色，基内菌丝体的颜色和水溶性色素的有无及颜色。它们会随着培养条件的改变而发生变化。

放线菌在固体平板培养基上培养后形成的菌落具有一定的特征，菌落由菌丝体和孢子形成。其菌落特征可作为放线菌鉴别的依据。放线菌的基内菌丝体伸入培养基内，与培养基结合紧密，不易被接种针挑起。气生菌丝又紧贴在培养基的表面相互交织成网状，所以菌落表面坚实多皱、致密牢固。当孢子丝成熟形成大量孢子后，就成为带有各种颜色的粉末状或颗粒状菌落。水溶性色素扩散到培养基中，脂溶性色素局限在菌落表面上。放线菌的菌落正面为气生菌丝和孢子丝的颜色，背面为营养菌丝或可溶性色素渗透到培养基内的颜色，不同菌种的颜色各不相同。

四、病毒的形态和结构

病毒属于非细胞型微生物。其特点是个体微小，用纳米作其测量单位，可以通过除菌滤器，多数病毒需用电子显微镜才能看见；结构简单，只含有一种核酸；专性细胞内寄生；对抗生素不敏感，但对干扰素敏感。

病毒分布广泛，可寄生于动物、植物、细菌等细胞内。人类的传染病，约 75％由病毒引起，如病毒性肝炎等。病毒性疾病传播快、病死率高。某些病毒与肿瘤及自身免疫病的发生有关。畜禽及农作物也存在病毒性疾病，对国民经济有较大影响。

（一）病毒的形态

多数病毒呈球形或近似球形，如疱疹病毒等；少数为杆形、丝形，如烟草花叶病毒；痘病毒呈砖形；细菌病毒（噬菌体）多呈蝌蚪形；还有少数病毒呈螺丝或弹簧状，如番茄花叶病毒、狂犬病毒等（见图 2-19）。

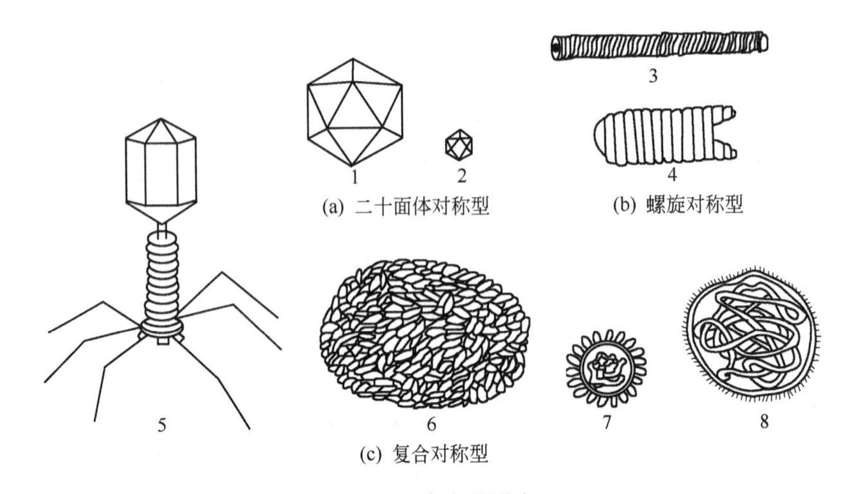

图 2-19 病毒的形态

1—单纯疱疹病毒；2—脊髓灰质炎病毒；3—烟草花叶病毒；4—狂犬病毒；
5—噬菌体；6—痘病毒；7—冠状病毒；8—流感病毒

(二) 病毒的结构

病毒的基本结构有核心和衣壳，二者构成核衣壳。有些病毒的核衣壳外有包膜和包膜子粒或刺突（见图 2-20）。无包膜的病毒呈裸露病毒。

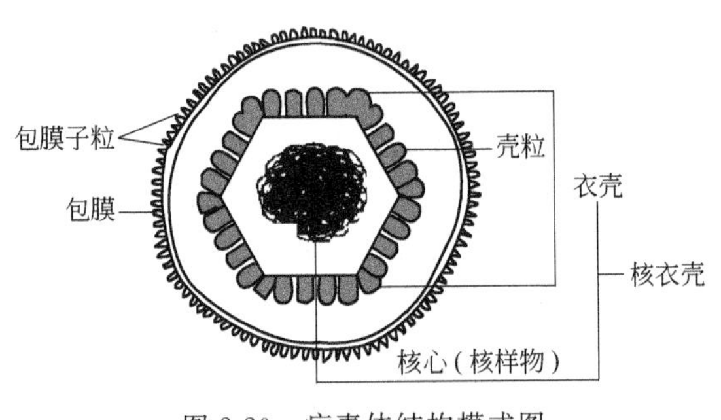

图 2-20 病毒体结构模式图

1. 核心

位于病毒中心，为核酸。核酸的成分为 DNA 或 RNA，贮存了病毒的全部遗传信息。一种病毒只含一种核酸，如流感病毒只含 RNA，腺病毒只含 DNA。核酸为病毒遗传、变异和感染的物质基础。

2. 衣壳

是包绕在核酸外面的蛋白质外壳。衣壳由壳粒构成，壳粒由一个或多个多肽分子组成。按壳粒数目和排列方式不同，病毒呈现三种不同对称形式：螺旋对称型、二十面体对称型和复合对称型（见图 2-19）。衣壳的功能是保护核酸免受破坏，并能与易感细胞特异结合，将核酸注入宿主细胞，引起感染。衣壳蛋白具抗原性，是病毒的主要抗原成分。

3. 包膜

是某些病毒在成熟过程中穿过宿主细胞，以出芽方式向宿主细胞外释放时披载了一层膜，故含有宿主细胞膜和核膜的化学成分，位于核衣壳外。包膜由脂质、蛋白质、糖类组成。有包膜的病毒称包膜病毒，某些包膜病毒表面有向外突起的糖蛋白，形成包膜刺突（包膜子粒），使包膜易与宿主细胞膜融合，便于病毒侵入易感细胞。脂溶剂如乙醚、氯仿等可破坏包膜。当包膜受到破坏时，病毒丧失侵入细胞的能力。

(三) 噬菌体

噬菌体是感染细菌、螺旋体、放线菌、真菌等微生物的病毒。噬菌体的遗传物质随着其感染可在宿主菌间及宿主菌与噬菌体间传递，并可赋予宿主菌某些生物学性状。

1. 噬菌体的形态、结构

噬菌体的基本形态有蝌蚪形、球形或细杆形。多数噬菌体呈蝌蚪形，其结构由头、尾两部分组成。头部呈六棱柱形，由蛋白质外壳包绕构成核心的核酸（DNA或RNA）。尾部为蛋白质，尾部与头部靠尾须、尾领相连，末端有尾刺和细长的尾丝，其功能是吸附于宿主菌体（见图2-21）。

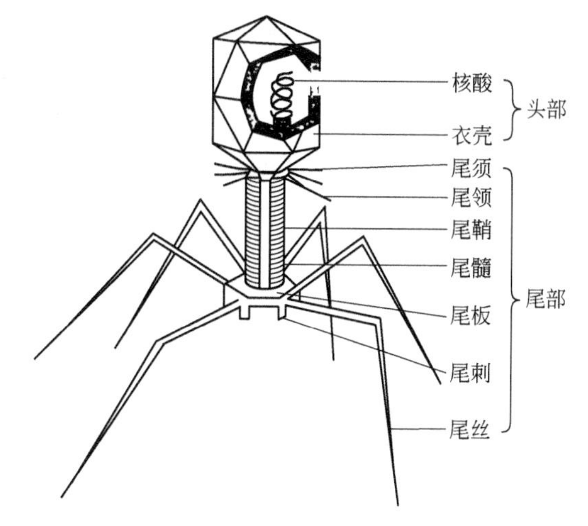

图2-21　噬菌体的结构模式图

2. 噬菌体的增殖和溶菌过程

噬菌体增殖包括吸附、穿入、生物合成、装配与释放几个过程。

噬菌体通过尾部吸附在宿主菌的细胞壁上，以溶菌酶等溶解菌体细胞壁，将头部核酸注入菌体内，蛋白质外壳留在菌体外。

噬菌体进入宿主菌后，细菌停止复制自身的核酸，而以噬菌体的核酸为模块，复制噬菌体的核酸，合成噬菌体蛋白质，然后在胞浆内装配成完整的噬菌体。

大批噬菌体装配完毕后，菌体裂解，释放出一定量的噬菌体。这种能在菌体内增殖并使之裂解的噬菌体，称为毒性噬菌体或烈性噬菌体。有些噬菌体感染细菌后，并不进行增殖，而是将其基因组整合到细菌的基因组中，这种噬菌体称为温和噬菌体或溶原性噬菌体。

噬菌体裂解细菌后，可使浑浊的菌液变澄清。在培养细菌的固体培养基上，可出现菌体被裂解的空斑，称为噬菌斑。

（四）常见的病毒

病毒的种类繁多，感染率高。据资料显示，临床感染性疾病中约85%是由病毒引起的，其中，对人类危害较大的有病毒性肝炎、流感、麻疹、腮腺炎、脊髓灰质炎、流行性出血热、乙型脑炎、艾滋病等。目前，尚无理想的药物控制病毒感染，多采用中西药结合控制并发症、对症与支持疗法等措施来控制病情的进展。几种常见的病毒见表2-2所示。

五、常见的病原微生物

（一）螺旋体

螺旋体是一类介于细菌和原虫之间的原核细胞型微生物，菌体细长、柔软、弯曲，运动活泼，呈螺旋状。其基本结构及生物学性状与细菌相似，即有细胞壁、原始核质、二分裂方式繁殖、对抗生素和溶菌酶敏感，但无鞭毛。螺旋体在自然界中分布广泛、种类繁多，其中对人类致病的螺旋体有以下几种。

钩端螺旋体属，螺旋细密、规则，一段或两端弯曲成钩状，其中问号钩端螺旋体对人和动物致病。

密螺旋体属，螺旋较细密、规则，两端尖直，其中梅毒螺旋体、雅司螺旋体等对人致病。

疏螺旋体属，有3～10个稀疏、不规则的螺旋，呈波状，运动活泼，其中回归热螺旋体等对人致病。

1. 钩端螺旋体

表 2-2　常见的病毒

类别	病毒名称	传染源	传播途径	所致疾病	常用的抗病毒药物
呼吸道感染病毒	流行性感冒病毒	主要是患者、隐性感染者	病毒经飞沫、气溶胶通过呼吸道传播，少数可经共用手帕间接传播	流感	金刚烷胺、利巴韦林、干扰素等
	麻疹病毒	急性期的患者	经飞沫传播；也可经用具、玩具或密切接触传播	麻疹、脑脊髓膜炎	利巴韦林等
	腮腺炎病毒	患者、病毒携带者	主要经飞沫传播	流行性腮腺炎、并发脑炎	利巴韦林等
肝炎病毒	甲型肝炎病毒(HAV)	主要是患者、隐性感染者	主要经粪-口途径传播，通过污染的水源、食物、海产品、食具等造成散发流行或爆发流行	甲型肝炎	干扰素、利巴韦林、阿糖腺苷等
	乙型肝炎病毒(HBV)	主要是患者、病毒携带者	主要途径有：①血液、血制品等传播；②母婴垂直传播；③通过哺乳传播	乙型肝炎(表现为重症肝炎、急性肝炎、慢性肝炎、无症状携带者)	干扰素、利巴韦林、阿糖腺苷、阿昔洛韦等
	丙型肝炎病毒(HCV)	主要是患者、病毒携带者	主要经血液、血制品等传播	丙型肝炎(表现为急性肝炎、慢性肝炎、无症状携带者)	干扰素、利巴韦林、阿糖腺苷等
人类疱疹病毒	单纯疱疹病毒(HSV)	主要是患者、病毒携带者	直接密切接触传播和两性接触传播	齿龈炎、疱疹性角结膜炎、皮肤疱疹性湿疹、疱疹性脑炎等	阿昔洛韦、利巴韦林等
	水痘-带状疱疹病毒(VZV)	患者	借飞沫经呼吸道传播或接触传播	水痘、带状疱疹	阿昔洛韦、利巴韦林
反转录病毒	人类免疫缺陷病毒(HIV)	艾滋病患者、HIV携带者	通过性接触、输血、器官移植、注射等方式传播；也经母婴垂直传播	艾滋病	叠氮胸苷、双脱氧胞苷

钩端螺旋体又称钩体，可致人和动物患钩端螺旋体病。革兰染色阴性，但不易着色，用镀银染色法可被染成棕褐色。需氧或微需氧，营养要求较高，适宜的生长温度为28～30℃，最适pH7.2～7.4。在人工固体培养基中生长缓慢，28℃培养两周左右，可形成透明、不规则、直径约2mm的扁平菌落。在液体培养基中，培养一周左右呈半透明、云雾状生长。

钩端螺旋体抵抗力弱，60℃ 1min即可死亡，对化学消毒剂敏感，对青霉素、庆大霉素、四环素等敏感。

2. 梅毒螺旋体

梅毒螺旋体是梅毒的病原体，对人类的危害较大。用普通染料不易着色，用镀银染色法染成棕褐色。梅毒螺旋体的人工培养至今尚未成功。在34～35℃微需氧条件下培养，生长较好，但培养条件要求高，难以推广。

梅毒螺旋体的抵抗力极弱，对温度和干燥很敏感。离体后干燥1～2h或50℃加热5min

即死亡，对化学消毒剂亦敏感，对青霉素、四环素、红霉素等敏感。

3. 回归热螺旋体

回归热螺旋体革兰染色阴性，人工培养困难，对四环素、青霉素及砷剂敏感。

（二）支原体

支原体无细胞壁，呈高度的多形性，是能独立生活的最小的原核细胞型微生物。支原体体积微小、结构简单、可透过细菌滤器；自然界中分布广泛，种类繁多。革兰染色为阴性，普通染色法不易着色。支原体主要以二分裂形式增殖，能够人工培养，但营养条件较高，培养基中需添加10%～20%的人或动物血清，最适pH值为7.8～8.0，最适生长温度为36～37℃。在琼脂培养基上培养3～10天可形成“油煎蛋样”菌落，在低倍镜下观察菌落核心较厚，如蛋黄伸入培养基中；周围薄薄一层颗粒区，如同蛋清，边缘整齐。

支原体对理化因素敏感。不耐干燥，不耐热，50℃ 30min可死亡；耐寒，冷冻干燥可长期保存。对酸和有机溶剂等敏感，对碱、结晶紫有抵抗力。对强力霉素、四环素、红霉素、螺旋霉素和链霉素等敏感。

（三）衣原体

衣原体是一类介于立克次体与病毒之间的、严格的细胞内寄生、有独特的发育周期、能通过细菌滤器的原核细胞型微生物。曾被认为是病毒，现已归属为细菌。

衣原体有以下特点：①球形或椭圆形；革兰染色阴性；原体小，介于细菌与病毒之间，始体大小与细菌相似；②需宿主供给能量，故严格的细胞内寄生；③以二分裂方式繁殖；④同细菌一样，有DNA和RNA两种核酸；⑤有肽聚糖组成的细胞壁，对多种抗生素敏感。

衣原体的生长繁殖包括原体和始体两个阶段。

原体是衣原体的感染性颗粒，吸附在易感细胞的表面，经吞饮作用进入宿主细胞，宿主细胞膜形成空泡即吞噬体，包围原体，原体在吞噬体内逐步增大，形成始体。

始体呈球形，染色质呈纤网结构，故始体又称网状体。始体在吞噬体内以二分裂的方式繁殖，繁殖出众多子代，并形成致密的包涵体，始体在包涵体内逐步发育成熟为原体，从易感细胞中释放出来，再重新感染易感细胞。始体是衣原体的繁殖型，无感染性。

衣原体需在活细胞内培养，常用细胞培养法、鸡胚卵黄囊接种法和动物接种法培养。

衣原体的抵抗力弱。耐冷不耐热，在56～60℃环境中仅能存活5～10min；在－60～－20℃时，可存活数年。对化学消毒剂敏感；对四环素、青霉素、利福平及磺胺类药物敏感。

（四）立克次体

立克次体是一类介于细菌和病毒之间的、体积微小、严格的细胞内寄生、多数自身代谢不完善的原核细胞型微生物。

立克次体呈短杆状、球状等多种形态，革兰染色阴性，着色较淡。有肽聚糖组成的细胞壁，含DNA和RNA两种核酸，以二分裂方式繁殖，不同的立克次体在感染细胞中的分布不同（见图2-22），如斑疹伤寒立克次体主要分散在胞浆中，而恙虫病立克次体则在胞浆近核处堆积。

立克次体需在专性细胞内生长繁殖，常用细胞培养法、鸡胚培养和动物接种法培养。其中，动物接种是最常用的方法。

立克次体的抵抗力较弱。对热、干燥、化学消毒剂敏感；耐低温；对四环素类和氯霉素类抗生素敏感；磺胺可刺激其增殖。

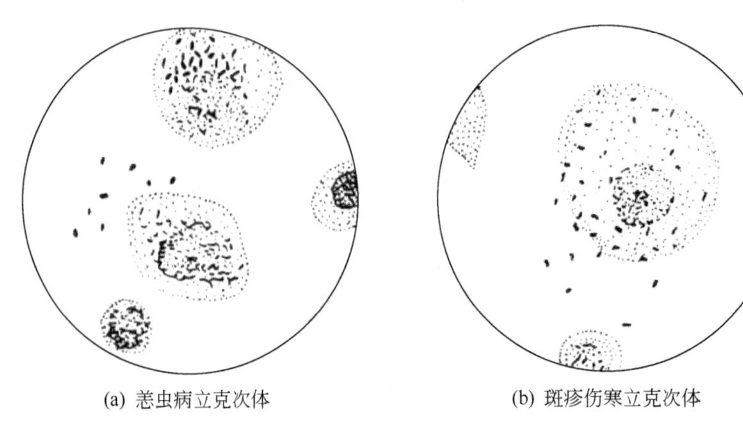

(a) 恙虫病立克次体　　(b) 斑疹伤寒立克次体

图 2-22　立克次体的形态

六、显微镜的构造

(一) 光学显微镜的构造

微生物个体微小，必须用显微镜放大成百上千倍才能看到。微生物实验室中最常用的是普通光学显微镜（以下简称显微镜），它的构造可分为机械部分和光学部分（见图 2-23）。

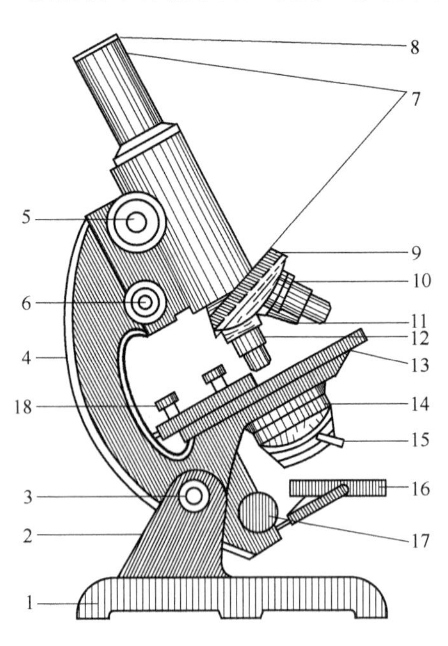

图 2-23　光学显微镜

1—镜座；2—镜柱；3—倾斜关节；4—镜臂；5—粗调节器；6—细调节器；7—镜筒；8—接目镜；9—转换器；10—油接物镜；11—低倍接物镜；12—高倍接物镜；13—载物台；14—聚光器；15—光圈把手；16—反光镜；17—聚光器调节螺旋；18—标本移动旋钮

1. 机械部分

① 镜臂。为一弓形金属柱，是搬取显微镜时手握之处。

② 镜筒。位于显微镜的上方，为一空心圆筒。上端连接目镜，下端与转换器相接。

③ 转换器。用来安装和转换物镜，通常有三孔，可装配不同放大率的物镜。使用时根据需要可自由旋转，更换放大倍数不同的物镜。

④ 调节器。有粗调节器和细调节器两种，用来调节物镜与标本之间的距离，使被观察物在正确的位置上形成清晰的图像。粗调节器可使镜筒有较大距离的升降，细调节器升降的距离很小，一般在已见到图像，但还不太清晰时使用。

⑤ 载物台。为镜筒下的平台，用以载放被检标本。台中央有孔，称为通光孔，可通过集中的光线。载物台上装有压片夹，以固定标本片；有的装有推进器，可固定或移动标本片。

⑥ 镜座。为支持全镜的底座。

2. 光学部分

① 目镜。又称接目镜，安放于镜筒上端，上面刻有5×、10×、15×等标记，各代表其放大倍数。为便于指示物像，目镜中常装有指针。

② 物镜。又称接物镜，它是决定显微镜性能的最重要部件，装在转换器的圆孔内，一般有 3 个，即低倍镜、高倍镜和油镜。物镜上一般都标有表示物镜光学性能和使用条件的一些数字和符号，见图 2-24 所示。

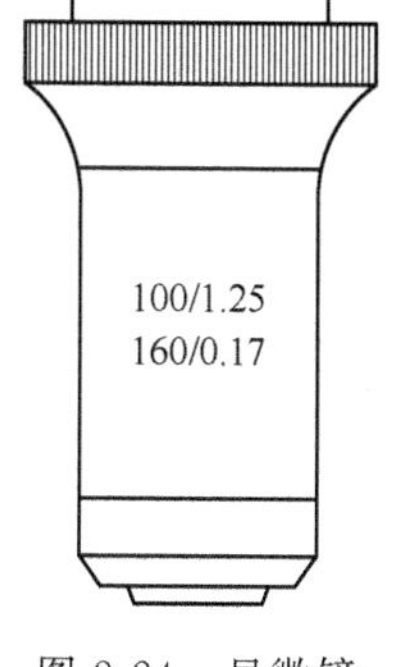

图 2-24 显微镜物镜示意

以图 2-24 中物镜为例，这里 100 指的是放大倍数；1.25 为该物镜的数值口径，数值口径越大，分辨物体的能力越强；160 表示镜筒的机械长度（mm）；0.17 为所用盖玻片的最大厚度（mm）。物镜下缘常还刻有一圈带色的线，用以区别不同放大倍数的物镜。

③ 聚光器。位于载物台下方，其位置可上下移动，上升则视野明亮，下降则光线减弱。在聚光器下方装有虹彩光圈，借此也可以调节视野亮度。

④ 反光镜。位于聚光器之下方，作用是采集外来光线并反射到聚光器中。有平面镜和凹面镜之分，一般在光源光线较强时用平面镜，光源光线较弱时用凹面镜。

（二）放大倍数

标本的放大倍数是物镜放大倍数与目镜放大倍数的乘积（见表 2-3）。

表 2-3 放大倍数与物镜放大倍数及目镜放大倍数间的关系

项目	物镜	目镜	放大倍数	项目	物镜	目镜	放大倍数
低倍镜	10	10×	100	油镜	100	10×	1000
高倍镜	40	10×	400				

通常物镜的放大倍数越大，物镜镜头到标本片之间的距离就越短，这时光圈就要打开得越大。

（三）油镜的原理

油镜的开口很小，故进入镜中的光线较少，其视野较用低、高倍镜时暗。当油镜与标本片之间为空气时，由于空气中的折射率为 1.0，而玻璃的折射率为 1.52，故有一部分光线被折转而不能进入镜头内，以致视野很暗。为了增强光照亮度，一般用香柏油充填镜头与标本片之间的空隙。因为香柏油的折射率为 1.51，与玻璃的折射率相近，故通过的光线极少折射而损失，这样，视野充分明亮，便于清晰地观察标本（见图 2-25）。

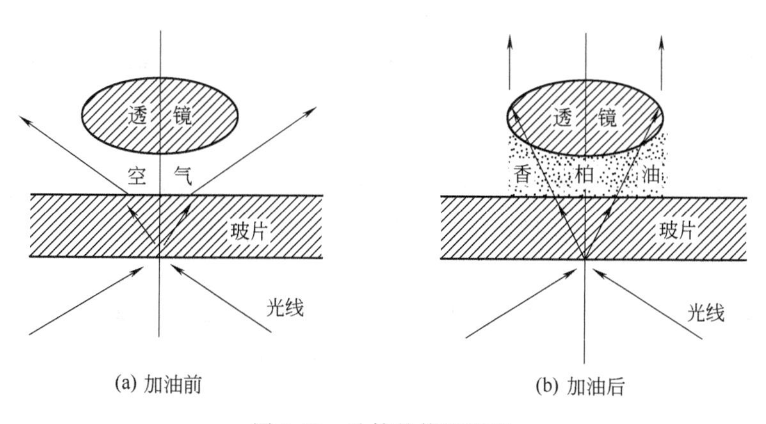

图 2-25 油镜的使用原理

第二节　显微镜操作技术

一、光学显微镜的操作

【目的】

学会并练习使用显微镜。

【材料】

细菌染色标本片、显微镜、擦镜纸、纱布、香柏油、二甲苯等。

【步骤】

1. 取镜和安放

取用显微镜时，右手紧握镜臂，左手托住镜座，保持镜身直立，轻松放置在离实验桌边缘约 10cm 的桌面上，端正坐姿，使镜臂对着左肩。放置妥当后，检查各部分是否完好。

2. 对光

转动粗调节器，使镜筒上升，然后转动转换器，使低倍物镜与镜筒成一直线（物镜的前端与载物台要保持 2cm 的距离），打开光圈，左眼向目镜内观察，调节反光镜、聚光器和光圈，使整个视野亮度均匀适宜。

3. 装片

将标本片置于载物台上，用压片夹固定，调节标本移动旋钮，将所要观察的部分对准物镜（标本要正对通光孔的中心）。

4. 低倍物镜的使用

观察标本必须从低倍镜开始。先转动粗调节器，使物镜与标本片接近（眼睛看着物镜，以免物镜碰到玻片标本）。直至初见物像，再转动细调节器使物像清晰。镜检时，两眼都要睁开，一般用左眼观察，用右眼协助绘图或记录。

5. 高倍物镜的使用

在低倍镜下找到物像后，将需要观察的部位移至视野中央，然后，小心转换高倍物镜进行观察。如果看不清物像，可用细调节器稍加调节使物像清晰。若光线较暗，可调节聚光器及光圈。

6. 油镜的使用

升高镜筒，换入油镜。在标本片的待检部位加一滴香柏油，从显微镜侧面观察，调节粗调节器，缓慢下降油镜头，使其浸入油滴内，油镜头与标本片几乎相接，但两者不可相碰！然后调节聚光照，一边从目镜观察，一边缓慢调节粗调节器，看到模糊图像之后，再用细调节器使物像清晰。如镜头离开油面还未看到物像，则需重新操作。

7. 清洁

观察完毕，转动粗调节器使镜筒上升，取下标本片，并用擦镜纸将油镜和标本片擦干净，再用蘸过二甲苯的擦镜纸擦拭，随后用干净的擦镜纸再擦两次。

8. 还镜

将物镜转离通光孔，以防镜头与聚光器碰撞。把镜头下降与载物台相接，把两个物镜偏到两旁，降下聚光器，竖直反光镜，罩好防尘罩，或放回镜箱内。

【注意事项】

1. 拿显微镜要做到“一握、一托、镜身直”，取用过程中应避免碰撞。

2. 显微镜为精密、贵重仪器，应细心爱护，不得随便拆卸。发现故障，应及时向老师提出，以便检查修理。

3. 用显微镜观察的水浸标本片应盖上盖玻片。

4. 临时标本片制好后，必须用吸水纸吸净载玻片或盖玻片外面的试液，方可置载物台上观察，严防酸碱等试液腐蚀镜头和载物台。

5. 下降镜筒时，宜慢忌快，一定要注意物镜与标本片之间的距离，谨防损坏镜头。在整个调焦过程中，动作要慢。

6. 从高倍物镜和油镜下取出标本时，必须先提升镜筒，将镜头转离通光孔后，方可取出。

7. 保持清洁，一切光学部分，尤其是物镜和目镜镜头，禁止用手触摸。

8. 使用完毕，各个附件要清点齐全，做好记录，归还原位，置于通风干燥处。

二、其他显微镜的操作

（一）暗视野显微镜的操作

【应用范围】

暗视野显微镜常用于观察不染色微生物的形态和运动。

【原理与结构特点】

暗视野显微镜与明视野显微镜除聚光器不同外，其他构造完全相同。暗视野显微镜是利用丁达尔现象设计的。其特点主要是使用暗视野聚光器，使光源的中央光束被阻挡，不能由下而上地通过标本进入物镜，从而使光线改变途径，倾斜地照射在观察的标本上，标本遇光发生反射或散射，散射的光线投入物镜内，整个视野是黑暗的，在暗视野中看到光亮的微生物。在暗视野中所观察到的是被检物体的衍射光图像，并非物体的本身，因此只能看到物体的存在和运动，不能辨清物体的细微结构。暗视野显微镜可分辨 0.004μm 以上的微粒的存在和运动，这是普通显微镜不具有的特性。

【使用方法】

1. 把暗视野聚光器装在显微镜的聚光器支架上，并升到最高。

2. 选用强的光源，但要防止直射光线进入物镜，所以一般用显微镜灯照明。

3. 在暗视野聚光器上滴加一大滴香柏油，将要观察的标本片放在油滴上（不能有气泡产生）。

4. 调节聚光器上的调节螺杆，使光线聚中，将聚光镜的焦点对准被检物体，即以圆锥光束的顶点照射被检物。如果聚光器能水平移动并附有中心调节装置，则应首先进行中心调节，使聚光器的光轴与显微镜的光轴严格位于一条直线上。

5. 选用与聚光器相应的物镜，调节物镜的焦点与聚光镜的焦点重叠。先在低倍镜下找到所需观察的物像，再高倍观察。

【注意事项】

1. 进行暗视野观察时，聚光镜与载玻片之间滴加的香柏油要充满，否则照明光线于聚光镜上面进行全面反射，达不到被检物体，从而不能得到暗视野。

2. 在进行暗视野观察标本前，一定要进行聚光镜的中心调节和调焦，使焦点与被检物体一致。

（二）相差显微镜的操作

【应用范围】

相差显微镜常用于对活体不染色微生物生活状态下的生长、运动、增殖情况及微细结构的观察。

【结构与装置】

相差显微镜与光学显微镜的基本结构相同，但含有四部分特殊结构，即环状光阑、相板、合轴调节望远镜及绿色滤光片。

1. 环状光阑

具有环形开孔的光阑。位于聚光器的前焦点平面上，光阑的直径与物镜的放大倍数相匹配，并有一个明视场光阑，与聚焦器一起组成转盘聚光器。在使用时把相应的光阑转到光路即可。

2. 相板

位于物镜内部的后焦平面上。相板上有两个区域，即共轭面（直射光通过的部分）和补偿面（衍射光通过的部分）。带有相板的物镜叫相差物镜，常以"Ph"标示。

3. 合轴调节望远镜

是相差显微镜的极其重要的结构（在镜的外壳上用"CT"标示），用于合轴调节。环状光阑的像必须与相板共轭面完全吻合，才能实现对直射光和衍射光的特殊处理。使用时拔去一侧目镜，插入合轴调节望远镜，旋转合轴调节望远镜的焦点，便能清楚看到一明一暗两个圆环。再转动聚光器上的环状光阑的两个调节钮，使明亮的环状光阑圆环与暗的相板上共轭面圆环完全重叠。

4. 绿色滤光片

照明光线的波长不同，常引起相位的变化，为获得良好的相差效果，相差显微镜要求使用波长范围比较窄的单色光，通常是用绿色滤光片来调整光源的波长。

【原理】

镜检时光源只能通过环状光阑的透明环，经聚光器后聚成光束，光束通过不染色的被检物体时，由于标本不同部位的密度不一致，光线发生不同程度的衍射。透明圆环所成的像恰好落在物镜后焦点平面，和相板上的共轭面重合。因此，未发生偏斜的直射光便通过共轭面，发生偏斜的衍射光则经补偿面通过。由于相板上的共轭面和补偿面的性质不同，它们分别将通过这两部分的光线产生一定的相位差和光强度差，两组光线再经后透镜的会聚，又复在同一光路上行进，而使直射光和衍射光产生光的干涉，变相位差为振幅差，观察到微生物形态、内部结构和运动方式等。

【使用方法】

1. 根据观察标本的性质及要求，挑选适合的相差物镜。
2. 将标本片放到载物台上。
3. 进行光轴中心的调整。
4. 取下一侧目镜，换上合轴调节望远镜，调整环状光阑与相板上的共轭面圆环完全重叠吻合，然后取下合轴调节望远镜，换回目镜。
5. 放上绿色滤光片，即可进行镜检，镜检操作与普通光学显微镜方法相同。

【注意事项】

1. 在使用中，如需要更换物镜倍数时，必须重新进行环状光阑与相板共轭面圆环吻合的调整。

2. 视场光阑与聚光器的孔径光阑必须全部开大，而且光源要强。因环状光阑遮掉大部分光，物镜相板上共轭面又吸收大部分光。

3. 不同型号的光学部件不能互换使用。

4. 切片不能太厚，一般以 5～10μm 为宜，否则会引起其他光学现象，影响成像质量。

（三）荧光显微镜的操作

【应用范围】

荧光显微镜主要用于细胞结构、功能以及化学成分等的研究。

【原理】

荧光显微镜是利用高发光效率的点光源，经过滤色系统发出一定波长的光（如紫外光或紫蓝光）作为激发光，激发标本内的荧光物质，发射出各种不同颜色的荧光后，再通过物镜和目镜的放大进行观察。

【结构特点】

荧光显微镜与普通光学显微镜的基本构造相同，但有一些特殊的附件，即如荧光光源、激发滤片、阻断滤片和双色束分离器等。

1. 荧光光源

一般采用超高压汞灯（50～200W），它可发出各种波长的光。

2. 激发滤片

由于每种荧光物质都有一个产生最强荧光的激发光波长，所以需要加激发滤片（紫外、紫色、绿色激发滤片），仅使一定波长的激发光透过并照射到标本上，而将其他光都吸收掉。

3. 阻断滤片

每种物质被激发光照射后，在极短时间内发射出较照射波长更长的可见荧光。为能观察到专一的荧光，在物镜后面需加阻断滤片。其作用一是吸收和阻挡激发光进入目镜，以免干扰荧光和损伤眼睛；二是选择并让特异的荧光透过，表现出专一的荧光色彩。两种滤光片必须选择配合使用。

4. 双色束分离器

与光轴呈 45°，当激发光被反射到物镜中，并聚集在样品上时，样品所产生的荧光以及由物镜透镜表面、盖玻片表面反射的激发光同时进入物镜，返回到双色束分离器，使激发光和荧光分开，残余激发光再被阻断滤片吸收。

荧光显微镜分为透射式荧光显微镜（图 2-26）和落射式荧光显微镜（图 2-27）。前者的优点是低倍镜时荧光强，缺点是随放大倍数增加其荧光减弱，对观察较大的标本材料较好。后者的优点是视野照明均匀，成像清晰，放大倍数越大、荧光越强。

【使用方法】

1. 打开灯源，超高压汞灯要预热几分钟才能达到最亮点。

2. 透射式荧光显微镜需在灯源与聚光器之间装上所要求的激发滤片，在物镜的后面装上相应的阻断滤片。落射式荧光显微镜需在光路的插槽中插入所要求的激发滤片、双色束分离器、阻断滤片。

3. 根据不同型号荧光显微镜的调节装置，调整光源中心，使其位于整个照明光斑的中央。

4. 放置标本片，调焦后用低倍镜观察。可见经 0.01% 的吖啶橙荧光染料染色的细胞，细胞核和细胞质被激发后，产生不同颜色的荧光（暗绿色和橙红色）。

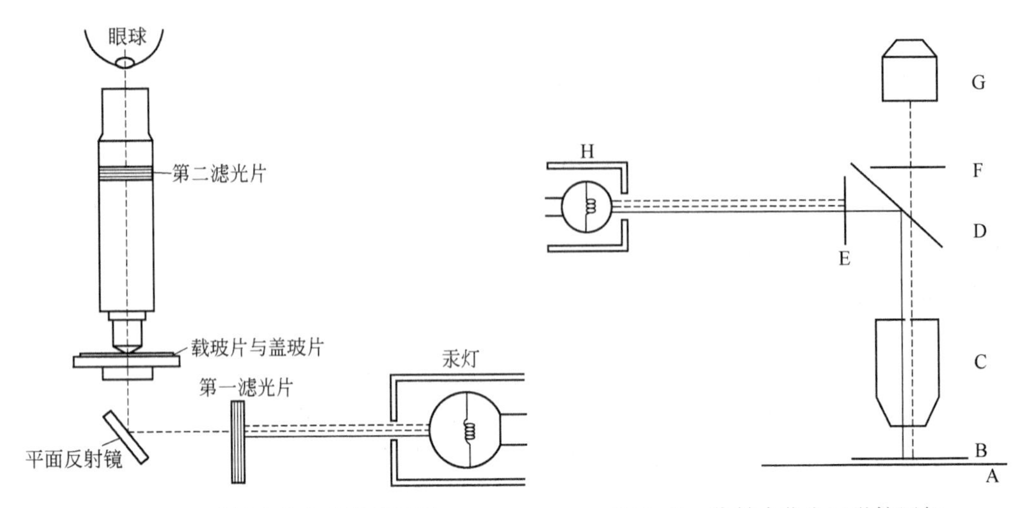

图 2-26　透射式荧光显微镜图解

图 2-27　落射式荧光显微镜图解

A—载物台；B—标本；C—物镜；D—双色束分离器；E—激发滤片；F—阻断滤片；G—目镜；H—汞灯

【注意事项】

1. 未装滤光片不要用肉眼直接观察，以免引起眼的损伤。

2. 高压汞灯关闭后不能立即重新打开，需经 5min 后才能再启动，否则影响汞灯寿命。

3. 观察前开光源达 15min，置载玻片于显微镜上。

第三节　微生物形态观察的操作

一、革兰染色法的操作

革兰染色法是丹麦细菌学家革兰于 1844 年发明的，至今已逾百年，是微生物学上最经典、最常用的染色法。通过染色可将细菌分为革兰阳性菌和革兰阴性菌两大类，对于鉴别细菌、研究细菌的致病性、选择敏感的抗生素均有一定的指导意义。

【目的】

1. 学习并掌握革兰染色方法及结果判断。

2. 熟悉革兰染色法的意义。

3. 进一步熟悉显微镜的使用和操作。

【原理】

革兰染色法的原理尚不明确，主要有三种学说。

1. 等电点学说

革兰阳性菌的等电点（pH2～3）比革兰阴性菌（pH4～5）低，染色时染液的 pH 值在 7.0 左右，电离后阳性菌所带的负电荷比阴性菌多，与带正电荷的结晶紫染料结合牢固，不易脱色。

2. 通透性学说

革兰阳性菌细胞壁的结构致密，肽聚糖层数多，脂质含量少，乙醇不易透入，可使细胞壁脱水而形成一层屏障，阻止细胞内的结晶紫-碘复合物向细胞外渗出。革兰阴性菌则相反。

3. 化学学说

革兰阳性菌细胞内含有某些特殊的化学成分（一般认为是核糖核酸镁盐与多糖的复合物），可以和染料-媒染剂复合物牢固结合，使着色的细菌不易脱色。

经涂片、干燥和固定后的标本，经初染→媒染→脱色→复染后，凡不被酒精脱色仍保留紫色者为革兰阳性菌（G^+菌），凡被酒精脱色后复染成红色者为革兰阴性菌（G^-菌）。

【材料】

菌种：大肠杆菌和金黄色葡萄球菌18～24h培养物。

染液：草酸铵结晶紫、95％酒精、卢戈碘液、沙黄染液。

其他：显微镜、接种环、载玻片、擦镜纸、吸水纸、香柏油、二甲苯、生理盐水、酒精灯等。

【步骤】

1. 涂片

取干净的载玻片2片，在中央部位各加一滴生理盐水，用接种环以无菌操作法（见图2-28）

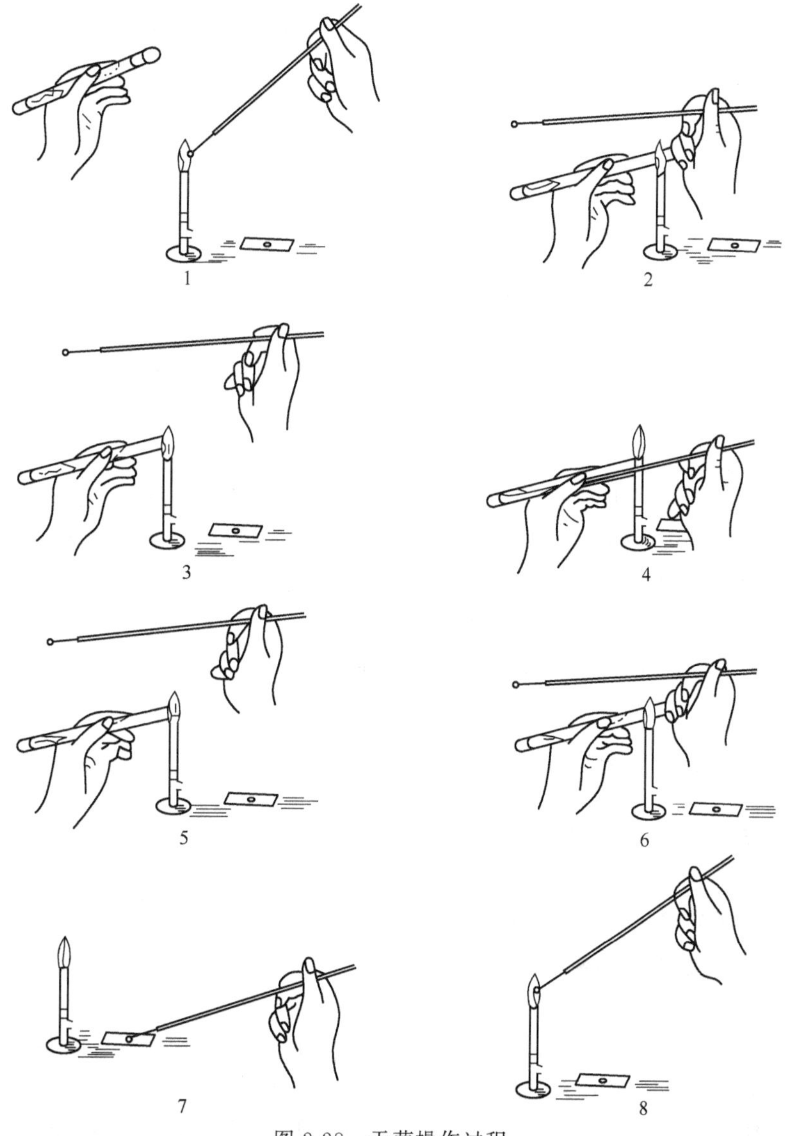

图2-28　无菌操作过程

1～8—分别表示操作步骤

分别取大肠杆菌和金葡菌少许，与载玻片上的生理盐水均匀混合，涂成一薄层。

2. 干燥

最好自然干燥。有时也可在酒精灯上方烘干，但切勿靠近火焰。也可用吹风机吹干。

3. 固定

将干燥的涂片菌面朝上，将载玻片在酒精灯火焰外层来回通过三次（勿焦）。目的是使细胞质凝固、形态固定，并使细菌黏附于载玻片上，染色和用水冲洗时不易脱落。

4. 初染

滴加草酸铵结晶紫染液于标本上，使其布满菌膜，染色 1min，用细水流慢慢冲去多余的染液，甩干积水。

5. 媒染

滴加卢戈碘液覆盖菌膜，染色 1min，用细水流慢慢冲洗。

6. 脱色

将载玻片的积水甩干，用 95%酒精滴洗至流出的酒精刚刚不带紫色为止。约 20～30s。立即用水冲洗净酒精，甩干积水。

7. 复染

滴加沙黄复染液于菌膜上，染色 1min，用细水流慢慢冲洗去染液。甩干积水。

8. 镜检

于染色菌膜上加香柏油一滴，在显微镜油镜下观察，以分散开的细菌的革兰染色为准，过于密集的细菌，常呈假阳性（见图 2-29）。

【结果判断】

镜下观察：紫色者为革兰阳性菌（G^+菌），红色者为革兰阴性菌（G^-菌）。

【注意事项】

1. 载玻片要洁净无油。

2. 涂片以匀薄为佳，切不可浓厚。过于密集的菌体，常因洗脱不匀而呈假阳性。

3. 要严格控制各试剂的作用时间，尤其是脱色，时间过短，革兰阴性菌可染成紫色成假阳性；反之，脱色时间过长，革兰阳性菌也可被染成红色成假阴性。

4. 染色时滴加染液，以覆盖标本为度。

5. 碘液配制后，应装在密闭的暗色瓶内贮存。如因贮存不当，试液由原来的红棕色变成淡黄色，则不宜再用。

二、放线菌形态观察的操作

（一）正常放线菌形态观察的操作

【目的】

1. 学习并掌握放线菌的形态特征及几种培养方法。

2. 学会观察放线菌的基本方法。

【原理】

放线菌可用石炭酸复红或亚甲蓝等染料染色后，在显微镜下观察其形态。放线菌属于原核细胞型微生物，由菌丝和孢子组成。菌丝分化为基内菌丝和气生菌丝。某些气生菌丝又分化成孢子丝。孢子丝形态多样，有直、波曲、钩状、螺旋状、轮生等多种形态。多数放线菌可分泌水溶性色素到培养基内，使培养基呈现颜色。孢子呈球形、椭圆形、圆柱状等，并有

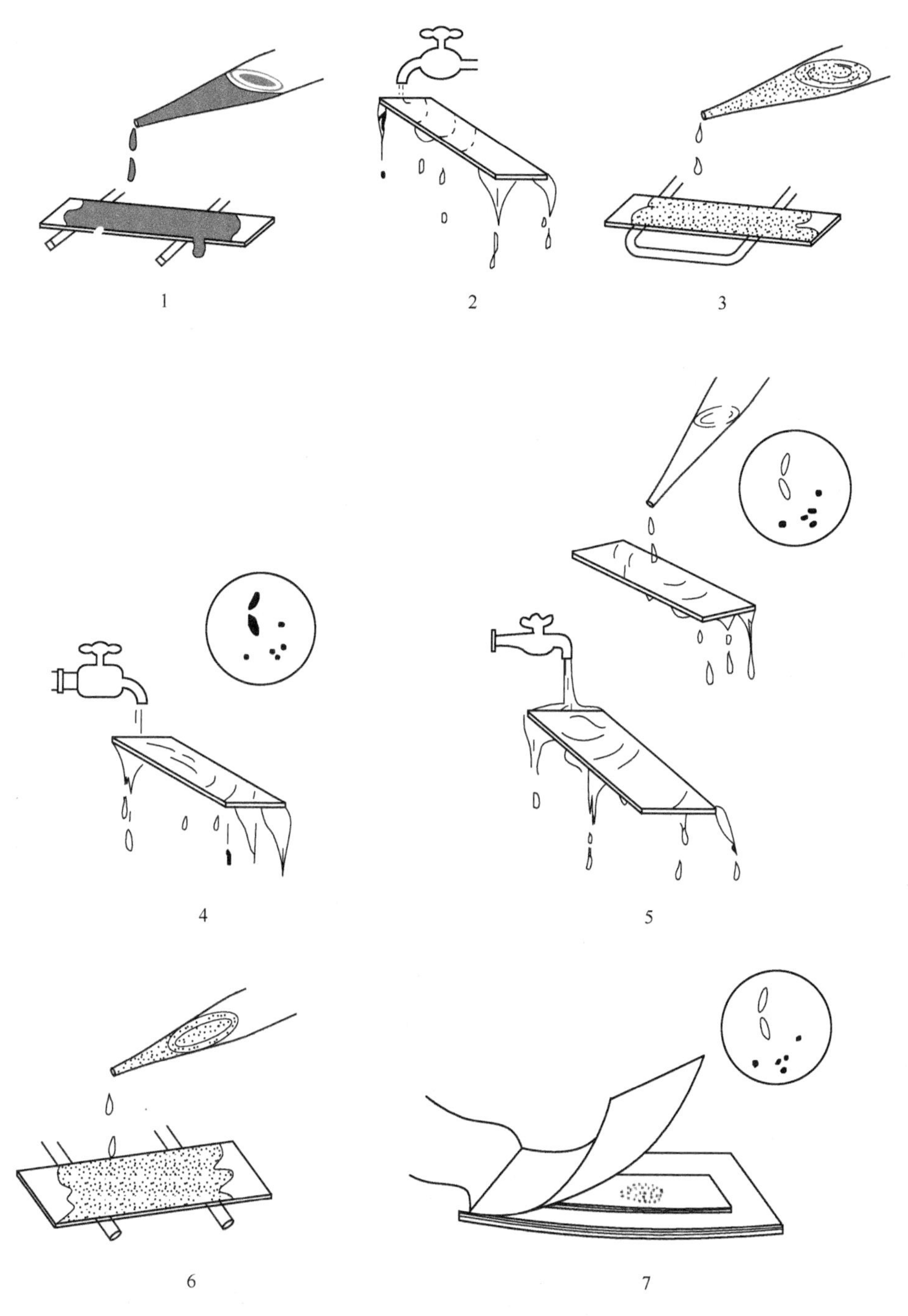

图 2-29　革兰染色步骤

1—加草酸铵结晶紫；2—水冲；3—加碘液；4—水冲；5—滴加乙醇褪色，水冲；6—加沙黄；7—水冲，吸干

各种颜色。它们的形态结构是放线菌分类鉴定的重要依据。放线菌菌落早期与细菌菌落相似，后期形成的孢子菌落呈粉状、干燥，有各种颜色呈同心圆放射状。

【材料】

菌种：链霉菌、诺卡菌、小单胞菌。

培养基：高氏 1 号琼脂平板、马铃薯葡萄糖琼脂平板。

其他：无菌的培养皿、刮棒、刮铲、载玻片、盖玻片、刀片、镊子、显微镜、香柏油、0.1%亚甲蓝染液。

【方法】

1. 平板划线培养直接观察法

用接种环挑取链霉菌斜面培养物上的孢子，在高氏 1 号琼脂平板表面做连续划线，各条线间留一定空隙。接种完毕，平板倒放在 28℃恒温箱中培养 7 天左右。菌长好后，打开皿盖，将皿底培养物直接放在低倍显微镜下观察，从菌落边缘可观察菌丝的形态特点。

如果平板太厚，用无菌小铲刀切一个小方块放在载玻片上，再用无菌刀片切除下层厚的培养基部分，把带菌丝的上部薄层留在载玻片上，菌面朝上在显微镜下观察菌丝的形态特点。

2. 印片观察法

用无菌镊子取洁净的盖玻片一片，在已培养好的菌落上轻轻按一下，然后将印有痕迹的一面朝下，放在滴有 0.1%亚甲蓝染液的载玻片上，用油镜观察孢子的形状及孢子丝的形态。

3. 插片法

用接种环取少许小单胞菌，均匀涂在预先制备好的高氏 1 号琼脂平板上，在无菌条件下，用镊子夹一张盖玻片 45°斜插入平板内，盖玻片的 1/3 或 1/2 插入平板内，盖好皿盖倒置于 37℃恒温箱内，培养 7～8 天。待孢子成熟（菌落表面呈现颜色后），用镊子夹出盖玻片放在载玻片上，用低倍镜或高倍镜观察菌丝的粗细和孢子的形状、大小及着生的位置等。

4. 埋片法

用接种坏从诺卡菌菌种斜面上取少许菌种接种到马铃薯葡萄糖琼脂平板上，均匀涂满整个平板，用无菌铲在平板上挖掉 1cm×4cm 的两条或三条平行等距离的带菌培养基，形成通气的沟槽，将无菌载玻片平放在与沟槽成垂直方向的培养基上面，轻轻按一下载玻片，使其与平板贴紧（见图 2-30），盖好皿盖倒置于 28℃恒温箱中培养。如此做若干份同样的培养物，按 10～15h、24h、36h、48h 等不同培养时间，分别取出载玻片，菌面朝上，在镜下观察菌丝形成横隔的时间和横隔断裂的时间。

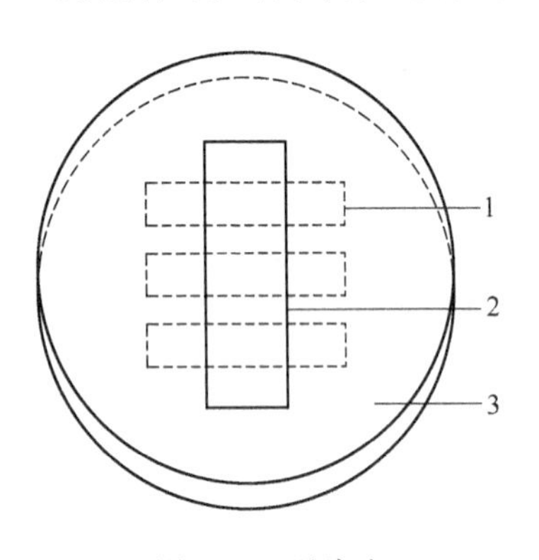

图 2-30 埋片法

1—空间；2—载玻片；3—培养基

5. 放线菌菌落形态观察

按平板划线培养直接观察法接种及培养放线菌，培养后用肉眼观察平板上放线菌单个菌落的大小、表面生长状态及颜色等特征，找出与其他微生物菌落的不同点。

【注意事项】

1. 用连续划线法在琼脂平板上接种时，应划几个区域，其中前三次划线开始时，接种环均要在火焰上烧灼。

2. 连续划线时，各条线间要留有一定空隙。

3. 用插片法接种时，盖玻片插入培养基的方向要与接种菌时的划线方向垂直。

4. 用埋片法接种时，载玻片要与培养基表面贴紧。

（二）被噬菌体感染后放线菌形态观察的操作

【目的】

学习并掌握噬菌体特异性溶菌试验的原理和方法。

【原理】

噬菌体在自然界中分布广泛，寄生于细菌和放线菌，并有宿主特异性。分离的噬菌体在相应的幼龄放线菌培养液中反复增殖后，与相应的敏感菌作用时，可裂解菌体，出现溶菌现象。

【方法】

1. 用接种环挑取链霉菌斜面培养物上的孢子，在高氏 1 号琼脂平板表面做连续划线，接种完毕后，加一滴含分离、纯化的相应噬菌体，平板倒放在 28℃恒温箱中培养 7 天左右，加噬菌体的部位有菌体裂解，会出现空斑即噬菌斑。

2. 噬菌斑的观察，详见菌种的复壮操作。

三、真菌形态观察的操作

真菌可人为地分为霉菌和酵母菌，霉菌是一些丝状真菌的通称；酵母菌则是单细胞真菌，无真正的菌丝体。

（一）酵母菌形态观察的操作

【目的】

1. 掌握观察酵母菌的基本方法。

2. 通过观察，掌握酵母菌的形态、菌体结构、假菌丝以及繁殖特点。

【原理】

酵母菌是单细胞的真核微生物，细胞核和细胞质有明显分化，个体比细菌大得多，其形态为多形性，有球状、圆形、卵圆形、柱状或腊肠形；其繁殖方式较复杂，无性繁殖主要是出芽生殖，而裂殖酵母属以分裂方式繁殖，有性繁殖形成子囊和子囊孢子。

酵母菌母细胞经一系列的出芽生殖后，如长大的子细胞与母细胞不分离，则形成藕节状的假菌丝。为了清晰地观察酵母菌的形态，常用美蓝染液制成水浸片。根据能否染上颜色来区别死活细胞，因活细胞不断进行新陈代谢、还原能力强，若无毒染料进入细胞，可被还原脱色，故活细胞染不上颜色；而死细胞及代谢缓慢的老细胞无此还原能力，可染上颜色。

【材料】

菌种：啤酒酵母的试管斜面菌种。

器械：接种针、接种环、酒精灯、载玻片、盖玻片、滴管、显微镜、镊子等。

染液：0.1%亚甲蓝染液、碘液。

【方法】

1. 观察酵母细胞的形态、大小及出芽状况

① 在载玻片中央加 1 滴 0.1%亚甲蓝染液。

② 按无菌操作方法取培养了 48h 的啤酒酵母斜面培养物少许，放在亚甲蓝染液中，使菌体与染液充分、均匀混合。

③ 用小镊子夹一片盖玻片，小心地覆盖在液滴上。

④ 将制好的水浸片先用低倍镜观察，然后用高倍镜观察，注意酵母细胞的形态、大小、及出芽情况。

⑤ 根据是否染上颜色区别死活细胞，亚甲蓝染液无毒，老细胞及死细胞均染成蓝色，活细胞则染不上颜色。

2. 观察酵母菌液泡内的肝糖颗粒

① 取一洁净的载玻片，在其中央滴加一滴碘液。

② 按无菌操作方法用接种环取啤酒酵母斜面培养物少许，与碘液均匀混合。

③ 用小镊子取一洁净的盖玻片，小心地覆盖在液滴上，注意不要产生气泡。

④ 将制好的水浸片先用低倍镜观察，再用高倍镜观察，可见酵母菌胞浆的液泡内有褐色的肝糖颗粒。

【注意事项】

1. 在用0.1%亚甲蓝染液时，滴液不宜过多或过少，以免盖上盖玻片时，溢出或留有气泡。

2. 为避免气泡产生，先将盖玻片一侧与载玻片上的滴液边缘接触，然后将整个盖玻片缓慢放下。

3. 在做碘液染片时，不要将液滴涂得太分散。

（二）霉菌形态观察的操作

【目的】

1. 掌握观察霉菌形态的基本方法。

2. 通过观察，比较曲霉、青霉和根霉形态间的差异。

3. 学会用水浸法观察霉菌。

【原理】

霉菌形态比细菌、酵母菌复杂，个体较大，具有分枝的菌丝体和分化的繁殖器官。霉菌的菌丝包括有隔菌丝和无隔菌丝。霉菌的繁殖体有各类无性孢子，还有有性孢子。在观察时要注意细胞的大小，菌丝构造和繁殖方式。

由于霉菌菌丝粗大，容易收缩变形，而且孢子容易飞散，故在制片时常用乳酸石炭酸棉蓝染液染色。

乳酸石炭酸棉蓝染液有以下优点：①可使菌丝细胞不变形；②具有杀菌防腐作用；③制成的片子不易干燥，并能保持较长时间；④染液本身为蓝色，有一定的染色效果。

在霉菌制片时常采用一般的制片方法，即用接种环或解剖针从培养基取菌制片，但用这种方法，霉菌菌丝及孢子易受损影响观察。为了清晰地观察霉菌菌丝及孢子的完整结构，可采用玻璃纸透析培养法或小培养法等进行观察。尤其是小培养法不仅能观察生活状态下霉菌的形态结构，还能观察其发育过程，操作简便，在霉菌的分类和鉴定方法上有重要意义。

【材料】

菌种：曲霉菌、青霉菌、根霉菌的斜面菌种。

染液：乳酸石炭酸棉蓝染液。

其他：无菌载玻片与盖玻片、无菌平皿、无菌吸管、无菌玻璃纸、无菌镊子、无菌刀片、无菌玻璃刮棒、解剖针、无菌剪刀、接种针、接种环、酒精灯、沙保琼脂培养基、PDA培养基（琼脂培养基）、恒温箱等。

【方法】

1. 一般观察法

① 取一洁净的载玻片，滴一滴乳酸石炭酸棉蓝染液，用解剖针从菌落边缘取带有孢子的菌丝少许，放于染液中，再细心地将菌丝挑开，然后盖上盖玻片，注意不要产生

气泡。

② 将制好的载玻片在显微镜下观察，先用低倍镜观察，必要时将所需放大部位调到视野中央，再用高倍镜观察。

2. 玻璃纸透析培养观察法

① 向霉菌斜面试管中加入5ml无菌水，洗下孢子，制成孢子悬液。

② 用无菌镊子将已灭菌的圆形玻璃纸（直径同培养皿）覆盖于沙保琼脂平板上。

③ 用1ml无菌吸管吸取0.2ml孢子悬液于上述玻璃纸平板上，用无菌玻璃刮棒涂抹均匀。

④ 将培养皿放入28℃的恒温箱中培养48h，取出后打开皿盖，用镊子将玻璃纸与培养基分开，再用剪刀剪取小片玻璃纸置于载玻片上，加盖玻片，用显微镜观察。

3. 小培养法

① 将实验所用的培养皿、载玻片、盖玻片等用高压蒸汽灭菌锅灭菌备用。

② 倒平板：将已高压灭菌冷却到50～60℃的沙保琼脂培养基倾注于一个无菌培养皿内10～15ml。

③ 待培养基冷却凝固后，用无菌操作技术将培养基切成0.5cm^{2}的小方块置于已灭菌的载玻片中央。

④ 用已灭菌的接种针沾取霉菌菌种，点种于培养基块的四边，用无菌盖玻片盖好（见图2-31）。

⑤ 取一稍大的培养皿，内放蘸有无菌水的无菌纱布，将已有菌种的载玻片放在纱布上，置于28℃恒温箱内培养2～3天。

⑥ 待霉菌生长后，可逐日取出载玻片，在低倍镜和高倍镜下观察。

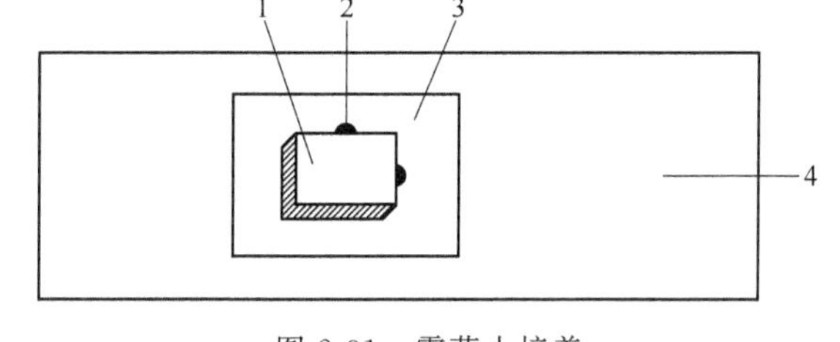

图2-31　霉菌小培养
1—琼脂块；2—霉菌；3—盖玻片；4—载玻片

4. 水浸观察法

（1）倒平板

将PDA培养基熔化后，倒10～12ml左右于灭菌培养皿内，凝固后使用。

（2）接种与培养

将青霉菌、曲霉菌、根霉菌等接种在不同的平皿中。置于28～30℃的恒温箱中培养3～7天。

（3）制水浸片

取洁净的载玻片，滴加一滴乳酸入石炭酸棉蓝染液，挑取不同菌株的一团菌丝，分别置于不同的载玻片上（用记号笔标记菌株名称），加盖玻片。

（4）观察

选取标记青霉、曲霉和根霉的载玻片，观察霉菌的菌丝及其分隔情况，观察菌丝体，观察分生孢子着生情况（要求辨认分生孢子梗、顶囊、小梗及分生孢子）。

【注意事项】

1. 为避免污染，利用小培养法观察霉菌生活状态及发育过程时，要采用无菌操作法。最好在无菌室或超静工作台内进行。

2. 用小培养法观察霉菌形态时，已接种的载玻片要放置在有一定湿度的容器内，使霉菌生长得更好。

复习思考题

1. 如何观察霉菌形态？有几种方法？你认为最好的方法是哪一种？为什么？
2. 如何区别酵母菌的死活细胞？
3. 观察酵母细胞胞浆内的肝糖颗粒时，应如何制片？
4. 绘图说明你所观察到的放线菌的形态特征。
5. 放线菌菌落与其他微生物的菌落有哪些不同？
6. 哪些条件影响革兰染色效果？其关键步骤是什么？
7. 显微镜的使用规则有哪些？
8. 镜检标本片时，为什么要先用低倍镜？
9. 油镜的原理是什么？怎样正确使用油镜？

第三章　微生物人工培养技术

第一节　理论基础

一、微生物的营养

（一）微生物细胞的化学组成

1. 化学元素

主要元素包括碳、氢、氧、氮、磷、硫、钾、镁、钙、铁等。微量元素包括锌、锰、钠、氯、钼、硒、钴、铜、钨、镍、硼等。微生物种类不同，其细胞内各类化学元素也各异。

2. 化学成分

各种化学元素主要以有机物、无机物和水的形式存在于细胞中。有机物主要包括蛋白质、糖、脂、核酸、维生素以及它们的降解产物和一些代谢产物。其中蛋白质含量最高，占细胞固体成分的50%～80%。

无机物是指与有机物相结合或单独存在于细胞中的无机盐等物质。

水一般可占细胞重量的70%～90%，是细胞维持正常生命活动所必不可少的。

（二）微生物的营养物质及其生理功能

1. 碳源

碳源是在微生物生长过程中为微生物提供碳元素来源的物质。

各种含碳的无机、有机化合物，如CO_2、碳酸盐、糖、脂肪等都能被微生物吸收利用，同时也作为代谢的主要能量来源。目前在微生物工业发酵中所利用的碳源物质主要是单糖、饴糖、糖蜜、淀粉、麸皮、米糠等。

2. 氮源

氮源是为微生物提供生长繁殖所需氮元素的营养源。氮源一般不作为能源。一般的氮源物质有蛋白质及其降解产物、铵盐、硝酸盐、分子氮、嘌呤、嘧啶、脲、胺等。常用的蛋白质类氮源包括蛋白胨、鱼粉、蚕蛹粉、黄豆饼粉、花生饼粉、玉米粉、牛肉浸膏、酵母浸膏等。

3. 无机盐

P、S、K、Mg、Ca、Na和Fe的需求较多，称为大量元素。Cu、Zn、Mn、Mo、Co需求量较少，可称为微量元素。无机元素其作用除构成菌体成分外，更重要的是调节菌体的外渗透压、激活酶的活性。

4. 生长因子

生长因子是指微生物生长所必需的，但需求量很少，本身又不能自身合成的一类有机物质。主要有维生素、氨基酸、嘌呤和嘧啶等。

5. 水

水是微生物的重要成分之一。微生物营养的吸收、渗透、分泌、排泄等均以水为媒介，其代谢过程的生化反应都必须在水中才能进行。

二、微生物的生长

（一）细菌的生长繁殖

1. 细菌的繁殖方式和速度

细菌以简单的二分裂方式进行无性繁殖。当细菌生长到一定时间时，会在细胞中间逐渐形成横隔，将一个细胞分裂成两个相等的子细胞。在良好的营养条件下大肠杆菌完成一个繁殖周期需20min。但多数细菌比大肠杆菌生长慢，分裂得较慢的比如结核分枝杆菌繁殖一代需18～20h。

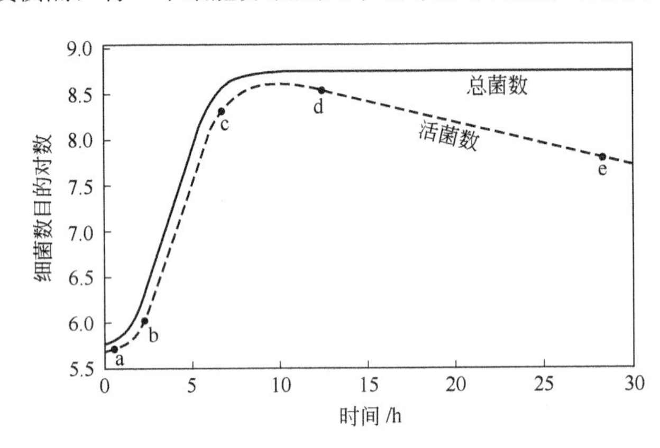

图 3-1　细菌生长曲线

a→b 迟缓期；b→c 对数期；c→d 稳定期；d→e 衰退期

2. 细菌群体生长规律

细菌繁殖极快，在合适条件下，若以20min繁殖一代，1个细菌以指数生长连续生长48h，则生成的群体细胞重量约是地球的400倍。但由于环境中营养物的消耗，代谢产物的积累，事实上不可能总保持这种速度。如将一定数量的细菌接种于适当培养基后，以培养时间为横坐标，培养物中细菌数的对数为纵坐标，可绘出一条生长曲线，分为4个时期，见图3-1所示。

（1）迟缓期

为最初培养的几个小时。此期的细菌分裂缓慢，菌体增大，代谢活跃。

（2）指数生长期

此期细菌数以恒定的几何级数迅速增长，活菌数目呈直线上升，可持续数小时至数天，一般细菌为8～10h。此期细菌的活性高而稳定，大小比较一致，对抗生素最敏感，故药敏试验以取此期细菌为好。

（3）稳定期

此期新繁殖的细胞数与衰亡的细胞数相等。稳定期是一些发酵生产（例如单细胞蛋白、乳酸等）的最佳收获期。

（4）衰退期

细菌的繁殖速度从减慢至停止，死亡率超过繁殖率，活菌数目显著减少，菌体出现变形、肿胀甚至自溶等现象。

了解细菌的生长曲线以后，对生产实践和研究细菌生理均有重要指导意义。

① 在药物制剂工作中，可把灭菌工作限制在细菌对数生长期之前，以保证输液质量和减少热原质的污染。

② 对数生长期的细菌生长繁殖快，代谢过程旺盛，大小一致，生活力强，因此可以作为发酵的种子和科研上的理想材料。

③ 在稳定期中，可以通过补充营养物质或取走代谢产物或改善培养条件，如对好氧菌

进行通气、搅拌或振荡可以使此期延长，以获得更多的菌体物质或代谢产物。

（二）真菌的生长繁殖

1. 丝状真菌的生长繁殖

（1）断裂繁殖

菌丝前端可以断裂成断片，在合适的条件下又可以生长繁殖发育成新的菌丝体，这种方式就称为断裂繁殖。

（2）无性孢子繁殖

多数真菌的无性繁殖是通过无性孢子来完成的。无性孢子是不经过两性细胞配合产生的孢子，以孢子开始的生长包括孢子肿胀、萌发管形成和菌丝生长三个阶段（见图 3-2）。

（3）有性孢子繁殖

是经过两性细胞配合新生新个体的过程。丝状真菌有性繁殖多种多样，但一般都分为三个阶段，第一阶段是质配，即两个不同细胞之间接触后结合在一起，细胞质融合而细胞核不融合；第二阶段为核配，质配后，两个核融合，使核的染色体数目加倍；第三阶段是减数分裂，使双倍体核的细胞染色体数目减少一半形成单倍体的子细胞，再由子细胞发育成有性孢子。有性孢子可萌发形成新菌丝体（见图 3-3）。

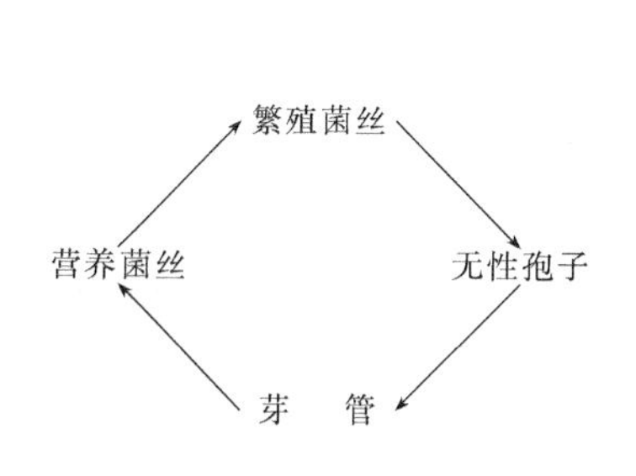

繁殖菌丝
营养菌丝
无性孢子
芽　管

图 3-2　真菌无性孢子繁殖示意图

雄性配子细胞 n
质配
双核细胞 $n+n$
形成
质配
核配
菌丝 n
形成
雌性配子细胞 n
合子细胞 $2n$
萌发
有丝分裂
减数分裂
有性孢子 n
子细胞 n
有丝分裂
有丝分裂
子细胞 n

图 3-3　真菌有性孢子繁殖示意图

丝状真菌从一种孢子开始，经过一定的生长繁殖，其中包括无性繁殖和有性繁殖两个阶段，最后又产生同一种孢子。

2. 酵母菌的生长繁殖

酵母菌是单细胞真菌。酵母菌通常是球形、卵圆形或者是圆柱形。细胞通常以出芽方式进行分裂。在出芽过程中，细胞局部凸起，形成一个芽，芽逐渐长大，然后脱离母细胞而形成一个新的细胞。酵母菌一般不形成菌丝或者菌丝体（见图 3-4）。

酵母菌的有性繁殖主要是产生子囊和子囊孢子。

芽痕
芽
母细胞

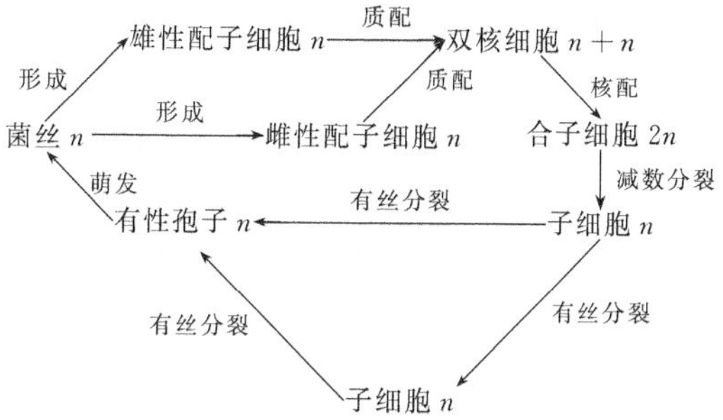

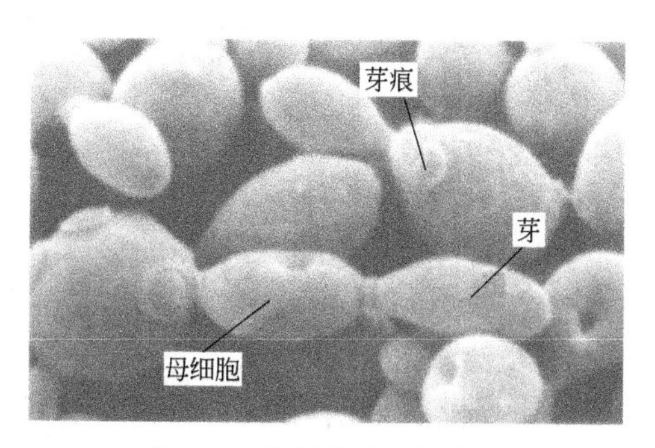

图 3-4　酵母菌的生长繁殖

（三）环境对微生物生长的影响

1. 营养物质

细菌在生长中，所需的营养物质即水分、碳源、氮源、无机盐和生长因子。

2. 温度

根据微生物的最适生长温度可区分成四大类：嗜冷微生物、嗜温微生物、嗜热微生物、嗜高温微生物。大多数细菌包括许多病原性细菌均为嗜温微生物，最适生长温度为37℃，在10～45℃范围内也可生长。

3. pH值

每一种微生物都有一最适pH值范围，在此范围内酶促反应速率最高，微生物生长速率最大。许多自然环境的pH值在5～9之间，而许多微生物最适pH值都在这个范围内。只有少数几个种属微生物能在pH值低于2或大于10的环境中生长。

4. 氧

根据细菌对氧气的不同要求可分为如下几种。

(1) 专性好氧菌

必须在有氧的环境中才能生长。绝大多数真菌和许多细菌都是专性好氧菌。例如绿脓杆菌和白喉棒杆菌等。

(2) 兼性厌氧菌

在有氧或无氧条件下均能生长，但有氧情况下生长得更好。例如酿酒酵母、大肠杆菌、产气杆菌等。

(3) 耐氧菌

一类可在分子氧存在下进行厌氧生活的厌氧菌，即它们的生长不需要氧，分子氧对它也无毒害。一般的乳酸菌都是耐氧菌。

(4) 专性厌氧菌

分子氧对它们有毒，必须在无氧的环境中才能生长繁殖。例如破伤风杆菌。

因此，在实际生产中，培养好氧微生物可以通过振荡或通气等方式使之有充足的氧气供其生长；培养专性厌氧微生物则要排除环境中的氧；培养兼性厌氧或耐氧菌，可以用深层静止培养的方式。

三、灭菌原理

在人们周围的环境中，到处都有各种微生物的存在，其中有一部分是对人类有害的微生物，它们可以通过各种方式和途径造成种种危害。例如，微生物工业发酵中的杂菌污染，培养基或生化试剂的染菌，实验室中细胞的污染，药品、食品及其他工农业产品的腐烂霉变，以及人体受微生物感染而患传染病等。因此必须通过相应的手段来抑制或消灭它们。

(一) 物理因素

1. 加热灭菌

热力能破坏微生物的蛋白质与核酸，使其肽链断裂、蛋白质变性凝固、核酸解链崩裂、微生物内外环境失衡，从而导致其死亡。包括干热灭菌法和湿热灭菌法。

2. 辐射灭菌

是利用电磁辐射产生的电磁波杀死大多数物质上的微生物的一种有效方法。

(1) 紫外线

可以使DNA分子中相邻的嘧啶形成嘧啶二聚体，抑制DNA复制与转录等功能，杀死微生物，波长200～300nm的紫外线具有杀菌作用，尤以265nm波长时对微生物杀伤力最大。

(2) 电离辐射

α射线、β射线、γ射线可将吸收射线的物体原子或分子变成离子再作用于生物分子，或直接作用于生物分子，破坏或改变它们的结构，以抑制或杀死微生物。

3. 超声波

超声波是频率超过200000Hz的高频声波，一般通过它来处理微生物悬液。当处理悬液时，由于超声波探头的高频振动，能使浮液内产生空穴，空穴内处于真空状态，只要悬液中的细菌进入空穴区，就会因压力差而裂解。

4. 滤过除菌

滤过除菌是用滤菌器阻留过滤液体和气体的细菌。滤器的除菌能力取决于滤板的孔径大小，一般为0.22～0.45μm，常用于不耐热的血清、抗毒素、生物药品等的除菌。

5. 高渗作用

大多数生物进入渗透压较高的溶液中时，细胞脱水，从而发生质壁分裂，微生物的生长受抑制甚至引起死亡。日常生活中高浓度的盐液（10%～50%）或糖液（50%～70%），使微生物处在高渗环境下产生质壁分离，生长受到抑制。此法可用来长期保存食物。

（二）化学物质

1. 抗微生物剂

能杀死或抑制微生物生长的化学物质称抗微生物剂。这类物质可以是人工合成的，也可以是天然产物。根据它们抗微生物的特性又可分为：①抑菌剂、②杀菌剂、③溶菌剂。

抗微生物剂通常又分为消毒剂和防腐剂（见表3-1）。消毒剂是用于非生命体杀菌的化学物质，而防腐剂是能杀死微生物或抑制微生物生长的化学物质，这类物质对活组织是无毒性的。

表3-1　防腐剂与消毒剂

试剂		用于健康有关的方面	作用模型
防腐剂	有机汞	表皮	与蛋白质的SH基团结合
	硝酸银	防止新生儿感染淋病奈瑟球菌引起的失明	蛋白质沉淀剂
	碘液	表皮	碘化蛋白质中的酪氨酸残基;氧化剂
	酒精(70%乙醇)	表皮	脂溶剂和蛋白变性剂
	双酚类(六氯酚)	肥皂、洗涤剂、除臭剂	破坏细胞膜
	阳离子去污剂(四氨基化合物)	肥皂、洗涤剂	与细胞膜中的磷脂相作用
	过氧化氢(3%的溶液)	表皮	氧化剂
消毒剂	二氯化汞	桌子、台面、地板	与巯基结合
	硫酸铜	游泳池和生活用水的灭藻剂	蛋白质沉淀剂
	碘液	医疗器械	碘化酪氨酸残基
	氯气	净化生活用水	氧化剂
	酚类化合物	表面	蛋白变性剂
	氯化物	牛奶厂、食品工业设备、生活用水	氧化剂
	阳离子去污剂(四氨基化合物)	医疗器械、食品、制酪设备	与磷脂作用
	环氧乙烷(气体)	实验室中的热敏感材料如塑料	烷基化试剂
	臭氧	饮用水	强氧化剂

2. 抗生素

抗生素是生物在其生命活动过程中产生的一种次生代谢产物或其人工衍生物，它在低浓度时就能抑制或影响它种生物的生命活动。主要作用机制有以下几种：①抑制细胞壁的合成，如青霉素、头孢菌素等；②改变细胞膜的通透性，抑制细胞膜的功能，如短杆菌肽、多黏菌素；③抑制菌体蛋白质的合成如链霉素、四环素、卡那霉素；④抑制核酸合成，如新生霉素、利福霉素等。

3. 抗代谢物

微生物常常需要生长因子，那么可以利用生长因子的结构类似物干扰机体的正常代谢，以达到抑制微生物生长的目的。例如磺胺类药物，磺胺是对氨基苯甲酸（PABA）的结构类似物，干扰叶酸的合成，导致细菌的生长受到抑制。另外，5-氟尿嘧啶是尿嘧啶的结构类似物，5-溴胸腺嘧啶是胸腺嘧啶的结构类似物，它们也可在取代正常成分之后造成代谢紊乱，进而抑制机体生长，在治疗由病毒和微生物引起的疾病上起重要作用。

第二节　培养基的配制

培养基是人们提供微生物生长繁殖和生物合成各种代谢产物所需要的按一定比例配制的多种营养物质的混合物。无论是检验微生物的培养基或者是用于工业发酵生产的培养基，都必须要有合理的配方。

一、检验培养基配制的操作

（一）需氧菌、厌氧菌培养基

硫乙醇酸盐培养基，基本上适用于检查需氧菌、厌氧菌。

1. 培养基配方

成分	用量	成分	用量
酪胨(胰酶水解)	15.0g	酵母浸出粉	5.0g
葡萄糖	5.0g	氯化钠	2.5g
L-胱氨酸	0.5g	新配制的0.1%刃天青溶液	1.0ml
硫乙醇酸钠	0.5g	琼脂	0.75g
(或硫乙醇酸)	(0.3ml)	水	1000ml

2. 配制方法

除葡萄糖和刃天青溶液外，取上述成分混合，微温溶解，调节 pH 值为弱碱性，煮沸，滤清，加入葡萄糖和刃天青溶液，摇匀，调节 pH 值使灭菌后为 7.1±0.2，分装，灭菌。培养基指示剂氧化层的颜色不得超过培养基深度约 1/5，否则需经水浴加热至粉红色消失，迅速冷却，只限加热 1 次。

硫乙醇酸盐流体培养基置 30～35℃培养。

3. 用市售培养基配制

称取市售硫乙醇酸盐培养基 30g，加 1000ml 蒸馏水，加热煮沸 10min，使完全溶解，摇匀、分装、灭菌。

（二）真菌培养基

用改良马丁培养基，适合于霉菌和酵母菌的生长。

1. 培养基配方

成分	用量	成分	用量
胨	5.0g	磷酸氢二钾	1.0g
酵母浸出粉	2.0g	硫酸镁	0.5g
葡萄糖	20.0g	水	1000ml

2. 配制方法

除葡萄糖外，取上述成分混合，微温溶解，调节 pH 值约为 6.8，煮沸，加入葡萄糖溶解后，摇匀，滤清，调节 pH 值使灭菌后为 6.4±0.2，分装，灭菌。

改良马丁培养基置 23～28℃培养。

3. 用市售培养基配制

称取真菌培养基 28g，加 1000ml 蒸馏水，加热溶解，调节 pH 值至 6.4±0.2，分装，灭菌。

（三）选择性培养基

选择性培养基是用来选择性地培养特定的微生物种类的培养基。按上述硫乙醇酸盐流体培养基或改良马丁培养基的处方及制法，加入适量的对氨基苯甲酸可用于磺胺类药物的无菌检查，加入适量的聚山梨酯 80 可用于非水溶剂药品的无菌检查，加入 β-内酰胺酶可用于 β-内酰胺类药品的无菌检查。

（四）其他培养基

营养肉汤培养基

胨	10.0g	氯化钠	5.0g
牛肉浸出粉	3.0g	水	1000ml

取上述成分混合，微温溶解，调节 pH 值为弱碱性，煮沸，滤清，调节 pH 值使灭菌后为 7.2±0.2，分装，灭菌。

二、生产培养基配制的操作

发酵工业中应用的培养基种类较多。按培养基在生产中的用途或作用，可将大生产上应用的培养基分成孢子培养基、种子培养基和发酵培养基。

（一）孢子培养基

孢子培养基是供菌种繁殖孢子使用的。要求此种培养基能使孢子迅速发芽和生长，形成大量的优质孢子，并且不会引起菌种发生变异。一般说，孢子培养基中的基质浓度（特别是有机氮源）要低些，否则不能产生孢子。如灰色链霉菌在葡萄糖-盐类-硝酸盐的培养基上生长良好，如果加入 0.5%以上的酵母浸膏或酪蛋白氨基酸后，就完全不生长孢子。无机盐的浓度也要适当，否则影响孢子的数量和质量。

生产上常用的孢子培养基有：麸皮培养基、小米培养基、大米培养基、玉米碎粒培养基和用蛋白胨、牛肉膏、葡萄糖和食盐配制成的琼脂斜面培养基。麸皮和小麦因含有生长素和微量元素，有利于孢子的大量繁殖，因此是比较理想的孢子培养基成分。

（二）种子培养基

种子培养基是供孢子发芽、生长和繁殖菌丝体用的，种子培养基的营养成分，要求适当地丰富和完整，氮源和维生素的含量应略高些，但总的浓度以略稀薄为宜，以便使菌丝能迅速生长成大量粗壮的菌丝体。

常用的种子培养基的原料有葡萄糖、糊精、硫酸铵、尿素、玉米浆、酵母粉、蛋白胨、磷酸盐等。

发酵中种子质量的好坏对发酵的影响很大，在生产上必须加以注意。

（三）发酵培养基

发酵培养基是供菌体生长繁殖和合成大量代谢产物用的。要求此种培养基的组成应丰富完整，营养成分浓度和黏度适中，利于菌体的生长，进而合成大量的代谢产物。培养基的 pH 值要求适当而稳定。

工业生产中使用的培养基除了要考虑容易被微生物利用外，必须尽量选用廉价的原料，并使之尽可能满足生产工艺要求。

第三节　灭菌消毒操作

人类传染病的防治以及食品、药品、粮食等的生产与保存，都与微生物感染、污染、霉变有密切关系。因此，利用灭菌与消毒的原理和方法杀死物品或介质中的微生物，防止其生长与变质在实际工作中是有重要意义的。以下介绍几种消毒技术。

一、高压蒸汽灭菌操作

本法是利用密闭的高压蒸锅产生的高温饱和蒸汽短时间灭菌的方法。

高压蒸汽灭菌的工作原理：常压下，水的沸点是100℃，如果在密封紧闭的高压蒸锅内不使蒸汽外溢，由于连续加热，锅内蒸汽不断增多，随着压力加大，温度也逐渐上升。当锅内蒸汽达到平衡时，就为完全饱和蒸汽。饱和蒸汽热含量高，穿透力也大，能迅速杀灭细菌和芽孢。

该法灭菌能力强，为热力灭菌中最有效、应用最广泛的灭菌方法。药品、容器、培养基、无菌衣、胶塞以及其他遇高温和潮湿不发生变化或损坏的物品，均可采用本法灭菌。

(一) 手提式高压蒸汽灭菌锅的操作

① 加水。打开灭菌锅盖，向锅内加水至相应的标示高度。

② 加入待灭菌物品。将待灭菌物品加入至灭菌桶内，注意物品不要堆放太紧或紧靠锅壁。物品排列要疏松，并用一定的方法包扎。

③ 盖好锅盖。将盖上的软管插入灭菌桶的槽内，加盖，对齐上、下栓口，以对角方式均匀旋紧螺栓，使锅盖紧闭。

④ 排放锅内冷空气。打开放气阀，加热。自锅内开始产生持续的高温蒸汽3min后再关紧放气阀。

⑤ 升温灭菌。待压力逐渐上升至所需温度时，控制热源，维持所需温度和压力达所需时间（121℃ 15min，121℃ 30min或116℃ 40min）后，关闭热源，停止加热。

⑥ 灭菌后开盖取物。待压力降至“0”时，慢慢打开放气阀，开盖，立即取出灭菌物品。斜面培养基取出后要趁热摆成斜面，灭菌后的玻璃仪器需烘干或晾干。

⑦ 灭菌完毕，应除去锅内剩余水分。

图3-5为几种常见的高压蒸汽灭菌锅结构。

(二) 卧式高压蒸汽灭菌锅的操作

① 将需灭菌的物品放入灭菌锅的内胆，如果需灭菌的物品较多，可将物品放在特制的金属架上。注意物品不能摆放拥挤，不能堆放过高。物品放好后，关上锅门，按对角法依次将所有螺栓紧固。

② 先将放汽阀门完全打开，再慢慢打开进汽阀门，让高压热蒸汽进入灭菌锅的夹层。当放汽阀门有热蒸汽冒出时，关闭放汽阀门。此时灭菌锅上温度计温度上升，压力表压力上升。当温度或压力上升到灭菌所需数值时，慢慢关小进汽阀门至温度或压力不变。必要时可将放汽阀门打开少许，以保持灭菌锅温度或压力稳定。

③ 灭菌至规定时间后，将进汽阀门完全关上，再慢慢打开放汽阀门少许放去锅内多余的蒸汽。放汽时不能将放汽阀门开至过大，否则容易烫伤操作人员。如果时间允许，可不放汽让灭菌锅自行冷却。

④ 放完锅内蒸汽后，让灭菌锅慢慢冷却。当温度降到100℃、压力表读数降到0时，按对角法慢慢拧开紧固螺栓，再缓缓打开锅门。注意开门时，不能有操作人员站在开门处，以

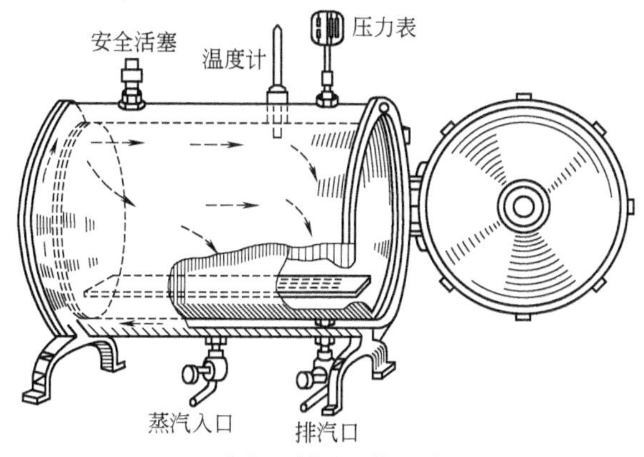

(a) 卧式高压蒸汽灭菌器(锅)

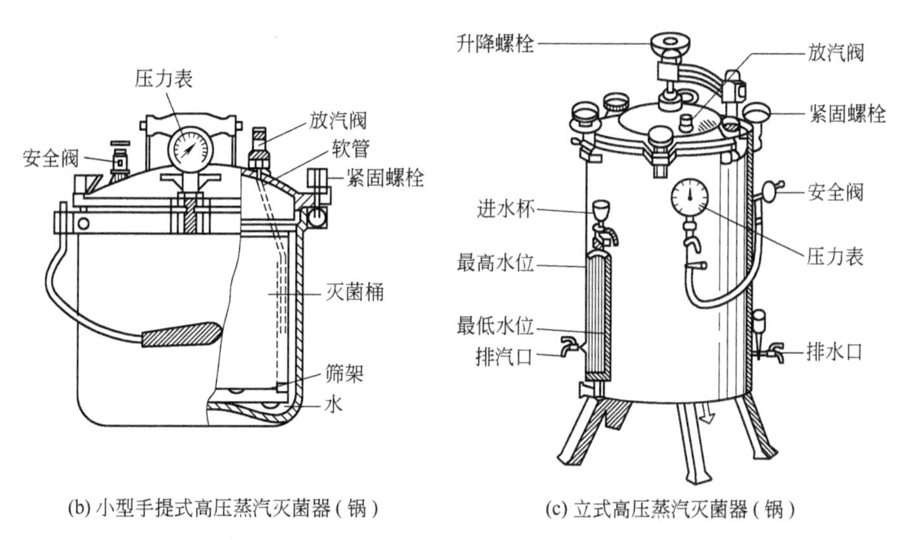

(b) 小型手提式高压蒸汽灭菌器(锅)　(c) 立式高压蒸汽灭菌器(锅)

图 3-5 几种常见的高压蒸汽灭菌锅结构

防被锅内冒出的蒸汽烫伤。

⑤ 需要摆成斜面的固体培养基要趁热取出，在桌面上摆靠成斜面。其他灭菌物品应待锅内温度降低至30℃左右时再取出。

⑥ 灭菌完成后，打开灭菌锅下面的阀门，放去冷凝水，将锅门轻轻关上，用紧固螺栓套上即可。

⑦ 卧式高压蒸汽灭菌锅的温度计、压力表、安全活塞必须定时检验，只有检验合格的温度计、压力表、安全活塞才能使用；锅门的密封橡胶圈要及时更换。在高压蒸汽灭菌锅不用时，要保持锅内外干净整洁。

二、高温干烤灭菌操作

此法系指将物品置于恒温干燥箱、干热灭菌箱等设备中，利用干热空气达到杀灭微生物或消除热原物质的方法。适用于耐高温但不宜用湿热灭菌法灭菌的物品灭菌，如玻璃器具、金属材质容器、纤维制品、固体试药、液状石蜡等均可采用本法灭菌。

高温干烤灭菌的操作，具体如下。

① 把待灭菌物品准备好，放置入干燥箱内，不要堆放过挤。对玻璃器皿、瓷器、金属

等耐热物品灭菌时，首先应洗干净，控干水，不能沾有油脂等有机物。

② 接通电源，接下开关，黄灯亮，旋转干燥箱顶部调气阀，打开通气孔，排出箱内冷空气；旋转恒温调节器至红灯亮时，逐渐升温，待干燥箱内温度上升至100～105℃时，旋转调气阀，关闭通气孔。

③ 继续加热，调节电热干燥箱温度至所需温度（箱内有纸、棉花时不能超过170℃）。恒温所需时间一般为160～170℃ 120min以上、170～180℃ 60min以上或250℃ 45min以上，也可采用其他温度和时间参数。

④ 灭菌完毕，切断电源，待箱内温度降到60℃，打开干燥箱门，取出灭菌物品。

图3-6为恒温干燥箱。

三、滤过灭菌操作

滤过除菌是用细菌滤器机械地去除液体或空气中细菌的方法。常用于加热易被破坏，也不能用化学方法处理的液体或气体（如抗生素、维生素、血清、酶、蛋白质等以及含这类物质的培养基、被污染的空气）的灭菌。过滤除菌有三种类型。最早是在一个容器的两层滤板中间填充棉花、玻璃纤维或石棉，灭菌后空气通过它就可以达到除菌的目的。后来改进为在两层滤板之间放入多层滤纸，这种方式主要用于发酵工业。第二种是滤膜器，它是由醋酸纤维素或硝酸纤维素制成的具有微孔（0.22～0.45μm）的膜，灭菌后使用，液体培养基通过它就可将细菌除去。第三种是核孔滤器，它是由用核辐射处理的很薄的聚碳酸胶片（厚10μm）再经化学蚀刻而成。

药品生产中采用的除菌滤膜孔径一般不超过0.22μm。过滤器不得对被过滤成分有吸附作用，也不能释放物质，不得有纤维脱落，禁用含石棉的过滤器。滤器和滤膜在使用前应进行洁净处理，并用高压蒸汽进行灭菌。更换品种和批次应先清洗滤器，再更换滤膜（见图3-7）。

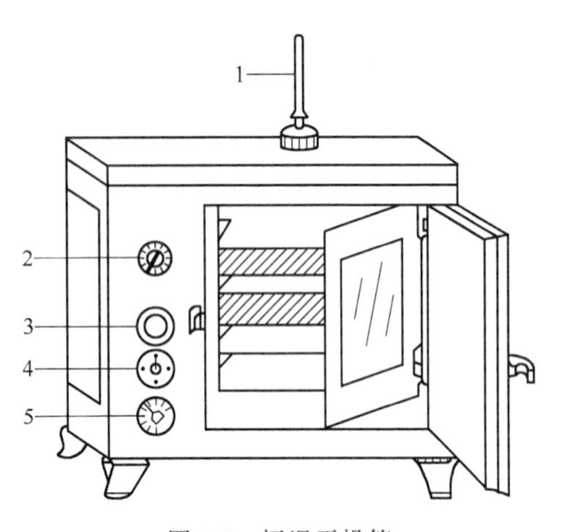

图3-6 恒温干燥箱

1—温度计与排汽孔；2—温度调节旋钮；3—指示灯；4—温度调节器；5—鼓风钮

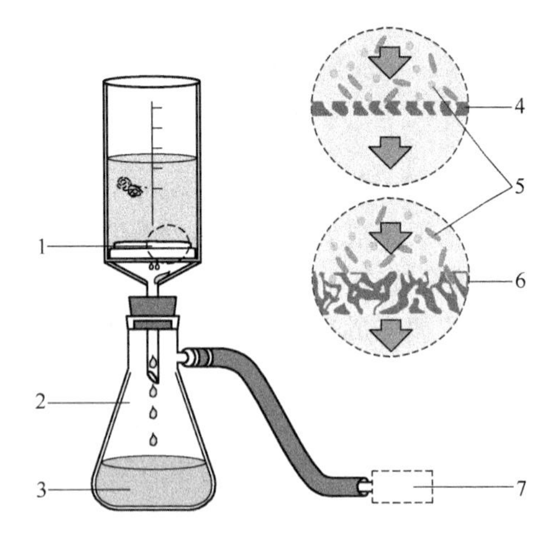

图3-7 细菌过滤装置

1—滤菌器；2—抽滤瓶；3—无菌液；4—滤菌膜；5—细菌；6—玻璃滤菌器；7—真空泵

四、紫外线灭菌操作

波长200～300nm的紫外线具有杀菌作用。尤以265nm波长时对微生物杀伤力最大。紫外线主要是干扰了微生物DNA的复制和蛋白质的正常合成，导致其死亡。

病房、实验室、手术室等场所通常可用紫外线来对空气消毒。一般无菌操作室内装一只30W的紫外线灯管，照射30min左右，即可杀死空气中的微生物。但紫外线穿透力弱，不能透过普通的玻璃、纸张，只限于物品表面和空气的消毒。使用紫外线杀菌的适宜温度为20～40℃，相对湿度为40%～60%。

操作练习：紫外线杀菌实验

1. 材料

大肠杆菌肉汤培养物、普通琼脂平板培养基、接种环、紫外光灯、灭菌黑纸片（中央剪一圆孔）、无菌镊子。

2. 方法

用接种环取大肠杆菌肉汤培养物，均匀涂布于整个琼脂平板培养基表面；用无菌镊子夹取黑纸片盖住平板培养基表面；将上述平板置于紫外光灯下20cm处照射30min后，关闭紫外光灯；用镊子取出纸片，盖好平板，于37℃恒温箱培养24h，观察平板上细菌生长情况。

3. 结果

平板经紫外线照射部分，细菌被杀死；黑纸遮挡的部位，紫外线不易透过，细菌未被杀死，故有细菌生长。

第四节 微生物培养操作

一、微生物的接种方法

（一）常用接种工具的使用

细菌接种工具常用的是接种针和接种环。它们是用铂丝做成的，在使用前后都必须在酒精灯火焰上灭菌。灭菌时，右手持接种环柄，将铂丝直立于火焰中，逐渐移动使全部铂丝烧红，然后将能进入培养物试管内的一段金属棒通过火焰数次，冷却后使用。

接种环常用于细菌的分离培养及纯种细菌的接种，接种针主要用于肉汤琼脂半固体培养基穿刺接种，也用于挑取单个菌落等，见图3-8所示。

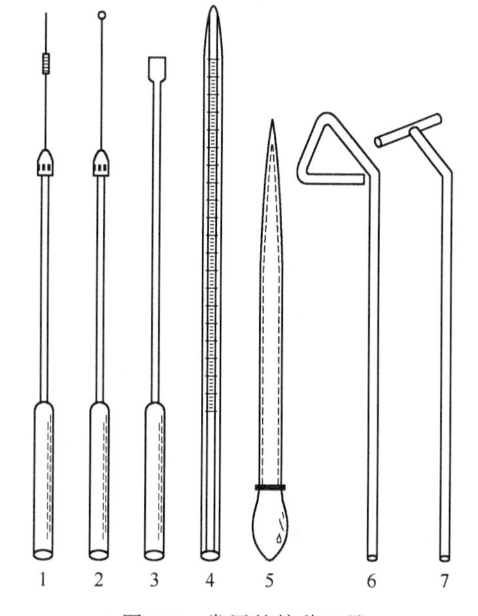

图3-8 常用的接种工具

1—接种针；2—接种环；3—接种铲；4—移液管；5—滴管；6,7—玻璃棒

（二）斜面培养基接种

斜面接种时试管有两种拿法，见图3-9所示。

接种方法见图3-10所示。用左手握持菌种管与琼脂斜面培养基管，菌种管位于左侧，培养基管位于右侧，斜面均向上。右手持接种环火焰灭菌。以右手掌心和小指、小指和无名指分别夹取两管口的棉塞，将两试管口迅速通过火焰灭菌。在火焰附近，用灭菌的接种环从菌种管挑取少量菌苔，伸进待接种的培养基管斜面底部，向上蛇形划线。接种时不要划破培养基表面，沾菌的接

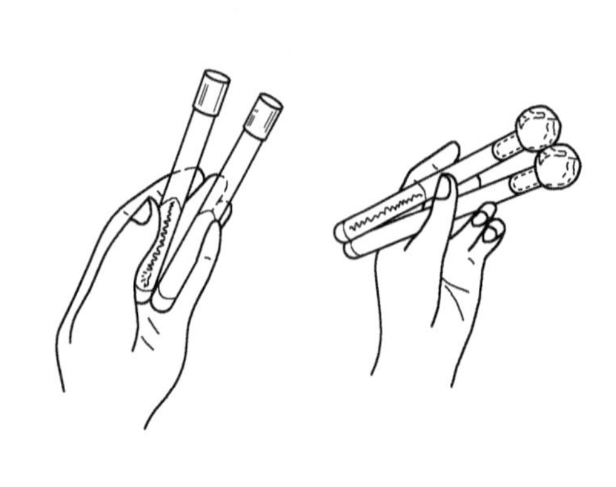

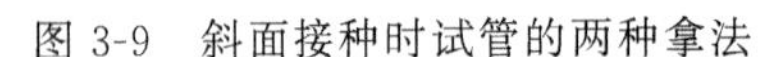

图 3-9　斜面接种时试管的两种拿法

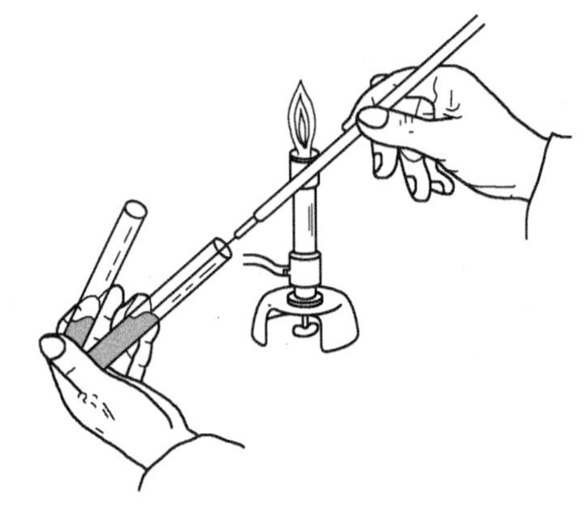

图 3-10　斜面培养基接种方法

种环进出试管时不应触及试管口。灼烧接种环，放回原处。

(三) 液体培养基接种法

与斜面培养基接种法基本相同。不同的是，将挑取的菌种迅速移种到肉汤培养基管，涂于接近液面的管壁上，并轻轻研磨，再直立试管，菌种即溶于肉汤中（见图 3-11）。

(四) 半固体培养基接种法

因这种方法用接种针穿刺接种，故又叫穿刺接种法。

其方法基本同接种环。在火焰附近，用冷却的灭菌接种针，从菌种管挑取少许菌苔，迅速移至半固体培养基管。接种针从培养基的中央深入至管底 3/4 处，然后原路退出。接种针不能在培养基中左右移动（见图 3-12）。

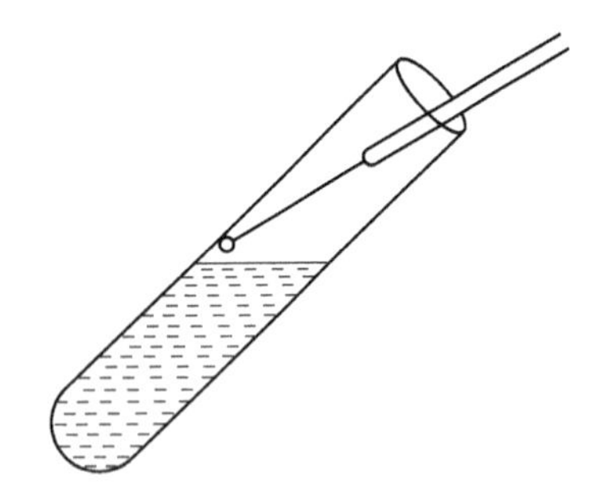

图 3-11　液体培养基接种法

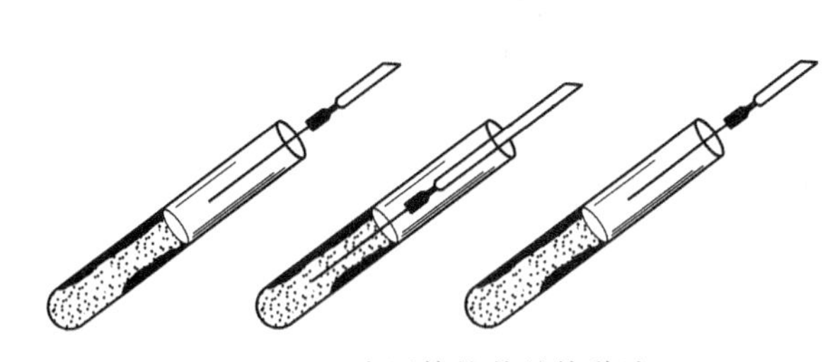

图 3-12　半固体培养基接种法

二、微生物的培养

单个微生物在适宜的固体培养基表面或内部生长、繁殖到一定程度可以形成肉眼可见的、有一定形态结构的子细胞生长群体，称为菌落。当固体培养基表面众多菌落连成一片时，便成为菌苔。最常用的培养微生物的固体培养基是琼脂固体培养基平板。以下以此为例介绍其操作方法。

(一) 倒平板

1. 熔化培养基

100℃水浴熔化肉汤琼脂培养基。

2. 倒平板

待培养基冷却至 50℃左右后，取无菌培养皿，每皿倒入约 20ml 的培养基。凝固，备用。

（二）稀释倒平板法

先将待分离的材料用无菌水做一系列的稀释，制成 10^{-3}、10^{-4}、10^{-5}、10^{-6}、10^{-7}、10^{-8}、10^{-9}等系列稀释菌液，然后分别取不同稀释液少许，与已熔化并冷却至 50℃左右的琼脂培养基混合，摇匀后，倾入灭菌的培养皿中，待琼脂凝固后，制成可能含菌的琼脂平板，保温培养一定时间即可出现菌落。如果稀释得当，在平板表面或琼脂培养基中就可出现分散的单个菌落，这个菌落就是由一个细胞繁殖形成的（见图 3-13）。

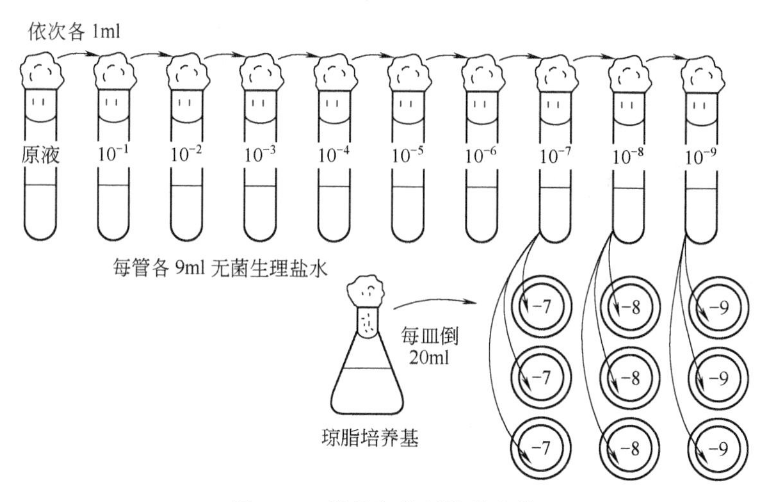

图 3-13 稀释和稀释液的取样

（三）涂布平板法

先将已熔化的培养基倒入无菌平皿，制成无菌平板，冷却凝固后，将一定量的某一稀释度的样品悬液滴加在平板表面，再用无菌玻璃涂棒将菌液均匀分散至整个平板表面，经培养后挑取单个菌落，见图 3-14 所示。

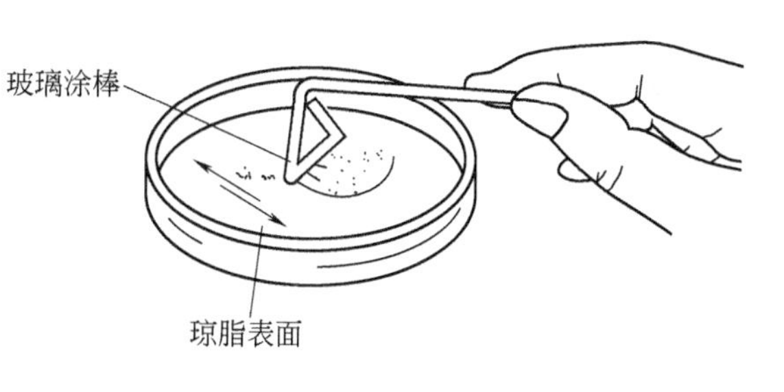

图 3-14 平板涂布操作

（四）平板划线分离法

用接种环以无菌操作沾取少许待分离的材料，在无菌平板表面进行平行划线、扇形划线或其他形状的连续划线（见图 3-15），微生物细胞数量将随着划线次数的增加而减少，并逐步分散开来，如果划线适宜的话，微生物能一一分散，经培养后，可在平板表面得到单菌落。

三、微生物生长现象的观察

将细菌接种在适宜的培养基上，一般在 37℃培养箱内培养 18～24h 就能看到细菌。在不同培养基中其生长现象是不同的。

（一）在液体培养基中的生长现象

细菌接种于液体培养基在适宜条件下培养至规定时间后，液体培养基会出现浑浊、褪色、沉淀等现象，有的在液体培养基表面会出现薄膜状物，称为菌膜。真菌和放线菌在液体

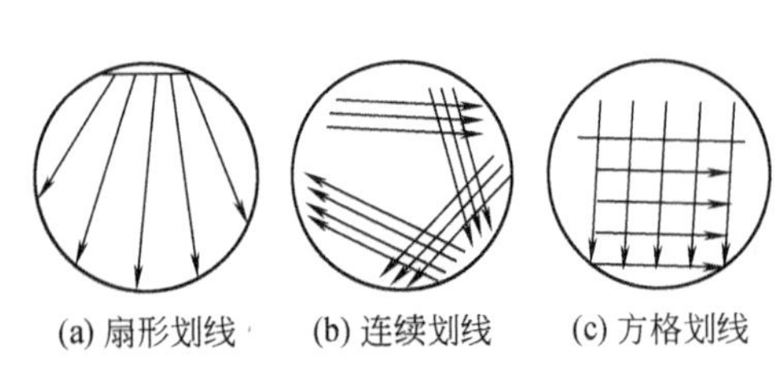

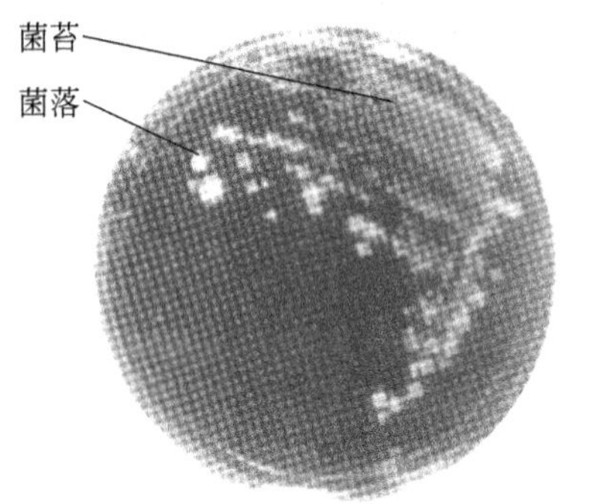

(a) 划线分离培养后平板上显示的菌落照片

图 3-15 平板划线分离法

培养基中培养，会形成菌丝、孢子等。

（二）在半固体培养基中的生长现象

如将细菌穿刺在半固体培养基中，经过培养，具有鞭毛的细菌能沿穿刺线扩散生长，在穿刺线外周呈羽毛状或云雾状；无鞭毛细菌只在穿刺线上生长，外周呈透明状，常用于检查细菌有无动力。

（三）在固体培养基上的生长现象

微生物在固体培养基上主要生长成为菌落和菌苔。固体培养基常用于细菌的分离培养和保存菌种等。不同菌种的菌落特征不同。

1. 细菌

较小、较薄、易挑起、半透明，正反两面颜色相同，且常有臭气。不同细菌形成的菌落大小、形态、颜色、边缘、透明度、湿润度、表面光泽、黏稠度等有所差异。

2. 放线菌

致密、难挑起、正反面颜色不同。不同的放线菌形成的菌落大小、形态、颜色、边缘、湿润度、表面光泽等有所差异。

3. 霉菌

较大、疏松、呈绒毛状或絮状、难挑起。不同的霉菌形成的菌落大小、形态、颜色、边缘等有所差异。

4. 酵母菌

较细菌菌落大而厚些，易挑起，不同菌种菌落的颜色、光泽、质地、表面和边缘等有所差异。

复习思考题

1. 微生物的营养物质有几大类？生活条件有哪些？
2. 微生物生长有什么规律？在生产上应如何应用？
3. 常用的消毒灭菌方法有哪些？高压蒸汽灭菌如何操作？
4. 常用的接种方法有几种？如何操作？
5. 微生物在液体、半固体、固体培养基上生长各有什么特征？
6. 培养基配制过程中应注意什么事项？

第四章　菌种的选育及保藏技术

菌种的选育及保藏技术是一种应用科学技术，它以微生物的遗传变异作为主要理论依据，运用合适的方法和手段，在已变异的群体中筛选出符合生产需要的品种或者开发新品种，促进科研和生产的发展。并选择合适的保藏方法，保持其存活率，不受污染，在相当长时间内维持遗传稳定，保持其优良性状，以备再生产的需求。

第一节　理论基础

一、微生物的遗传与变异

遗传性与变异性是生物界最基本的属性。微生物作为一类特殊的生物也具有这一基本的生命特征。

遗传性是指微生物在一定条件下亲代将其形态结构、生理功能等特征信息传递给子代，使子代与亲代之间表现出形态结构、生理功能相似的现象。它能维持微生物物种间的相对稳定。

变异性是指微生物在生长繁殖过程中受内外因素的影响，群体中有些个体的遗传性发生改变，使子代与亲代之间表现形态结构、生理功能有细小差别的现象。通过变异可以不断形成变种和新种，促进微生物物种的进化。

（一）微生物遗传与变异的物质基础

除了少数病毒的遗传物质是 RNA 外，大多数微生物的遗传物质是 DNA。除了少数病毒（如微球形噬菌体）的 DNA 为单链结构外，绝大多数微生物的 DNA 是双链的双螺旋结构。

1. 染色体

细菌、放线菌为原核微生物，其细胞无真正的核只有核质体，它的 DNA 呈环状、链状或超螺旋状，单独以裸露分子状态存在于核质体。真菌为真核微生物，它的 DNA 与组蛋白结合在一起构成了复合物-染色体。

2. 质粒

在微生物的细胞质中也存在一些 DNA，一般称其为质粒。质粒为环状的 DNA 分子，能自主复制。质粒所携带的基因非细胞生长所必需，只决定微生物的一些次要性状如致病性、耐药性、次级代谢产物（如抗生素）等。质粒可以从一个细胞转移到另一个细胞，两种相同或近缘的质粒不能稳定地共存于同一细胞，但两种不同的质粒可以共存于同一细胞内，故质粒与微生物遗传物质转移有关，可作为基因工程的载体。

（二）微生物变异的类型

微生物变异可分为表型变异和遗传型变异两大类。

1. 表型变异

表型变异指微生物在生活环境发生改变时，发生暂时的形态、生理等特性的改变。当环境条件复原时，又能恢复原有的特性。这种变异发生时，微生物体内的遗传物质未发生任何改变，所以是可逆的不可遗传的。例如，抗生素洁霉素生产菌，曾经就因为斜面培养基中改用不同品牌的琼脂，而导致生长出来的菌落外形干瘪，产孢子能力下降，影响单位产量；恢复原品牌后，菌种的菌落外形又能恢复正常，单位产量稳步提高。

2. 遗传型变异

遗传型变异指微生物体内的遗传物质 DNA 发生了结构改变，从而引起微生物某些性状发生改变的特性。这种变异是不可逆的，但可以稳定地遗传。

二、基因及基因工程

（一）基因及突变

基因是微生物体内有自我复制能力的遗传功能单位，是具有特定核苷酸排列顺序的 DNA 片段。

构成 DNA 的四种核苷酸具有特定的排列顺序，每个基因在 DNA 中各占有一个特定的位置，对遗传起着决定性作用。当 DNA 中四种核苷酸的结构、排列顺序、数目发生改变时，就会导致生物体的表型发生稳定的、可遗传的改变，称为突变。突变常引起微生物形态、菌落、代谢产物、抗性等改变。

突变包括基因突变和染色体畸变。

1. 基因突变

是由于 DNA 链上的一对或少数几对碱基发生置换、插入或丢失而引起的，是 DNA 分子小的损伤，又称点突变。

2. 染色体畸变

是染色体结构上的改变，涉及大段的 DNA 的缺失、重复、倒位、异位和染色体数目的改变，是 DNA 大的损伤，通常是致死的。

突变的主要特征如下。

① 突变具有稳定的可遗传性。突变后产生的新的性状可以相对稳定地遗传给后代。

② 突变具有可逆性。突变后产生的新菌株称为突变株，未突变的原始菌株称为野生菌株。由突变株恢复为野生菌株的突变称为回复突变。

③ 突变具有稀少性。如单个细菌的自发突变率为 10^{-9}～10^{-6}。

④ 突变具有独立性和不对应性。一种基因的突变既不提高也不降低其他基因的突变率。

⑤ 突变具有自发性和诱发性。自发突变指微生物基因在没有人工参与条件下所发生的突变。诱发突变指人工诱变剂处理微生物细胞引起的突变。诱变比自发突变频率提高 10～1000 倍。处理微生物细胞所用的物理、化学、生物因素称为诱变剂。常见的诱变剂有紫外线、烷类化学物、天然碱基类似物、噬菌体等。

通常生产上将突变分为正变和负变。正变即发生了人们所需要的性状改变，如菌种的产孢子能力增强、代谢产物的产量提高、质量变好等；负变则相反，表现为菌种的退化和死亡。

（二）基因重组

两个不同微生物个体的基因通过 DNA 分子的转化、转导、溶原转变、接合、原生质融合等方式，将一个个体内的基因转移到另一个个体的细胞内，使两个不同细胞的基因重新组合产生出新的 DNA 分子的过程称为基因重组。通过基因重组可使微生物个体基因在不发生突变的情况下，产生新的遗传型个体。

(三) 基因工程

基因工程是指用人工的方法把某一供体中的基因提取出来，然后将其转接在载体（质粒、噬菌体、病毒）上，再将载体导入受体细胞，使该外源基因在受体细胞中复制、表达和遗传。基因工程的应用，打破了生物物种间的界限，使微生物、植物、动物、人类之间的遗传基因可以相互转移和重组。在制药工业生产中，应用这种技术已为人类提供了传统生产难以得到的许多昂贵药品。例如人工合成的干扰素，就是应用基因工程技术，将人的二倍体成纤维细胞里的干扰素基因转移到大肠杆菌体内，工业发酵大肠杆菌即可生产出大量干扰素，并使之商业化。目前应用此技术达到工业化大生产规模的珍贵药品还有人胰岛素、乙肝疫苗、白细胞介素 2、干细胞因子、人生长激素等。

(四) 菌种的选育

微生物菌种经过多次传代或长期保藏后，遗传是相对稳定的而变异是经常发生的，所以在实际工作中，要采用一定的方法，对菌种进行筛选和培育，保持或提高其优良性状，防止衰退和死亡。常见的育种方法有自然选育、诱变育种、杂交育种等。

1. 自然选育

自然选育也称自然分离。即利用自发突变的原理，通过对菌种的分离培养来筛选菌株的过程。因自发突变中正变发生率很低，故获得优良菌株的概率也很低，故此法一般用以纯化菌种，获得遗传背景较为均一的细胞群体，保证菌种的生产能力。生产上经常把自然选育和诱变育种交替使用，可以收到良好的效果。

2. 诱变育种

采用不同的理化或生物诱变剂处理菌种，以诱发各种遗传突变，然后经过筛选，获得具有优良性状的实变株的过程称为诱变育种。诱变育种与自然选育比较，突变的频率有大幅度提高，速度快；但诱变后遗传性状的改变是随机的，因此缺少定向性，并伴有大量的筛选工作。在诱变过程中要注意选择好出发菌株，诱变剂及其剂量、处理方法等，运用有效的筛选方法，以提高诱变育种效率。当前，发酵工业中使用的高产菌株，许多都是经过诱变育种大大提高了菌株的生产性能，故诱变育种至今在生产中仍是菌种改良的主要方法之一。

诱变育种的全过程包括：出发菌株的选择、菌悬液的制备、诱变剂及其剂量的选择、适当的诱变处理方式方法、突变株的分离筛选。其一般流程见图 4-1 所示。

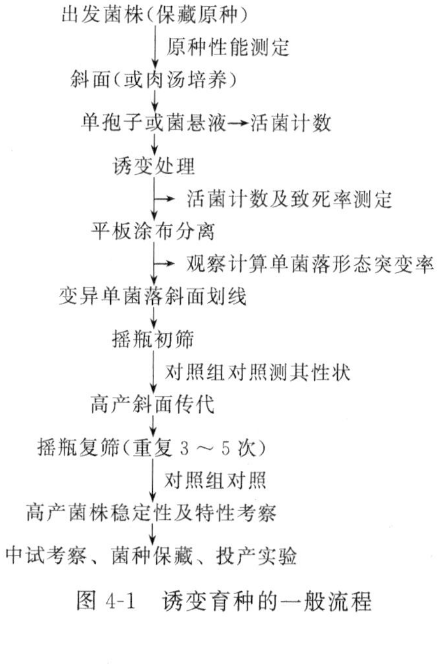

出发菌株(保藏原种)
↓ 原种性能测定
斜面(或肉汤培养)
↓
单孢子或菌悬液→活菌计数
↓
诱变处理
↓→ 活菌计数及致死率测定
平板涂布分离
↓→ 观察计算单菌落形态突变率
变异单菌落斜面划线
↓
摇瓶初筛
↓ 对照组对照测其性状
高产斜面传代
↓
摇瓶复筛(重复 3～5 次)
↓ 对照组对照
高产菌株稳定性及特性考察
↓
中试考察、菌种保藏、投产实验

图 4-1　诱变育种的一般流程

对于诱变剂及其剂量的选择以紫外诱变举例说明。用于诱变育种最有效的波长为 260nm。生产上一般用 15W 低功率紫外灯，波长约为 253.7nm 且较为集中，是比较有诱变作用的光谱。在照射距离固定（一般控制 30cm 左右）的情况下，照射剂量与时间成正比，故控制照射时间即可控制照射剂量。各种菌对紫外线的敏感程度不同，因此具体照射时间应根据不同菌种而定。另外，紫外线对 DNA 的损伤能被可见光复活，经诱变处理后的微生物菌种要避免长波紫外线和短波可见光的照射，可采用黑纸或黑布包裹，照射处理后的菌悬液不要贮放太久，以免突变在黑暗中被修复。

3. 杂交育种

杂交育种是指两个不同基因型的亲株通过接合或吻合，让其不同菌株的基因重新组合于同一个重组体中，形成新的遗传型个体的过程。杂交育种选用已知性状的供体和受体作为两个亲株，让不同菌株的优良性状集中在重组体中，具有定向性。杂交使得遗传物质重新组合，扩大了变异范围，能改善单一菌株经过长期诱变筛选后，诱变剂的效应变得迟钝、菌种活力衰退等现象。但杂交育种对技术条件要求高，操作复杂，因此推广和应用受到一定程度的限制。

随着科学研究的深入，当今工业微生物的育种技术已经实现了人为定向育种。例如通过研究微生物代谢产物的合成途径以及代谢调节机制，应用人工的诱变技术获得解除或绕过了微生物正常代谢途径的突变株，达到选择性地积累和合成有用产物，这种方法也可称之为代谢控制育种。它与杂交育种、基因工程技术一起，成为当今工业微生物的育种的活跃领域。

三、菌种保藏

菌种保藏是一项重要的微生物学基础工作。其目的是尽量保持菌种的存活率，保持其优良的遗传性状，防止退化及污染杂菌。其原理是根据不同菌种的生理、生化特点，创造条件使菌体的代谢活动处于休眠状态。首先应挑选优良纯种，最好是选取它们的休眠体（孢子、芽孢等），其次人为创造一个有利于休眠的环境（如低温、干燥、缺氧缺营养等），以达到降低菌种代谢活动速度、延长保藏期的目的。

（一）菌种保藏的方法

菌种保藏的方法很多，一种好的保藏方法，不但要求能长期地保藏原有菌种的存活率、优良性状和纯度，而且应该经济简便。通常每种菌株至少应采用两种不同保藏方法，其中一种方法应是真空冷冻干燥保藏或液氮保藏，这是减少遗传变异最好的方法。在实际工作中要根据菌种本身的特性及具体条件来决定。生产过程中常用的几种菌种保藏方法见表 4-1，具体操作方法请参看本章第三节。

表 4-1 常用几种菌种的保藏方法

保藏方法	主要原理	设备条件	适宜菌种	保藏期	特点
斜面低温保藏法	低温	4℃冰箱	各大类	3～6 月	简便、短时，易污染退化
液体石蜡保藏法[1]	低温、缺氧	4℃冰箱、无菌石蜡油	各大类[2]	1～2 年	简便、短时，需直立放置
砂土保藏法	低温、干燥、缺营养	4℃冰箱或室温	产孢子类	1～10 年	简便有效、较长时，易退化变异
冷冻干燥保藏法	低温、干燥、缺氧	保护剂、整套冷冻设备	各大类	5～15 年	长时高效，但繁杂，技术要求高

① 斜面或半固体穿刺培养物均可。

② 石油发酵微生物除外。

（二）菌种的退化和复壮

微生物菌种的遗传稳定性是相对的，变异是绝对而不可避免的。当变异导致生产菌种典型性状改变如生长缓慢、生产能力下降或对不良环境条件抵抗力下降、对营养需求改变等，称为菌种的退化。

1. 菌种退化的原因

（1）基因突变

基因突变的结果是造成菌种体内 DNA 的损伤，从而造成其遗传性状的改变。如果是负变则直接导致菌种的退化；如果是正变则可能得到高产量的突变株，一旦发生回复突变或新的负变而失去高产能力，则导致菌种的退化。

（2）传代次数的影响

菌种传代的次数越多，变异的频率越高。通常退化性的变异是大量的，而进化性的变异是个别的。当群体中负变的个体比例逐步增高并占了优势时，便使整个群体表现出退化。

（3）环境条件的影响

环境条件通常指培养基成分、温度、湿度、pH 值和通气条件等，它们对菌种的生长、代谢能力影响很大。环境条件所诱发的生理变化随着逐代的积累也可变为可遗传的，这是培养条件下自然选择的结果。

2. 菌种的复壮及措施

用相应的方法和手段使已退化的菌种恢复原有性状及生产能力，称为菌种的复壮。稳定和保持菌种的优良性状，防止菌种退化的主要措施如下。

（1）分离纯化

菌种的退化过程是一个从量变到质变的过程，群体发生退化时，其中还有未退化的个体存在，这个未退化的个体往往是经过环境选择更具有生命力的部分，采用单细胞纯种分离的方法就能获得未退化的个体。

（2）控制传代次数

为防止菌种多次传代引起的退化，在生产实践中，经分离纯化及生产性能测定后的菌种第一代应采用良好的保藏方法来保藏，尽量多保藏菌种第一代，控制菌种的传代次数。

（3）创造良好的培养环境

如按需要改变培养基成分，寻找有利于菌种培养和提高生产能力的条件等，来防止菌种退化。

（4）采取有效的菌种保藏方式

采用有效的菌种保藏方法，尽量避免菌种的退化。

防止菌种退化最好的方法是在菌种的形态特征及生产性能尚未退化前就经常有意识地进行分离纯化及生产性能测定的工作，从生产中不断选种，以保持或提高菌种的生产性能。

（三）菌种保藏管理程序

菌种是重要的微生物资源，无论是生产单位还是菌种保藏机构，都要加强菌种的科学管理，妥善保藏，使其更好地为国家建设服务。

1. 菌种的收集

菌种保藏机构在保藏好原有菌种的基础上，应收集一些经国际承认的参考菌株予以补充，积极收集世界上有价值的微生物资源，而不是简单地重复已有的资源。

2. 菌种的核对

菌种保藏中心有责任对其入藏或分发前的菌种进行形态特征、培养特性及代谢产物等的复核性鉴定、登记，保藏好每一个菌种的历史和特征数据，保证为科研及生产提供准确无误的菌种。

3. 菌种保藏信息管理

每一支被保藏的菌种管应用防水笔做标记，标明名称及保藏日期。同时应备有对应台账及电脑信息记录，内容包括：①菌种来源；②存放日期；③内部保藏信息号；④学名及分类鉴定指标；⑤最适生长培养基、温度、培养方法；⑥菌落形态及培养特性；⑦代谢产物的组成、结构、名称及产率；⑧用途；⑨病原性；⑩保藏方法。

4. 保藏菌种的质量检查

已保藏了一段时间的菌种，保藏中心工作人员应对其存活率、纯度和生产能力进行检查，防止菌种退化，保证菌种质量。对于前两者，一般采用平板分离的方法，既可以活计数又能观察形态特征，从而对照比较保藏前后的存活率及纯度变化；对于后者，一般采用多次重复相同接种量和发酵条件下摇瓶试验结果来分析比较保藏前后生产能力的变化。

5. 菌种保藏工作人员要求

从事菌种保藏工作的人员需要掌握微生物的生长培养和特性、保藏条件、应用潜力等知识，一方面在业务水平上能胜任菌种保藏工作，另一方面能给用户提供咨询及服务。故主要职员应具备相应领域的较高学术水平及精湛的操作技术，同时要重视人员培训，特别是新职员，让他们掌握菌种保藏、培养和鉴定技术的专门技能，这对控制菌种的质量是很重要的。

四、菌种保藏机构

随着生物技术的不断发展，微生物资源的开发利用日益增多，对菌种收集、鉴别、供应、咨询和保藏部门提出了更高要求，因此许多国家都建立了菌种保藏机构。如美国的菌种保藏委员会（ATCC）、日本的菌保联盟（JFCC）、英国的国家典型菌种保藏所（NCTC）、前苏联的全苏微生物保藏室（BKA）等。我国于1979年7月在国家科学技术委员会领导下成立了中国微生物菌种保管委员会（中国菌保会），由指定的7个菌保中心组成，并确定了组成7个菌保中心的单位，主要负责相应菌种的收集、管理、保藏、供应、合作、协调和交流。具体的单位名称和地址以及菌保范围见表4-2。

表4-2　中国微生物菌种保藏管理中心及组成单位

中心名称	缩写	组成单位及所在地	菌保范围
普通微生物菌种保藏管理中心	CCGMC	中国科学院微生物研究所,北京 中国科学院武汉病毒研究所,武汉	病毒、细菌、真菌
农业微生物菌种保藏管理中心	ACCC	中国科学院土壤肥料研究所,北京	农业微生物菌种
工业微生物菌种保藏管理中心	CICC	轻工业部食品发酵工业科学研究所,北京	工业微生物菌种
医学微生物菌种保藏管理中心	CMCC	中国科学院皮肤研究所,南京 卫生部药品生物制品检定所,北京 中国预防医学科学院病毒研究所,北京	真菌,细菌,病毒
抗生素菌种保藏管理中心	CACC	中国医学科学院医学生物技术研究所,北京 四川抗生素工业研究所,成都 华北制药厂抗生素研究所,石家庄	抗生素生产菌
兽医微生物菌种保藏管理中心	CVCC	农业部兽医药品监察所,北京	兽医微生物菌种
林业微生物菌种保藏管理中心	CFCC	中国林业科学院林业研究所,北京	林业微生物菌种

第二节　菌种的复壮操作

一、菌种退化的判断操作

（一）操作原理

通过对菌种斜面菌落生长形态特征的观察、培养特性及代谢产物的比较，进行菌种退化与否的判断。

（二）操作方法

1. 斜面菌落形态退化的判断

斜面菌落形态观察：接种斜面→培养→观察生长出来的菌落，并与原高产菌落对照比较菌落的形态是否改变，如菌落是否饱满，边缘是否应有皱折，中间是否应该突起，产孢子或色素能力怎样等。值得注意的是，当菌落形态发生变异时，首先应检查培养基及环境条件等外因是否改变，排除表型变异。其次，检查是否有杂菌污染。排除这两方面的原因再做以下判断。

2. 菌种培养特性退化的判断

当菌种进行液体培养（如发酵培养）时，因为生长代谢，会表现出特有的生理生化特征，通过对这些培养特性的检测，可以作为菌种退化判断的依据。

① 菌体形态显微观察。将菌体或菌丝体涂片→染色→镜检，正常菌体或菌丝体应该粗壮，染色均匀，染色深，如果菌种退化则菌体或菌丝体支端膨大，染色浅且不均匀，有时还能在显微镜下观察到菌体或菌丝体断裂或破裂自溶的现象，这时用滤纸过滤菌液测定滤速，会发现滤过速度变慢。

② 取培养液用 pH 计测量其酸碱度，如果菌种退化则 pH 值降低或升高偏离正常水平，有酸臭味。

③ 取培养液用刻度离心管离心，测量菌体体积（菌浓），如果菌种退化则生长缓慢，菌浓度增长慢，同时糖、氮等中间体代谢不正常。

3. 比较次级代谢产物

比较培养物的次级代谢产物（如抗生素单位），如果菌种退化则连续几批增长缓慢，无对数增长期或不增长。

（三）注意事项

① 在培养基及其他环境条件不变的情况下，出现上述不正常现象，也有可能是杂菌污染造成的，因此接种或转种时要严格无菌操作，同时应经常清洁消毒环境。排除因污染杂菌而导致培养物生长不良。

② 在培养基及其他环境条件不变的情况下，出现上述不正常现象，也有可能是噬菌体污染造成的，应进行环境中噬菌体检查。

③ 环境中噬菌体检查操作。将正常菌种液体培养物与该菌的斜面培养基以 1∶10 体积比混合，摇匀后倒制成混合菌平板，打开放置在操作环境中合适位置（一般在四角及中间各放置一个，数量视空间体积大小而定）30min，将平板置于合适的温度和时间下培养，观察是否有菌落生长，或有无噬菌斑产生。如有菌落生长又有噬菌斑产生，则可在长出的菌落中筛选出抗噬菌体菌株。如有噬菌斑产生而没有菌落生长，则为明显的噬菌体感染，可用甲醛熏蒸或用石灰水消毒环境，杀灭噬菌体。但也有些温和型的噬菌体感染是观察不到噬菌斑

的，这时可以先用甲醛熏蒸或用石灰水消毒环境，停产一段时间，转换一支菌种再复产。

（四）结论

通过对菌种斜面菌落生长形态特征的观察、培养特性及代谢产物的比较，先检查环境条件是否改变、是否污染杂菌和噬菌体，然后再检查菌种的传代次数、保藏时间和保藏方法，即可作出菌种退化与否的判断。

二、菌种分离纯化操作

（一）操作原理

利用微生物在一定条件下产生自发突变的原理，采用平板分离的方法，筛选排除衰变型菌落，从中选择维持或提高生产水平的菌株，达到纯化、复壮菌种，稳定生产的目的。

（二）操作过程

1. 菌悬液的制备

用无菌生理盐水或缓冲液，将斜面菌体或孢子洗下来，制成菌悬液，经一定浓度稀释后，在平板上进行菌落活计数。

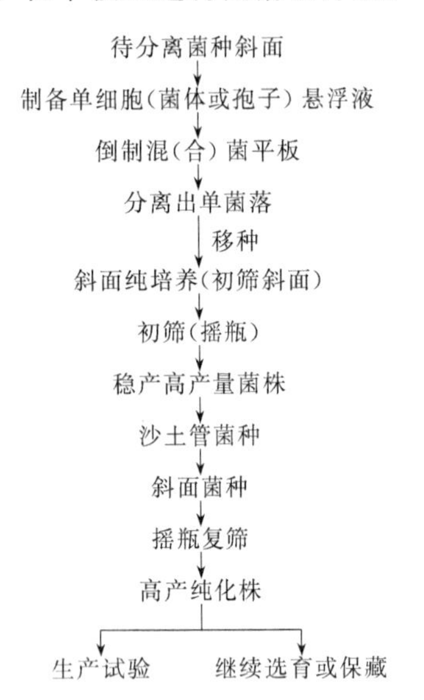

图 4-2 菌种分离纯化操作流程图

2. 平板分离

根据计数结果，定量稀释后制成菌浓度为50～200个/ml的菌悬液，取0.1ml注入平皿，再倒入适量培养基，摇匀，制成混（合）菌平板，培养后长出分离的单菌落。

3. 纯培养

选取分离培养后长出的各型单菌落，接种斜面，培养。

4. 初筛

将成熟的斜面菌种对应接入发酵瓶，摇床发酵一段时间，测定各菌落生产性能（如抗生素发酵单位）。

5. 复筛

挑选初筛中高单位菌株的5%～20%，进行摇瓶复试，最好使用母瓶，发酵瓶二级发酵，重复3～5次，分析确定产量水平。初、复筛都要同时以正常生产菌种作对照，复筛出的菌株产量应比对照菌株提高5%以上，并经过糖、氮代谢的考察，合格后在生产罐上试验。

6. 菌种保藏

将复筛后得到的高单位菌株制成沙土管、冷冻管或用其他方法保藏。整个流程见图4-2所示。

第三节 菌种保藏操作

一、沙土保藏法的操作

（一）操作原理

用沙土作为附着剂或载体，将微生物细胞或孢子附着在基物沙土上进行干燥，然后加以保存。

（二）操作方法

1. 沙土的制备

取河沙置40～60目筛过筛，用10%的盐酸煮沸30min，除去有机质，倒去酸水，用水冲洗至中性，烘干。取非耕作层中性土，烘干，碾碎，过100～120目筛。按体积比2∶1（2份沙，1份土）混合均匀，用磁铁去除铁屑，分装入小试管中，装量以占试管的1/7为宜（约2g），包扎好后于121℃加压灭菌1h，间歇灭菌3次，干烤1～2h备用。注意干烤温度不宜过高，以免高温引起土壤中有机成分的分解。

2. 无菌检查

已制备好的沙土，每10支管抽1支做使用前的无菌检查，将被抽沙土倒入肉汤培养基中，37℃培养48h，若无菌生长则可使用。

3. 菌种准备

选取菌苔生长丰满的斜面，注入5ml无菌水，用接种针轻轻将孢子刮下，勿带琼脂或菌丝片段，摇匀制成悬液，浓度约为10^7～10^9个/ml。

4. 埋沙土管

用1ml无菌移液管取0.2～0.3ml菌悬液注入已备好的沙土管中，混匀，使孢子吸附在沙土上，然后将沙土管放置在装有干燥剂的真空干燥器中，接通真空泵，抽干4～6h，管内沙土成松散状即可。

5. 保藏

抽干后的沙土管放在干燥器内置4℃冰箱或室内干燥处保藏。

（三）注意事项

① 此法操作简便，易于掌握。适用于保藏产孢子或芽孢的菌种，如产孢子的真菌、放线菌及有芽孢的细菌，其存活时间可达5～10年。

② 真空干燥时，时间最好控制在4h，不能超过6h，否则菌种死亡率很高。抽干后入藏前，一般要做质量抽查。

③ 此法的缺点是，保藏时微生物的新陈代谢没有完全停止，因此易引起菌种退化、变异。

二、真空干燥冷冻保藏法的操作

（一）操作原理

在低温下（－15℃以下）快速将微生物细胞悬液冻结，然后在真空中使水分升华，最后将安瓿熔封。为了防止冻结和抽干时对其细胞的损伤，保持细胞完整，在制备细胞悬液时加适当保护剂。冷冻干燥给菌种提供干燥、低温和缺氧三项保藏条件，菌种的生长和代谢处于极低水平，不易发生变异和死亡，因而可以保藏较长时间。

（二）操作方法

1. 冷冻干燥设备

冷冻干燥设备有各种不同类型，但起码应具备以下几个部分。

（1）干燥箱

干燥箱应能抽真空并保持真空，箱内可升温也可降温，温度控制范围在－45～－35℃。

（2）真空泵

真空泵用于排出干燥箱和冷凝器内的空气，工作时要求在短时间内真空度达到13Pa以下。通常选用油封式或机械真空泵。

（3）蒸汽捕集器

实际上是冷凝器。用来吸附因升华而产生的水蒸气，使干燥箱内的水蒸气凝结在冷凝器上，防止其混入真空泵，因为真空度为13Pa时，1ml水化为蒸汽的量约为9500L，所以为了保护真空泵，在真空泵和干燥箱之间安装冷凝器。冷凝器有两种形式：一种用化学干燥剂来吸附水分，如硅胶$CaCl_2$、P_2O_5等；另一种用物理方法去除水分，如用干冰或液氮作为制冷剂冷却冷凝器，捕集水蒸气。

（4）冷冻系统

选用非氟氯烷制冷剂制冷的冷冻机，其作用是使干燥箱和冷凝器降温。

2．冷冻干燥的具体操作

（1）安瓿管的准备

① 选材。选择管底为球形的中性玻璃，这样抽真空时受压均匀，不易破裂。

② 清洗。选用2%的盐酸浸泡8～10h，然后先自来水冲洗，再用蒸馏水浸泡至pH值中性。

③ 灭菌。烘干安瓿管，塞上棉塞灭菌备用。

（2）保护剂的配制

保护剂的作用是稳定细胞膜，通常选择对细胞和水有很强亲和力的物质作保护剂，防止因冷冻和水分不断升华而对细胞造成的损伤，减少保藏过程中及复水培养时引起的死亡。常用的保护剂有脱脂牛奶和血清。配制保护剂时，应注意浓度、pH值以及灭菌方法。血清可用滤过灭菌，脱脂牛奶一般在100℃间歇煮沸2～3次，每次灭菌10～30min。脱脂牛奶可以用新鲜牛奶制备，如将新鲜牛奶放置过夜，除去表层脂肪膜，然后3000r/min离心20min即得脱脂牛奶。

（3）菌种的制备

取生长良好，无杂菌污染，处于静止期的细胞或成熟孢子斜面，将一定量保护剂注入此斜面，用接种针刮下菌苔或孢子，混合均匀制成菌悬液，用无菌长滴管将菌悬液分装入备好的安瓿管底部，装量约为0.1～0.2ml，大约为半个球部。菌悬液要在1～2h内分装并预冻，防止室温放置时间过长细胞重新发育或开始发芽，也可防止细胞或孢子沉积而形成不均匀状态。

（4）预冻

预冻温度控制在－45～－35℃。时间20min至2h。经过预冻使水分在真空干燥时直接由冰晶升华为水蒸气。

（5）干燥

将已预冻的安瓿管放入干燥箱内，箱内温度控制在－30℃以下，真空减压至67Pa以下进行干燥，当安瓿管内冻干物呈酥块状或松散片状时，即可终止干燥时间。或选择一个安瓿管，装入1%～2%氯化钴，当管内物体真空干燥变深蓝色时，可视为干燥完结。

（6）熔封

干燥完毕后，将安瓿管放入干燥器内，熔封前将安瓿管拉成细颈，再抽真空，在真空状态下用火焰熔封。

（7）保藏

安瓿管放置在恒定温度下低温保藏，4℃冰箱保藏或更低温，如置－70～－20℃保藏（对于菌种的长期稳定更好）。保藏时要避光，因光会使冷干菌的DNA起变化，甚至有致命影响。

（8）恢复培养

因安瓿管内为负压，开启时应小心，防止内部菌体逸散。操作时可先将安瓿管顶部烧热，再用无菌棉签蘸无菌冷水，在顶部擦一圈即出现裂纹，然后轻磕一下就打开了，取无菌水或培养液溶解菌块，用无菌吸管移入新鲜培养基上培养。

（9）质量检查

接种培养后，检查其存活率、形态变异、杂菌污染、生产能力等。

（三）注意事项

① 此法的适用范围广，适应于大多数菌种，但不适应于霉菌的菌丝型，如菇类等。

② 应用此法时，微生物的类别不同，保存效果不一样，原株（野生型）菌种比变株易保存；菌龄不同，保藏效果不同，如细菌和酵母菌应取静止期菌龄的细胞，对于放线菌则是形成成熟孢子时最适宜。

③ 用于该法的菌悬液浓度不低于10^8～10^{10}个/ml。

④ 此法具备低温、干燥、缺氧三个保藏要求。具有变异少、保存时间长、输送贮存方便等优点，但该法需要一定的设备条件，且操作繁多，技术要求高。

三、斜面低温保藏法的操作

（一）保藏原理

将待保藏菌种放置于低温环境，利用低温来减慢菌种的生长和代谢速度，达到保藏的目的。

（二）保藏方法

将生长至对数期的固体斜面置于4℃的冰箱中保藏。

（三）注意事项

① 该法简单易行，不需要特殊设备。适用于生产中经常使用的各菌种斜面的短期保藏。保藏时间为1～2个月。

②因该法保藏材料所含水分太多，因而保藏时间短且容易造成污染和退化。在实际工作中可以采用一些方法来减少水分蒸发和隔绝氧气以减慢生长代谢速度。如用无菌的橡胶塞代替棉塞；将试管口用酒精喷灯熔封；也可在配制斜面培养基时使营养贫乏一些，特别是含碳源少，保藏细菌的培养基则最好无糖。

③ 置于冰箱中保藏的斜面应倒置平放，防止放置过程中的冷凝水流到菌种生长表层，影响保藏质量。为减少冷凝水，在收取斜面后应室温放置，待培养物的温度接近室温时，置于冰箱保藏。

四、液体石蜡保藏法的操作

（一）操作原理

利用无菌液体石蜡隔绝空气和防止水分蒸发，减慢菌种的生长和代谢速度，达到保藏的目的。

（二）操作方法

在生长良好的成熟斜面培养物上，注入无色优质无菌石蜡油（液面高出斜面顶部1～2cm，以1cm深度为宜），形成覆盖层，培养管直立，保藏在4℃冰箱中。

（三）注意事项

① 该法简单易行，无需特殊设备与技巧即可给培养物一个缺氧、防止水分蒸发、低温的保藏环境。应用范围广，如细菌（有或无芽孢，厌养菌除外）、放线菌、真菌斜面均可用此法保藏。保藏时间达1～2年或更长，随品种不同而异，细菌和酵母能保藏7～10年。

② 石蜡油的选择和灭菌，应选用化学纯，无色优质石蜡油。因为油内的杂质会引起微生物的死亡。将选好的石蜡油装入锥形瓶，装量为1/3体积，包扎，在121℃高压灭菌1h，再于110℃干烤1h备用。干烤是为了使高压灭菌时入侵的水分蒸发，干烤完应呈透明。

③ 使用该法时，因矿物油易着火，在贮存和转种时要防备火灾，若是病原微生物转种时，接种环灼烧后应充分冷却，防止培养物与残留的石蜡油一起飞溅，造成环境污染或感染。

④ 通常第一次从石蜡油保藏管转种出的菌体生长不太好，因为有油黏着，表面湿润，需再移种一次即可复原。

复习思考题

1. 什么是微生物的遗传、变异？微生物的变异有哪几种类型？
2. 质粒是什么？有哪些特征？
3. 什么是突变？突变有哪些特征？
4. 简述菌种选育的方法及原理。
5. 菌种的退化如何判断？
6. 简述分离纯化操作。
7. 菌种保藏的目的和原理是什么？比较几种常用的保藏方法。
8. 介绍沙土保藏法的操作及其注意事项。

第五章　微生物分布检测技术

微生物广泛分布于自然界的土壤、水、空气当中，也存在于正常人体的体表及与外界相通的腔道，如呼吸道、消化道等部位。药物生产的环境、原材料、设备及生产过程等环节，均有可能受到微生物的污染。因此，了解微生物的分布规律和掌握微生物分布的测定技术，在制药生产中具有十分重要的意义。

第一节　理论基础

一、微生物在自然界中的分布

（一）微生物在土壤中的分布

土壤中含有各种丰富的有机物、无机盐以及一定量的水分，又免于阳光的直射，是微生物生长繁殖的良好环境，有天然培养基的美称。因此，土壤中微生物的数量很多，种类也最为复杂，包括细菌、放线菌、真菌、病毒等。其分布规律是：①就种类而言，细菌最多，一般占总数的70%～90%，放线菌和真菌次之，但是偏酸性的土壤会有更多的真菌；②从总量上说，有机质丰富、水分适当、距地面10～20cm的农田耕作层微生物最多，每克土壤中可含几亿至几十亿个，而贫瘠的土壤、深处的土壤微生物数量则较少。

土壤中的微生物大多数对人类有益，它们分解土壤中的有机物，为农作物的生长提供无机盐、CO_2等，在自然界的物质循环中起重要作用；土壤也是人们寻找抗生素产生菌等生产菌种的重要场所。但是土壤也会受到人和动物排泄物及死于传染病的人、动物尸体的污染，因此，也有可能含致病菌，如结核杆菌、痢疾杆菌等。特别是能产生芽孢的致病菌，如破伤风杆菌、炭疽杆菌等会在土壤中存活很多年。土壤中的微生物一旦进入药物生产的原材料、生产环境就会引起严重的污染。

（二）微生物在水中的分布

自然水源的水均有微生物存在，但是水源不同，其有机质含量及其他因素差别很大，含微生物的种类和数量也有很大差别。水中含微生物的一般规律是：地表水多于地下水，静止水多于流动水，沿岸水多于中流水。

一般自然水源中含病原微生物很少，但是当水源受到人和动物排泄物、生产废水、生活及医院污水等的污染时，可含有大肠杆菌、变形杆菌、粪链球菌等，甚至可能含有痢疾杆菌、伤寒杆菌、钩端螺旋体、肝炎病毒等病原微生物。由于病原微生物在水中的数量少、易死亡，不易被直接检出，通常采用测定水中细菌总数和大肠菌群数作为判断水被污染的指标。我国饮用水的卫生标准是：细菌总数每毫升不得超过100个；大肠菌群数每1000ml不得超过3个。

水是药物生产中必不可少的物质基础之一，无论是设备的洗涤、冷却或是药物制剂的配制等，都要根据实际需要选择符合卫生要求的水源。特别是配制注射剂用水必须采用新鲜的蒸馏水。

（三）微生物在空气中的分布

因为空气缺乏微生物生长繁殖所必需的营养物质和水分，且有阳光的照射，所以空气不适合微生物的生长繁殖。但是，空气中含有飞起的尘土，又受人和动物呼吸道及口腔分泌物等的污染，使得自然环境的空气中均有微生物分布。空气中的微生物主要附着在悬浮的尘埃和液滴中随气流传播，并且分布不均没有固定的类群。其一般规律是：海洋、高山、森林地区的空气中微生物数量最少；农村较城市少；雨后较雨前少；公共场所、医院、集体宿舍等人口密集的地方数量最多，甚至可能含有病原微生物。

大部分微生物只能在空气当中存活较短的时间，而一部分抵抗力较强的微生物存活时间较长，如芽孢杆菌、葡萄球菌、八叠球菌、结核杆菌、白喉杆菌、青霉、曲霉、毛霉、根霉、流感病毒等。

空气中的病原微生物主要来自于人和动物呼吸道及口腔分泌物。甲型链球菌是人呼吸道中最常见的微生物，因此常通过测定空气中甲型链球菌的数目，作为判断空气被病原微生物污染的指标。

生产环境的空气中，微生物数量的多少直接影响到药物制剂的质量。《药物生产质量管理规范》（GMP）规定，生产不同剂型的药物必须在相应的空气质量级别下进行。测定空气中沉降菌和浮游菌的数量是判断空气质量级别的重要指标。

二、微生物在正常人体中的分布

由于微生物在自然界中有着广泛的分布，而人与自然界接触，因此人们的体表以及与外界相通的腔道，如呼吸道、消化道、泌尿生殖道、外耳道、眼结膜等都存在不同种类和数量的微生物（见表 5-1）。其中有些微生物长期寄居于人体表或与外界相通的腔道黏膜上，在机体防御机能正常时与机体保持相对平衡状态，不引起疾病并且对机体有利，称为正常菌群。正常菌群对人体主要有以下作用。①提供营养物质。如存在于人肠道中的大肠杆菌可以利用食物残渣合成维生素 B 和维生素 K 供人体肠黏膜吸收。②生物拮抗作用。正常菌群可以产生抑菌或杀菌物质，构成一种生物屏障帮助人体抵抗入侵的病原微生物，如大肠杆菌可以产生大肠菌素有杀死痢疾杆菌的作用。③抗衰老作用。如双歧杆菌能分解人体产生的有害物质帮助人体抵抗衰老。但是正常菌群和机体之间的平衡状态是相对的，在特定条件下这种平衡会被打破，使正常菌群发生数量和种类的改变造成临床感染症状，称为“菌群失调症”。

表 5-1 正常人体常见的微生物

部位	常见微生物
皮肤	葡萄球菌、粪链球菌、类白喉杆菌、枯草杆菌、大肠杆菌、铜绿假单胞菌、抗酸杆菌、真菌
呼吸道	甲型链球菌、肺炎球菌、大肠杆菌、变形杆菌、铜绿假单胞菌、支原体、真菌、腺病毒
口腔	甲型链球菌、类白喉杆菌、葡萄球菌、肺炎球菌、乳酸杆菌、类杆菌、放线菌、螺旋体、支原体、白色念珠菌
肠道	大肠杆菌、双歧杆菌、产气杆菌、变形杆菌、乳酸杆菌、葡萄球菌、铜绿假单胞菌、粪链球菌、抗酸杆菌、类杆菌、白色念珠菌、腺病毒
外耳道	抗酸杆菌、类白喉杆菌、葡萄球菌、绿脓杆菌
眼结膜	葡萄球菌、奈氏菌属、结膜干燥杆菌
尿道	（男）葡萄球菌、大肠杆菌、类杆菌、耻垢杆菌 （女）葡萄球菌、大肠杆菌、变形杆菌、革兰阳性球菌
阴道	葡萄球菌、乳酸杆菌、大肠杆菌、阴道杆菌、链球菌、双歧杆菌、白色念珠菌、支原体

其条件有：①由于受凉、感冒、大面积烧伤、过度疲劳、患慢性长期消耗性疾病、肿瘤等原因引起机体免疫力降低时；②由于手术、外伤等原因引起正常菌群移位时，如寄居于肠道的大肠杆菌，如果外科手术时进入腹腔就会引起腹膜炎；③不适当的长期大量使用广谱抗生素，引起正常菌群中的某些细菌被杀死，导致原来各菌群间的平衡被打破时。这种在一定条件下能引起感染的正常菌群又称为条件致病菌。

在制药生产过程中，操作人员身体上的微生物可以经过一定途径进入药物制剂中，因此操作人员必须严格按操作规程规定的要求搞好个人卫生和操作。生产之前操作人员要清洗和消毒双手，穿好专用的工作衣帽、戴口罩，并且操作人员不得是传染病人或带菌者。

三、微生物在药物生产环境中的分布

药物生产环境的厂房建筑物、设备、原材料和包装物中都可能有微生物分布，在生产过

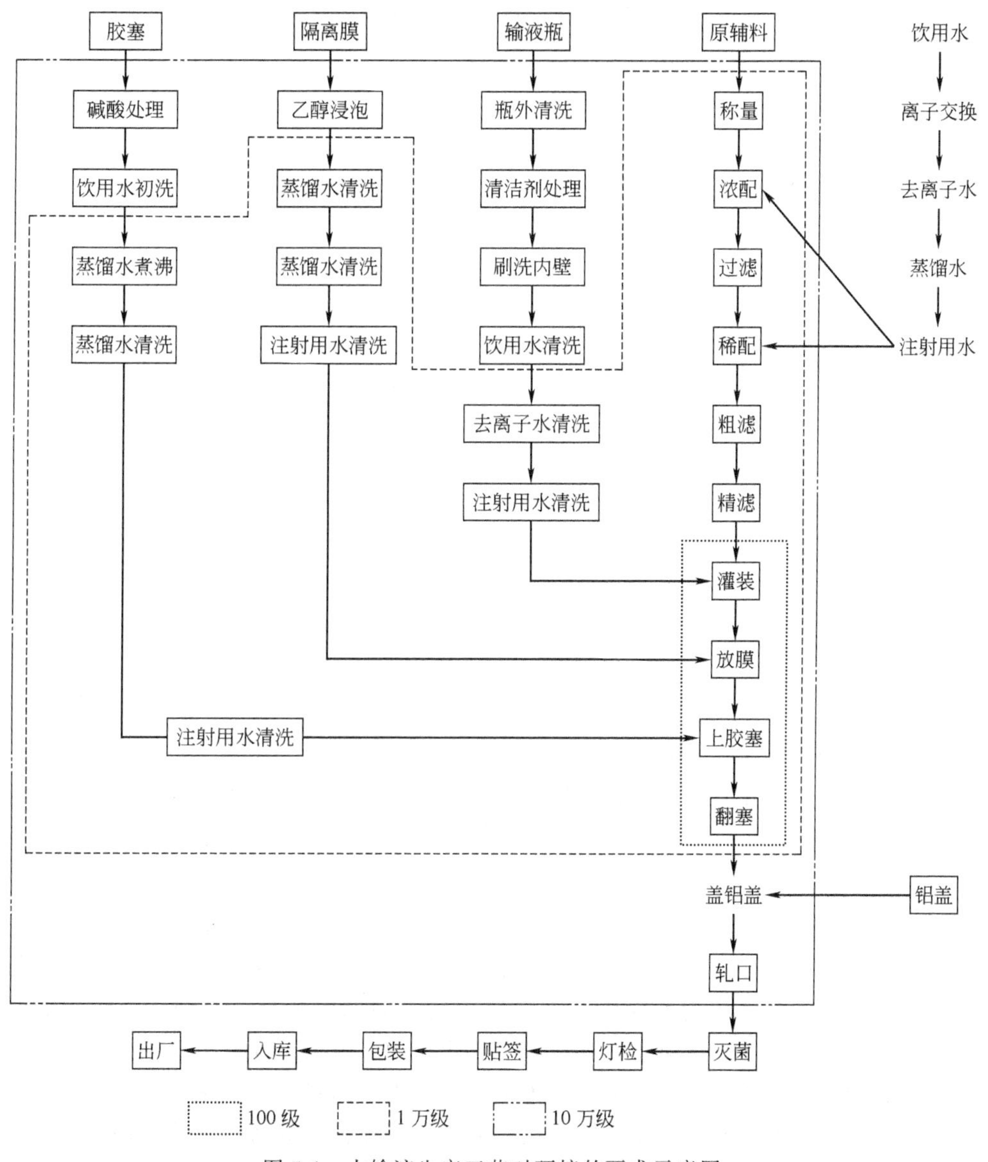

图 5-1　大输液生产工艺对环境的要求示意图

程中这些微生物会以不同的方式或途径进入药物制剂当中。因此，必须了解它们的分布特点，才能在生产中减少或避免污染。

（一）厂房建筑物中的微生物

厂房建筑物包括药物生产的车间、库房、实验室等，这些建筑物的墙壁及内部构造均会黏附微生物。必须根据不同建筑物的功能、产品的质量要求，选择不同的建筑和装饰材料进行建设和装修；建筑物整体应做到不透水，表面平坦光滑没有裂缝，便于清洗。药物生产环境按要求不同，划分为一般生产区、控制区和洁净区。一般生产区，如原材料的贮藏室、药品外包装工段以及化验室等，是对洁净度要求最低的环境；控制区，如非无菌原料药的包装、口服药物的全部生产过程等，这些生产环境要做到地面及墙壁整洁，门窗有一定的密封性能不能有明显的空气流动，即达到 10 万级或 30 万级的要求；洁净区，如无菌原料药及粉针剂的分装、注射剂和输液剂的灌封工序等，对它们的要求最高，地面及墙壁必须光滑无缝，墙壁的阳角和阴角要圆滑便于打扫和清洗，所有的门窗必须具备严格的密封性能，并有换气过滤设备，要定期进行清洗、灭菌，即符合 100 级或 10000 级的要求（见图 5-1、图 5-2）。

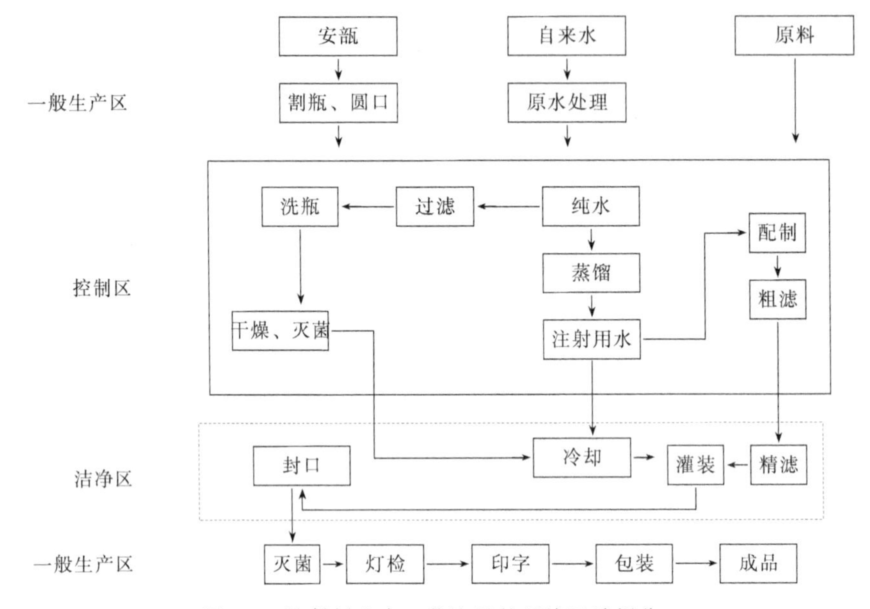

图 5-2 注射剂生产工艺流程的环境区域划分

（二）生产设备中的微生物

药物生产过程中所使用的设备、工具等也会黏附微生物，在生产过程中会直接或间接污染药品。要求药物生产的设备和工具尽量结构简单，无缝、无角，便于拆卸和清洗，并在生产前后都要清洗或消毒灭菌。

（三）原材料中的微生物

药物生产的原材料有广泛的来源，不同原材料所含微生物的情况差别很大。如天然来源且未经处理的原材料含微生物数量最多，像动植物来源的中药材、明胶、阿拉伯胶、琼脂等；化学合成的原材料一般含微生物数量较少。生产中应根据不同原材料以及不同药物剂型的要求，采取相应的处理措施加以消毒或灭菌。如根据中药材的特点采用加热煎煮、喷洒消毒剂、过滤、辐射等手段消灭或减少微生物；将中药制成糖浆剂造成高渗环境以阻止微生物的生长繁殖；在浸膏剂、酊剂中加入一定量的乙醇起防腐作用等。

（四）包装物中的微生物

药物生产用的包装容器和包装材料如果带菌，则会污染药品的最后生产工序。包装物上的微生物数量，与包装材料的性质、生产加工方法和贮藏条件等因素有关。如药瓶内的软木塞或瓶盖内衬垫的硬纸易吸水和长菌，含微生物较多，生产上可先经防腐剂处理再用于包装；包装固体制剂用的聚乙烯、聚丙烯薄膜材料一般含菌较少，但必须要求一定的机械强度，保证在包装、运输和贮藏过程中不破损；包装液体制剂的瓶子、安瓿等也会含有微生物，需经严格清洗和灭菌才能用于包装。

第二节　微生物分布测定的操作

一、水中微生物测定的操作

（一）操作目的

掌握水中细菌总数和大肠菌群数测定的基本方法。

（二）测定项目

1. 细菌总数测定。

2. 大肠菌群数测定。

（三）操作原理

1. 细菌总数测定（平板菌落计数法）

细菌总数是指每毫升水样中所含活细菌的数量。将水样混入营养琼脂培养基内制成平板，于37℃培养箱中经24h培养，原来水中的一个细菌就会在培养基上形成一个肉眼可见的菌落。通过平板菌落计数，就可以测定出每毫升水样中细菌总数。

2. 大肠菌群数测定

大肠菌群是指一群能发酵乳糖，并产酸、产气，兼性厌氧的革兰阴性无芽孢杆菌。它的测定方法常用滤膜法。该法是将水样经过滤，把细菌截留在滤膜上，再将滤膜贴在适合于大肠菌群生长的选择培养基表面，经培养后鉴定培养基表面生长的大肠菌群菌落，计算出每升水样中的大肠菌群数。

（四）实验器材及药品

1. 细菌总数测定

培养皿数套、三角瓶、试管数支、1ml及10ml移液管数支、带塞小瓶、灭菌生理盐水、牛肉膏蛋白胨培养基等。

2. 大肠菌群数测定

真空泵、抽滤瓶、漏斗、培养皿数套、镊子、醋酸纤维素膜、伊红亚甲蓝琼脂培养基(EMB)、乳糖蛋白胨半固体培养基。

（五）前期准备

1. 培养基配制

按常法配制牛肉膏蛋白胨琼脂培养基、伊红亚甲蓝琼脂培养基分装于三角瓶中，配制乳糖蛋白胨半固体培养基分装于试管中，高压蒸汽灭菌，备用。

2. 器材灭菌

(1) 将三角瓶、试管制备好并用棉塞塞好，培养皿、移液管、带塞小瓶、漏斗、抽滤瓶、镊子等器材分别用牛皮纸包扎好，于160℃烘箱内干热灭菌2h。

(2) 将醋酸纤维素膜放入烧杯中，加蒸馏水于100℃水浴蒸煮灭菌3次，每次15min；每次灭菌后用灭菌水洗涤2～3次。

(六) 操作步骤

1. 细菌总数测定

(1) 采集水样

①自来水。将水龙头用火焰环灼烧5min后，拧开使水流出5min，用灭菌的三角瓶迅速接取水样。

② 地表水。将带塞小瓶瓶口向下浸入水面下10～15cm深处，反转小瓶，去塞，盛满水后，将瓶塞盖好，从水中取出。

(2) 稀释水样

① 自来水。用灭菌生理盐水在灭菌试管内稀释成10^{-1}，选取原液、10^{-1}两种稀释度。

② 地表水。用灭菌生理盐水在试管内稀释成10^{-1}、10^{-2}、10^{-3}三种稀释度。

(3) 制备平板

每种水样的每一稀释度选取3个平皿，做好标记，每皿内各注入1ml稀释样品，再将加热熔化并冷却到45℃左右的牛肉膏蛋白胨培养基倒入各平皿中，每皿约倒入15ml，立即在实验台上平摇培养皿，使水样和培养基混匀，静置、冷却制成平板。

(4) 空白对照

取空的无菌平皿一只，做好标记，倒入约15ml牛肉膏蛋白胨琼脂培养基，冷却制成平板。

(5) 培养

将全部制备好的平板倒置放于37℃培养箱内，培养24h。

(6) 观察结果

将平皿取出，观察有无菌落产生，并观察菌落特征和进行菌落计数。

(7) 菌数报告

选取平板上平均菌落数在100个左右的稀释度计算，每毫升水样中细菌总数等于平均菌落数乘以稀释倍数。

2. 大肠菌群数测定（滤膜法）

(1) 过滤水样

将漏斗、滤膜、抽滤瓶、真空泵连接好（见图5-3），对1000ml水样进行抽滤。

(2) 培养

将滤膜用无菌镊子取出贴在伊红美蓝琼脂平板表面，将平皿倒置于37℃培养箱内，培养24h。

(3) 菌落观察

观察平皿上有无菌落长出，紫黑色或淡紫红色仅中心颜色较深的菌落可怀疑为大肠菌群菌落。

(4) 染色镜检

挑取疑似大肠菌群菌落的细菌进行革兰染色，镜检观察。

(5) 乳糖发酵实验

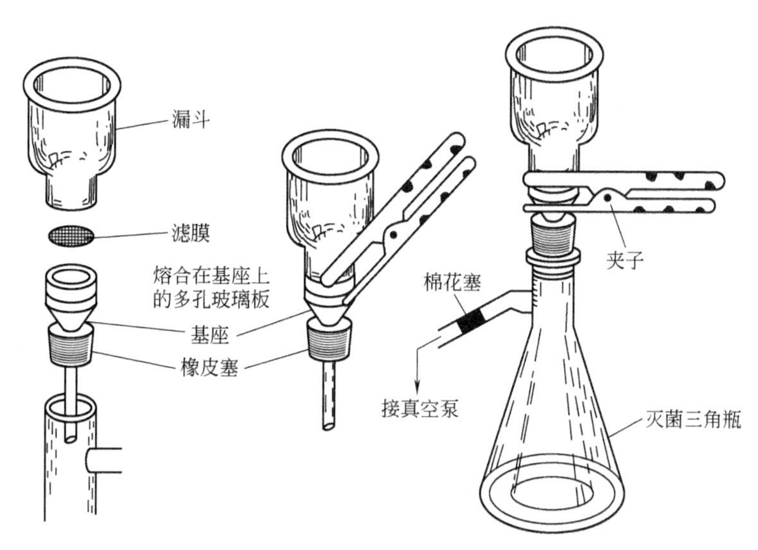

图 5-3　滤膜过滤器装置

挑取染色结果为革兰阴性、无芽孢杆菌者接种于乳糖蛋白胨半固体培养基中，经 37℃、6～8h 培养，产酸（紫色→黄色）、产气（培养基内有气泡产生）者，证实为大肠菌群。

(6) 结果报告。

(七) 操作要点

① 必须严格无菌操作。

② 水样采集后应立即进行实验，否则会使结果误差很大。

③ 倒平板时温度不能太高，否则皿盖上会有太多冷凝水，易引起污染。

④ 混合水样和培养基时不能摇出气泡，以免影响菌落计数。

⑤ 培养时注意将培养皿倒置在培养箱内。

二、空气中微生物测定的操作

(一) 操作目的

1. 验证空气中微生物的存在。

2. 掌握空气中微生物的测定方法。

(二) 操作原理

空气中微生物的检查方法有沉降法、气流撞击法、滤过法等，其中以沉降法最为简单、实用，是最常用的方法。

1. 沉降法

该法是根据含有微生物的尘粒或液滴因重力作用自然下落，将琼脂平板培养基开启放置于室内一定部位、一定时间，然后培养、计算菌落数进行测定。按奥梅梁斯基的计算法，面积为 100cm^2 的培养基在空气中暴露 10min 后，生长的菌落数相当于 20L 空气中所含的微生物数。此法所测得的微生物称为沉降菌。

$$每立方米微生物数=50000N/(At)$$

式中　N——培养后，平板上的菌落数；

A——所用平板的面积，cm^2；

t——平板暴露于空气当中的时间，min。

2. 气流撞击法

该法是利用浮游菌采样器，根据颗粒撞击原理，在抽气泵的作用下，将一定量采样空气中的微生物粒子分离出来。采用狭缝收集法，使微生物粒子通过狭缝落在旋转的琼脂平板表面，经培养根据平板上长出的菌落数计算出每立方米空气中所含微生物数。此法测得的微生物称为浮游菌。适用于含菌较少，如靠近工作区的空气取样测定等。

3. 滤过法

该法是采用吸附剂（如砂子、盐水、滤膜、肉汤等），使其通过一定量的空气吸附微生物，再将吸附剂中的微生物培养，根据菌落数计算出空气中微生物数量（本法操作略）。

（三）器材及药品

1. 沉降法

培养皿若干套、细菌培养箱、真菌培养箱、菌落计数器、牛肉膏蛋白胨琼脂培养基、查氏培养基、高氏1号培养基。

2. 气流撞击法

浮游菌采样器，其他同沉降法。

（四）前期准备

1. 沉降法

① 培养基配制。按常法配制牛肉膏蛋白胨琼脂培养基、查氏培养基、高氏1号培养基，分装于三角瓶中，高压蒸汽灭菌，备用。

② 将培养皿包扎好于160～170℃灭菌1～2h，备用。

2. 气流撞击法

① 将浮游菌采样器的导管、采样口及外罩用消毒液或紫外线消毒灭菌。

② 其他同沉降法。

（五）操作步骤

1. 沉降法

（1）制备平板

将三种培养基用100℃水浴加热熔化，冷却至50℃左右，每种培养基选择6个平皿，每一平皿倒入培养基约20ml，使冷凝制成平板。

（2）检测

将每种培养基的平板分别编号为0号、1号、2号、3号、4号、5号；将0号和3号平板置于室内中央，1号、2号、4号、5号分别放于室内四角；除0号平皿不打开皿盖外，其他平皿打开皿盖暴露10min。

（3）培养

将各平皿盖上皿盖，牛肉膏蛋白胨培养基平板倒置于细菌培养箱（37℃）内培养24h，查氏培养基平板和高氏1号培养基平板倒置于真菌培养箱（28℃）内培养48h。

（4）观察、菌落计数

根据菌落特点判断出微生物（细菌、放线菌、真菌）类型，用菌落计数器数出每只平板上各类微生物的菌落数。

（5）计算

① 计算出每类微生物在平皿上的平均菌落数。

② 根据计算公式算出每立方米空气中活菌数。

2. 气流撞击法

(1) 制备平板

同沉降法，每种培养基制备 2～3 个平板。

(2) 采样

① 接通采样器电源。

② 连接导管、采样口、培养皿支架。

③ 调整采样口位置（工作区采样点离地面 0.8～1.5m；送风口采样点离开送风面 0.3m 左右）。

④ 打开电源开关，按设置键设置自净周期（不得低于 5min/次）。

⑤ 自净，按启动键，等泵开始抽气时调节流量旋钮使流量计浮子与 50L 刻度线相平，开始自净。

⑥ 自净结束后，打开外罩将平皿放置于转盘上，立即合上外罩，调节刻度盘使狭缝与培养基保持 2mm 距离。

⑦ 按设置键设置采样周期。

⑧ 按启动键，开始采样，人员离开房间等待采样完毕。

⑨ 采样结束，立即打开外罩，迅速取出平皿盖上皿盖。

(3) 培养

同沉降法，将不同平板置于不同培养箱内，于不同温度下培养一定时间。

(4) 观察、菌落计数

同沉降法。

(5) 计算

根据采样量和微生物在平板上的平均菌落数，算出每立方米空气中的活菌数。

(六) 操作要点

① 搬动浮游菌采样器时要避免振动和剧烈碰撞，主机不得倒置。每次使用前必须核查定时器、转盘转速和流量计的工作是否正常。

② 严格无菌操作，如采样器带入洁净区必须消毒处理表面，在倒平板时培养基的温度不能太高，以免皿盖上形成太多的冷凝水，易造成污染。

③ 培养时要将平皿倒置于培养箱内，以免皿盖上的冷凝水滴在平板上使不能形成清晰的菌落。

④ 菌落计数时，注意边缘重叠的菌落要分开计算。

三、人体体表中微生物测定的操作

(一) 操作目的

1. 验证正常人体微生物的存在。

2. 掌握人体微生物的检验方法。

(二) 操作原理

人体体表及与外界相通的腔道均有正常菌群分布，如果用手指直接在培养基表面划线，手表面的微生物就接种到了培养基上，通过培养就可以形成肉眼可见的菌落。

用无菌棉拭子在受试者口腔黏膜沾取，涂布于培养基表面，或让受试者对着培养基用力咳嗽，均可以将口腔里的微生物接种到培养基上，通过培养也可以形成肉眼可见的菌落。

（三）器材及药品

培养箱、培养皿、镊子、无菌棉拭子、酒精棉球、普通琼脂培养基100ml、营养琼脂培养基、无菌脱纤维羊血10ml、生理盐水。

（四）前期准备

① 培养基配制。按常规配制普通琼脂培养基、营养琼脂培养基分装于三角瓶，121.3℃高压蒸汽灭菌30min。

② 将生理盐水分装于三角瓶内，塞上棉塞，121.3℃高压蒸汽灭菌30min。

③ 将培养皿、棉拭子、镊子、棉球等用牛皮纸包扎好，于160℃干热灭菌2h。

（五）操作步骤

1. 手指表面微生物检查

① 制备平板。将营养琼脂培养基放于100℃水浴锅中加热熔化，等培养基冷却至50℃左右，取3个培养皿，每个培养皿倒入培养基约20ml，使冷凝成平板。对三支培养皿分别做如下记号：1号（洗手前）、2号（洗手后）、3号（消毒后）。

② 用没有洗过的右手食指在1号平板表面划“十”字。

③ 用肥皂在自来水下将手洗干净，并以流水冲洗3min以上，再用无菌的棉球将右手食指擦干净，在2号平板表面划“十”字。

④ 用酒精棉球将右手食指消毒，晾干后在3号平板表面划“十”字。

⑤ 将以上三支平板倒置于37℃培养箱内，培养24h。

⑥ 观察：比较三支平板上长出的菌落数目差别。

2. 咽喉部位的微生物检查

（1）制备血琼脂平板

取普通琼脂培养基100ml水浴加热熔化，冷至50℃左右，以无菌操作加入脱纤维羊血10ml混匀。取两只平皿，每支平皿倒入约20ml上述培养基，使冷凝即得血琼脂平板。分别编号为4号、5号。

（2）接种

① 咳碟法。将4号平板竖直拿起，打开皿盖置于距口腔约15cm处，对准平板表面用力咳嗽3～4次，随即盖好皿盖。

② 涂抹法。两人合作，取无菌棉拭子一支，沾取少量生理盐水，在咽部扁桃体处轻轻滑过，涂于5号平板顶端一点，然后换用接种环经过涂抹处在平板表面划曲线。

（3）培养

将上述两平皿倒置于37℃培养箱中，培养24h。

（4）观察

计算平板上长出的菌落数。

（六）操作要点

① 严格无菌操作，特别是手指在平板上划“十”字，或涂抹法接种时，不能将皿盖完全打开；咳碟法接种时必须将平皿竖直拿起。

② 手指在平板上划“十”字时，不能将平板划破。

第三节　微生物对药物的损坏

由于微生物在自然界有着广泛的分布，因此，药物制剂在生产、运输、贮藏等环节，均有被微生物污染的可能。污染的微生物在适当的条件下又可以生长繁殖，甚至引起药品霉变，降低、丧失疗效，或引起药源性疾病的发生，甚至危及病人的生命。如规定灭菌的注射剂、输液剂一旦被微生物污染，进入人体后可能引起局部感染、败血症，严重者可致人死亡。通过本节的学习，应了解药物中污染微生物的主要来源，掌握判断药物被微生物损坏的标准和防止药物被微生物污染的方法及中药防霉技术等。为将来在药品的生产、经营和管理中，保证药品质量，确保人民用药安全、有效，打下良好的基础。

一、药物中微生物的来源

药物中的微生物主要来自于药物生产的原材料、生产用水、生产环境、生产设备、操作人员、包装材料及容器等。

（一）药物原材料

药物生产的原材料可以是植物、动物、生化制品、化学合成制得等。不同的原材料含微生物的种类、数量有很大差别。一般植物药材，会携带一定的泥土，含菌量较大；动物药材，可能污染沙门菌等肠道细菌，其中有些可能是病原微生物；化学合成的原材料一般不易受微生物污染，含菌量较少。因此，生产上要根据所使用的原材料采取不同的措施加以控制，有些原材料需经适当的除菌或灭菌处理才能使用。

（二）生产用水

药物生产过程中，设备的洗涤、冷却及中药炮制、制剂配制等都需要用水。因此，水中的微生物也是药物制剂污染的重要来源。但是，水源以及处理方法等的不同，其含微生物的种类和数量差别很大。生产上必须根据需要，在不同的生产环节选用深井水、自来水、去离子水、蒸馏水等不同类型的水。另外，供水的管道系统、贮水容器的状况、贮存时间、温度等因素也影响微生物的污染状况。因此，生产中必须定期进行水质检查，只有符合卫生标准的水才能用于药物生产。

（三）生产环境

药物生产环境的空气中的微生物污染程度会直接影响药品的质量，特别是各暴露工序空气中的微生物会直接进入药品。室内空气中微生物的含量与室内清洁度、温度、湿度及人员在室内的活动情况等因素有关，室内有大量尘埃、温度高、湿度低，微生物数量会很多；人员频繁的活动、机器的振动等都会使粉尘飞起悬浮于空气当中，成为微生物附着的载体使微生物数量大大增加。因此，药物生产环境的空气必须洁净，并注意减少和避免污染。特别是生产注射剂、眼科用药等无菌制剂的车间，空气质量应达到“无菌操作区”的要求。

（四）生产设备及包装容器

制药设备包括粉碎机、药筛、配料罐、压片机、制丸机、罐封机等，这些设备如果有微生物滞留或孳生，也会直接进入药物制剂。因此，要求制药设备要结构合理，便于拆卸和清洗，并定期清洗和消毒，不得留有死角。药品的包装是生产的最后一道工序，包装容器或材料不清洁，可使药品受到二次污染。包装材料的成分和贮藏条件直接影响其含菌量，一般纸质材料含菌量大，而一些新包装材料如聚乙烯、聚丙烯、铝塑类和金属玻片类材料含菌量很低。

（五）操作人员

由于人体的体表及与外界相通的腔道均有微生物存在，如果操作人员在药物生产过程中不按操作规程生产或有不良的卫生习惯，就有可能使人体的微生物进入药物制剂，甚至使某些病原微生物或控制菌进入药品。如，操作时操作人员讲话、咳嗽、打喷嚏都有可能使呼吸道的微生物排出而造成污染。因此要求操作人员必须严格按照操作规程的规定定期检查身体，操作前做好消毒、穿戴好工作衣帽，特别是在无菌操作区不得裸手操作，并严防传染病患者或带菌者直接接触药物制剂的生产。

二、微生物对药物的损坏

药物被微生物污染后有可能使药品的有效成分被破坏或产生有毒的物质，甚至使药品含有病原微生物。轻者使药品失去疗效，延误疾病的治疗，重者有可能引起药源性疾病的发生。因此，生产企业有责任和义务严防被污染的药品进入市场。

（一）判断药物被污染的标准

药物剂型不同，制备和使用方法也有很大差别，其中所含微生物情况以及对人体的影响并不一样。因此，不同剂型的药物有不同的污染判断标准。

1. 规定灭菌药物（无菌制剂）

如注射剂、输液剂、眼科手术用药中如果发现有活的微生物即认为被污染。另外，某些灭菌制剂还要检验微生物的毒性代谢产物，如输液剂中不得检验出热原质。

2. 非规定灭菌药物

如口服和外用药物中允许含有活的微生物，但是微生物总数有限量要求，如果微生物总数超过限量规定即认为被污染。另外，不得检验出病原菌或特定的控制菌。

（二）药物污染后理化性质的改变

药物如果被微生物严重污染，一般会引起某些理化性质发生改变，其改变的情况与药物本身的理化性质和化学结构有关。

1. 物理性质的改变

包括外观、颜色、澄清度等的改变，如片剂、丸剂等固体制剂由于微生物的生长繁殖表面可变得潮湿、黏滑或有丝状物；产生色素的微生物还可引起药物的颜色改变，如片剂表面出现各种斑点。液体制剂污染后，由于微生物的生长，可使悬浮物质沉降，某些成分结块或产生絮凝物，因此可以使原来清澈、透明的液体变得浑浊、产生沉淀或在表面出现膜状物等。

2. 化学性质的改变

由于微生物的代谢活动，使药物的化学结构也可能会受到改变。表现为药物的 pH 值、气味等的改变，以及产生某些气体等。如有些药物被污染后会产生泥土味、芳香味、乙醇味、酸味、苦味等；塑料包装的药物会因为气体的产生出现鼓胀，安瓿管、玻璃瓶也会因气体产生出现爆炸等。

（三）影响微生物对药物损坏的因素

1. 污染程度

药物生产的原材料、设备、生产过程等如果不严格控制，使大量微生物进入药物制剂当中，既使微生物没有在药品中生长繁殖也会影响药物的稳定性，使药物变质失效。因此，生产上应该采取措施，减少进入药物制剂的微生物数量。

2. 药物化学成分

药物制剂的有些化学成分可以给微生物提供营养，特别是以动、植物为原料的药物以及以生化制剂为原料的药物，含有丰富的蛋白质、糖类等有机物，可以给微生物的生长繁殖提供较理想的碳源和氮源，如果再有适当的无机盐和水，遇到合适的温度时，污染药物的微生物就可以生长繁殖，使药物变质。但是，控制药物中某些化学成分以及加入适当的防腐剂或抗菌剂，又可以抑制微生物的生长繁殖。生产上常通过控制药物中某些无机盐及药物的含水量，加入适当的防腐剂或抗菌剂以稳定药物质量。

3. 药物的 pH 值

大多数微生物生长繁殖的最适 pH 值范围接近中性。因此，为了避免或减少微生物的生长繁殖，维持药物的稳定，在不影响药物的使用和疗效时，生产上应尽可能将药物 pH 值调节至偏离中性环境。

4. 贮藏条件

贮藏条件的温度和湿度对药物的稳定性影响很大。微生物可以生长的温度范围很宽，但是大多数微生物在温度 25～37℃之间最易生长繁殖；环境空气的湿度大有利于霉菌的生长繁殖。所以，一般药物要贮藏于阴凉、干燥处，某些药物要求冷藏。

5. 包装设计

药品的包装有大包装、小包装、单剂量包装等不同的设计。在使用过程中，大包装开启次数很多，污染的机会就大大增加，为了减少药品在使用过程中的污染，最好采用小包装或单剂量包装。

三、防止药物被微生物污染的方法

微生物可以通过各种途径进入药物制剂或者在药物中生长繁殖。因此，防止药物被微生物污染是一项综合工程，要从生产的各个方面着手。《药品生产质量管理规范》（GMP）从药物生产的管理制度、技术人员、厂房设施、设备、环境条件等环节作出了保证药物质量的严格规定。其核心内容主要有以下几个方面。

（一）加强技术管理

加强药物生产的技术管理是保证药物质量的先决条件，主要根据药品生产的特点，从药厂的选址、建筑结构、设备、原辅料、包装设计等采取一系列技术措施，并加强管理。

1. 环境要求

首先，药厂的厂址应选择在空气污染少的近郊或农村；其次，生产车间的建筑结构、装饰和生产设备应符合相互隔绝、无交叉污染、便于反复消毒和清洗的要求；第三，对卫生要求高的车间，如无菌制剂车间应采用密封式建筑，要有过滤通风设施，并定期用消毒剂、臭氧、紫外灯等消毒，以保证空气质量。

2. 控制好原辅材料的质量

生产中使用的原料、辅料以及生产用水均应按卫生标准的要求进行定期检查。不符合卫生要求的原料不得使用，或需经消毒处理符合要求后方能使用。

3. 合理的包装设计

包装材料应符合卫生要求，特别是直接盛装无菌制剂的包装容器，如安瓿管、玻璃瓶等应绝对无菌。使用时易被污染的剂型，如胶囊剂等应采用单剂量包装。

4. 加强药品的贮藏管理

要加强对药品贮藏环境温度、湿度、光线等的控制，不同的药物应采用不同的贮存方法，如活菌制剂应冷藏，一般药物要保存在干燥、阴凉或冷暗处。

（二）加强卫生管理

1. 建立健全各项卫生制度

对厂区、生产车间、生产设备要有定期清扫、清洗、灭菌、消毒制度；对直接接触药品生产的操作人员应有定期健康检查和健康监督管理制度，凡患有传染病的人或带菌者，以及有皮肤创伤和感染的人员不得从事无菌操作或直接接触药品生产的工作；健全操作人员操作前洗手、消毒，穿戴防护性工作衣帽和手套制度等。

2. 加强卫生质量教育

要求从事药品生产和管理的人员要严格遵守GMP的规定，经常开展保证药品卫生质量重要性的教育和新技术培训工作，使人人从思想上认识到提高药品卫生质量的重要性，以及掌握最先进的生产技术。

3. 加强卫生技术监督和产品的微生物学检查

企业应设置专职卫生监督人员，对工作人员的健康及药物生产的全过程进行卫生技术监督。对每一批药品在出厂之前必须进行微生物学检验，不符合卫生学要求的药品不得出厂。

（三）使用合适的防腐剂和抑菌剂

为了限制微生物在药物的生产与贮藏过程中生长繁殖，以减少微生物引起的药物变质，可以在药物制剂中加入适量的防腐剂或抑菌剂。但是防腐剂或抑菌剂大多数有一定的毒性，加入时要注意选择并注意用量。一种理想的防腐剂应具备以下要求：①对进入药物制剂的微生物有良好的抑制作用；②对人体无毒性或刺激性；③不和药物成分发生化学反应，以免影响药物疗效或防腐剂的抗菌活性；④有良好的稳定性，在药物的生产过程和有效期内保持抗菌作用。

在实际应用当中，完全符合上述要求的防腐剂或抑菌剂很难找到，只能根据药物剂型、药物的化学成分选择较为合适的防腐剂或抑菌剂。常用的防腐剂有苯甲酸、硫柳汞、苯酚、乙醇、甘油、山梨醇等，其中有些适用于无菌制剂，有的用于口服或外用药物的防腐。

四、中药霉变的防治技术

中药的原材料主要来自于动、植物，含有丰富的有机物，能满足一般微生物生长繁殖对营养物质的要求，所以在加工、贮藏过程中如果方法和条件不当，进入药品的微生物就以生长繁殖引起霉变。中药生霉之后，有效成分会遭到严重破坏，俗话说“霉药不治病”，就是说中药生霉后疗效会大大降低，甚至会产生真菌毒素引起人体中毒。因此，在中药的生产、加工、贮藏过程中必须采取有效措施防治霉变的发生。

（一）中药发生霉变后的危害

中药霉变后，受到的危害主要有以下表现：

① 有效成分被微生物分解破坏，使疗效降低甚至失去疗效；

② 由于霉菌在其表面产生大量霉斑，即使经加工处理后再作药用，也会使其色泽转黯、气味变淡、品质降低，甚至影响其成药质量；

③ 由于霉菌的生长繁殖，使中药的组织结构破坏，其内部含糖质和油质溢出，造成泛

油变质；

④ 增加中药的损耗，加大成本费用；

⑤ 某些产生真菌毒素的霉菌污染中药后，被病人服用有可能引起肝、肾、神经系统、造血组织等方面的损害，严重的甚至引起癌症。

（二）易引起中药霉变的微生物类群

多种微生物均可在中药材中生长繁殖，但引起中药霉变的微生物主要是霉菌和酵母菌。

1. 霉菌

霉菌是种类繁多、分布非常广泛的一大类微生物，特别是霉菌的孢子在空气中大量飘散。霉菌生长时对营养的要求较低，当霉菌孢子落到中药上，如果中药含水量在15%以上、空气相对湿度超过70%、温度在20～35℃范围内，就易引起霉变。但是，当中药的含水量低于15%、空气的相对湿度低于70%、温度低于15℃时，则不易发霉。常见的霉菌如下。

（1）曲霉

曲霉中以下类群在自然界分布最广，最易引起中药霉变。

① 灰绿曲霉群。该群霉菌菌落呈绒毛状，灰绿、鲜黄或橙色，菌丝发达，当条件适宜时能在多数中药材上生长繁殖，如党参、人参、黄芪、甘草、麦冬等。

② 棒曲霉群。该群霉菌菌落呈绒毛状，淡蓝绿色，气生菌丝的顶部具长圆形或棒状的顶囊，其上有分生孢子，最易在含淀粉、蛋白质较高的动、植物类药材中生长繁殖，如薏苡仁、花粉、水蛭等。

③ 黑曲霉群。该群霉菌菌落呈絮状或绒毛状，黑色或黑褐色，产生淀粉酶的能力很强，常引起水分含量较高的中药霉变。

④ 黄曲霉群。该群霉菌菌落初呈黄色，以后渐变为黄绿色，最后变成棕绿色。菌落表面平坦或有放射状沟纹。其中某些菌种可以产生黄曲霉毒素，引起霉变后危害很大。

（2）青霉

青霉和曲霉一样，在自然界分布极广，任何潮湿的物品上均能生长，常见的危害菌种有灰绿青霉、黄绿青霉、绳状青霉、白边青霉等。青霉的菌丝均为有隔菌丝，分生孢子梗由气生菌丝分化而成，分生孢子梗顶端产生一至数轮分枝，在最后分枝的小梗上着生成串的分生孢子，整个分枝称青霉穗，似扫帚状。它们一般和曲霉一起生长，共同造成中药的霉变。

（3）毛霉

毛霉主要存在于土壤、蔬菜以及富含蛋白质、淀粉的中药上。它们的菌丝无隔，生长迅速，菌落呈絮状，初为白色或灰白色，继为灰褐色或黄褐色。毛霉产生淀粉酶和蛋白酶的能力很强，当中药材受潮后易被其污染引起霉变。其中最常见的有高大毛霉、总状毛霉等。

（4）根霉

根霉因其在培养基上生长时，能产生具有分枝的假根而得名。菌落呈絮状，初为白色，后为灰褐色。根霉在自然界分布很广，产生淀粉酶和脂肪酶的能力很强，最易引起富含淀粉和脂肪的中药霉变。

（5）木霉

木霉因其有强烈的分解纤维素、木质素等复杂有机物的能力，易在木头上生长繁殖而得名。木霉在自然界中也有广泛分布，其菌丝能蔓延生长，形成薄的菌落，初时白色，后为绿色或铜绿色。木霉最易引起具木质结构的根、茎类及种子类中药材的霉变。

2. 酵母菌

酵母菌是单细胞真菌，细胞呈卵圆形、球形、圆柱形，比细菌细胞大。酵母菌最易在含糖高的物质上生长繁殖，因此含蜂蜜的中药及果实类药材易受酵母菌污染。

(三) 中药霉变的防治方法

中药霉变的发生受各种因素的影响，如中药材自身含菌量、含水量、加工方法、贮藏条件等。因此，防治霉变必须从以下多个环节着手。

1. 正确的采集加工处理

由于微生物在自然界广泛存在，特别是土壤中，因此，在药材的采集和加工时，必须尽量减少微生物的污染，把好第一关，应做到以下几点。

① 药材采收时，要注意天气变化，防止雨淋。

② 采集后立即清除泥土、杂物等，及时阴干或晒干，控制其含水量在适当的范围内。

③ 晒干或阴干的场地及炮制过程要注意卫生条件控制，尽量避免尘土飞扬。

④ 药材的包装材料必须清洁，尽可能加以消毒。

⑤ 运输过程要注意防雨。

2. 严格入库验收

为了防止药品入库后发生霉变，在中药材入库时，除了做好一般检查外，应加强含水量、色泽、气味等项目检查，以便及时采取措施对不符合入库要求的药材进行处理。入库检查时应从以下几方面入手。

① 识别是新货还是陈货，对当年的新货更应该注意含水量的检查以及是否干透。

② 检查包装容器的边角有无水渍及发霉现象。

③ 根据中药的性状特点，从药品形状、色泽、气味、重量、软硬程度以及相互撞击时的声响等诸方面，判断药材是否已经霉变或者有霉变迹象。

④ 如果发现有霉变的中药，成件的应单独存放，一件内有部分霉变者，应尽量挑出，并及时处理。包装不合适的应更换新包装。水分过大者，需经干燥后再入库。

3. 加强在库检查

中药入库后，在贮藏过程中，由于温度、湿度等因素的影响，也会发生霉变。因此，做好在库检查工作，也是防止霉变发生的重要措施。

① 做好记录，对每批中药的入库时间、在库位置、入库时的性状等均应有详细记录，以便在库检查时进行核对。

② 在库检查要根据具体情况，做定期和不定期检查，一般应每月检查一次。雨季应每五天检查一次，并每月全面检查一次。

③ 检查时，应先察看地面是否潮湿，屋顶是否漏雨，室内温度是否过高；再检查货垛下垫有无塌陷，以及包装容器外部有无水渍、潮湿等现象。

④ 对大垛应从上部和下部取样检查，易发生霉变的中药必须拆包检查。露天货场应检查货垛地势的高低以及排水情况是否良好，垛顶和四周覆盖是否严密，以及垛底是否潮湿等。

4. 防止霉变的技术措施

防止中药霉变的发生，重要的是创造良好的中药保管条件，特别是温、湿度环境。库房应具备必要的通风、除湿、密闭、降温、隔热等设备。在堆放货垛时，下垫的高度要达到35cm以上，若库内潮湿，垫木上应铺木板、芦席、油毡等隔潮，并将下垫高度增加至40cm。货垛高度一般不应超过4m。如果是露天垛，更要特别注意防潮，货场要选择在地势较高、干燥、通风、排水良好的地方，下垫高度不得低于50cm，垛顶要用毡盖好，严防风吹、日晒、雨淋。另外，还要根据具体条件、中药性状，分别采取以下防霉措施。

（1）干燥防霉法

根据中药的特性，控制其含水量在规定标准内，是防止霉变发生的重要措施。因此，中药在入库验收时，如果发现含水量超过安全限度，必须进行干燥处理，降低其含水量，以免在贮藏过程中发生霉变。常用的干燥方法有曝晒、阴干、烘干、石灰干燥、木炭干燥、翻垛通风、密封吸湿等方法。①曝晒。该法不仅使中药的水分减少，还可以利用阳光中的紫外线杀死霉菌，可以达到防霉、治霉的双重目的。曝晒时，要根据药材的含水量多少分别采取整件或折件曝晒，在曝晒过程中要不断检查药材的含水量，不可晒得过干，以免药材脆裂增加损耗或影响药材质量。曝晒后装箱时要根据药材吸潮快慢的程度不同，分别采用趁热装箱或散热后装箱的方法。易吸潮者应趁热装箱并压实密封，如枸杞、麦冬等；吸潮慢者可等散热后装箱，如白术、羌活等。②阴干。对曝晒时会使成分损失或走油、变色、脆裂的中药可采用阴干的方法。将药材置于室内或阴凉处，借助空气的流动使水分逐渐蒸发散失而干燥。如芳香叶类、花类、果皮类中药宜用此法干燥。③烘干。对含水量较高又不能曝晒的中药或阴雨连绵无法曝晒时，可采用火盆、烘箱、干燥机等进行高温烘干。此法必须控制好温度、时间及操作方法，要根据药材的性质以及加工炮制的要求分别对待，以免影响质量。如，介虫类药材可用猛火，而花类及果皮类宜用文火。④石灰干燥。该法是用石灰箱、石灰缸或石灰吸潮袋等放于室内，进行吸潮干燥。本法主要适用于含水量高又不能曝晒的中药，如人参、枸杞子、鹿茸、厚朴花等。⑤木炭干燥。该法是用牛皮纸等将烘干后的木炭包好，夹置于易吸潮的中药内，吸收中药的水分。此法成本较低，使用方便，并且木炭可以重复利用。木炭在吸水时，既可以吸收中药外部的湿气，又能防止内潮发热现象，不会改变药材原有的性状，因此，被广泛用于药材的收购、运输、贮藏等过程中。⑥翻垛通风。该法是在一定时期内，选择晴好天气将垛底的药材翻到外面，或堆放通风垛，以使水分及热气散发。翻垛时应打开窗户或通风洞，并可利用排风扇、鼓风机等装置加速通风。⑦密封防潮，在梅雨季节，对本身干燥的药材，为了防止其吸水受潮，可用密封的方法使药材与外界空气隔绝，防止霉变。药材量大时，可以整库密封；量小时采用密封垛、密封货架或密封包装的方式。本法特别适应于易吸湿的药材，如牛膝、玉竹等。密封时还可以在库内或垛内加放适当的吸湿剂以增强防霉效果。常用的吸湿剂有生石灰、氯化钙、变色硅胶等。

（2）冷藏防霉法

本法主要适用于像麝香、人参、蛤士蟆油、燕窝等一些贵重药材的防霉，在夏季梅雨来临之前，将药材密封于包装箱内，最好用内衬牛皮纸或沥青纸的干燥木箱存放药材，并用猪血密封箱缝，置于冷库或冰箱内保藏。冷藏时温度一般为5℃左右，不得低于0℃，以免影响药材质量。当药材从冷库或冰箱内取出后，应等药材的温度回升至室温，方可开箱，以免药材骤然升温造成表面结露现象，更易发生霉变。

（3）热蒸防霉法

本法是通过热蒸汽将药材中的霉菌孢子及菌丝杀死后，再进行保藏的方法。主要适用于槟榔、五味子、枸杞子等果实类药材。如五味子先用醋拌匀使其润软后，放入蒸笼内蒸至热气透顶，倒出晾干，贮藏。

（4）防腐剂防霉

该法是用防腐剂熏蒸库房或直接将防腐剂喷洒在药材上，以达到抑制霉菌生长繁殖的目的。用于中药材的防腐剂应符合以下要求：①对人体无害；②对中药的有效成分无不良影响；③性质稳定，有持久的防霉效力；④价格低廉。

常用的防腐剂有硫黄、对硝基酚、尼泊金、氨水、醋酸钠等。如金银花、洋金花等可用硫黄熏蒸防霉去霉；土鳖虫、蜈蚣可用氨水喷洒防霉等。

此外，还有远红外加热干燥、微波干燥、辐射防霉等新技术不断在中药的防霉中得到应用。

(四) 霉变中药的救治和处理

如果中药在保藏期间发生了霉变，为了减少损失应及时救治和处理，常用的救治方法如下。

① 刷洗法。先将霉变的中药干燥，再用刷子除去霉迹。

② 淘洗法。将霉变中药放入容器中加水搓洗或用刷子洗去霉斑，再经干燥后继续保存。

③ 吹霉法。用电吹风或其他鼓风设备对准药材霉变部位吹去霉斑。

④ 沸水喷洒法。将沸水喷洒在药材上，再用麻袋盖好，闷 1h 后用硫黄熏蒸，干后贮存。

⑤ 醋洗法。对不能用水洗的药材如五味子、柴胡等，可将醋喷洒其上，再用手搓揉除去霉迹，干燥即可。

复习思考题

1. 解词：浮游菌、沉降菌、大肠菌群、正常菌群、菌群失调症。
2. 简述微生物在自然界的分布规律。
3. 对药物生产的环境有何要求？
4. 空气中微生物数量测定的操作要点有哪些？
5. 简述判断药物被污染的标准。
6. 试述防止药物变质的措施。
7. 试述防止中药霉变的措施。

第六章　微生物代谢产物的测定技术

微生物虽然个体微小，但与其他生物一样，也能从外界吸收营养物质进行新陈代谢，这样才使微生物长期生存在自然界中。新陈代谢包括分解代谢和合成代谢，分解代谢为合成代谢提供能量和简单化合物，而合成代谢的产物供分解代谢分解。因此，分解代谢和合成代谢是对立统一的两方面，相辅相成，同时进行。

第一节　理论基础

微生物在进行新陈代谢过程中，可以将多糖、蛋白质等大分子营养物质分解为单糖、小肽或氨基酸，然后吸收进入菌体，再经氧化或胞内酶分解形成菌体可利用的成分，此谓微生物的分解代谢。微生物以营养原料及生物氧化产生的能量合成菌体及相应的代谢产物，此谓合成代谢。微生物既能分解营养物质产生分解代谢产物，又能利用简单化合物产生合成代谢产物。有的产物可用来鉴别微生物，有的产物与微生物的致病性有关，有的产物可作为药物供临床治疗疾病。

一、微生物的代谢产物

1. 分解代谢产物及应用

每个微生物都可进行新陈代谢，但不同的微生物，其自身含有的酶系统不同，因此，在利用营养物质进行代谢时产生的代谢产物也不完全相同。通常利用生化试验的方法，检测微生物对各种物质的代谢作用及其代谢产物，称为微生物的生化反应。这一反应通常用于微生物的鉴别。

（1）糖发酵试验

微生物能分解多种单糖，产生能量及酸、醛、醇、酮、气体等代谢产物。不同的微生物对糖的分解能力和代谢产物不同。如大肠杆菌能分解葡萄糖和乳糖产酸又产气；而伤寒杆菌只能分解葡萄糖不能分解乳糖，只产酸不产气。

（2）吲哚试验

大肠杆菌、变形杆菌、霍乱弧菌能分解营养物质中的色氨酸生成吲哚。如在营养物质中加入对二甲基氨基苯甲醛，则可与吲哚结合生成红色的玫瑰吲哚，即吲哚试验阳性；而产气杆菌不含色氨酸酶，不能形成吲哚，即吲哚试验阴性。

（3）甲基红试验

产气杆菌使丙酮酸脱羧后形成中性的乙酰甲基甲醇，培养液 pH$>$5.4，甲基红指示剂呈橘黄色，为甲基红试验阴性；大肠杆菌分解葡萄糖产生丙酮酸，不能形成乙酰甲基甲醇，培养液呈酸性 pH$<$5.4，指示剂甲基红呈红色，称甲基红试验阳性。

（4）VP 试验

产气杆菌能使丙酮酸脱羧、氧化（在碱性溶液中）生成二乙酰，后者可与含胍基的化合物反应，生成红色化合物，称 VP 阳性。大肠杆菌分解葡萄糖产生丙酮酸，VP 阴性。

(5) 枸橼酸盐利用试验

能利用枸橼酸盐作为唯一碳源的细菌如产气杆菌，分解枸橼酸盐生成碳酸盐，同时分解培养基的铵盐生成氨，由此使培养基变为碱性，使指示剂溴麝香草酚蓝由淡绿转为深蓝，此为阳性反应；而大肠杆菌不能利用枸橼酸盐作为碳源，在以枸橼酸盐作为唯一碳源的培养基中不能生长，指示剂不变色，为阴性反应。

2. 合成代谢产物及临床意义

微生物在合成代谢过程中，除了合成多糖、蛋白质、脂肪、核酸、细胞壁及各种辅酶等自身成分外，还能合成很多比较复杂的特殊物质。

(1) 热原质

热原质即菌体中的脂多糖，大多是由革兰阴性菌产生的。注入人体或动物体内能引起发热反应，故名热原质。热原质耐高热，高压蒸汽灭菌（121℃，20min）不能使其破坏，加热（180℃，4h；250℃，45min；650℃，1min）才能使其失去作用。热原质可通过一般细菌滤器，但没有挥发性，所以，除去热原质最好的方法是蒸馏。药液、水等被细菌污染后，即使高压灭菌或经滤过除菌仍可有热原质存在，输注机体后可引起严重发热反应。生物制品或注射液制成后除去热原质比较困难，所以，必须使用无热原质水制备。

(2) 毒素与酶

细菌可产生内、外毒素及侵袭性酶，与细菌的致病性密切相关。

内毒素即革兰阴性菌细胞壁的脂多糖，其毒性成分为类脂 A，菌体死亡崩解后释放出来。外毒素是由革兰阳性菌及少数革兰阴性菌在生长代谢过程中释放至菌体外的蛋白质，具有抗原性强、毒性强、作用特异性强的突出特点。

某些细菌可产生具有侵袭性的酶，能损伤机体组织，促进细菌的侵袭、扩散，是细菌重要的致病因素，如链球菌的透明质酸酶等。

(3) 色素

有些细菌能产生色素，对细菌的鉴别有一定意义。

细菌色素有两类：①水溶性色素，可使培养基带上相应的颜色，如绿脓杆菌产生的绿脓色素使培养基或脓汁呈绿色；②脂溶性色素，不溶于水，仅保持在菌落内使之呈色而培养基颜色不变，如金黄色葡萄球菌色素。

(4) 抗生素

某些微生物代谢过程中可产生一种能抑制或杀死某些其他微生物或癌细胞的物质，称抗生素。抗生素多由放线菌和真菌产生，细菌仅产生少数几种，如多黏菌素、杆菌肽等。

(5) 细菌素

某些细菌能产生一种仅作用于有近缘关系的细菌的抗菌物质，称细菌素。细菌素为蛋白类物质，抗菌范围很窄，无治疗意义，但可用于细菌分型和流行病学调查。细菌素以生产菌而命名。大肠杆菌产生的细菌素称大肠菌素，绿脓杆菌产生的称绿脓菌素，霍乱弧菌产生的称霍乱菌素。

二、微生物的致病性

微生物的致病性是指微生物引起宿主产生疾病的特性。凡具有致病性的细菌称为致病菌或病原菌。病原菌的致病性与其毒力、侵入的数量和侵入的部位有关。

(一) 细菌的毒力

病原菌致病性的强弱程度称为毒力。各种病原菌的毒力往往不一样，可随不同宿主而异；即使同菌种不同菌株之间也可有差异。毒力常用半数致死量（LD_{50}）表示，即在一定时间内，按指定的感染途径，能使一定体重的实验动物半数死亡所需的最小细菌数或毒素量。毒力由侵袭力和毒素构成。

1. 侵袭力

侵袭力是指病原菌突破宿主皮肤、黏膜生理屏障，在体内生长繁殖和扩散的能力。侵袭力与其表面结构和侵袭性酶有关。例如，细菌的荚膜能抵抗吞噬细胞及体液中杀菌物质对细菌的杀伤作用，因而有利于细菌在体内迅速繁殖和扩散；金黄色葡萄球菌含有透明质酸酶，可分解结缔组织中的透明质酸，使细胞间隙扩大，通透性增加，因而有利于细菌及其毒素向深层扩散，即侵袭力加强了。

2. 毒素

细菌的毒素按其来源、性质和作用不同，可分为外毒素和内毒素两种。

(1) 外毒素

外毒素是细菌在生长繁殖过程中合成并分泌到菌体外的毒性蛋白质。产生外毒素的细菌主要是革兰阳性细菌，如破伤风杆菌、金黄色葡萄球菌等；少数革兰阴性细菌也能产生外毒素，如痢疾杆菌、霍乱弧菌等。将这些细菌的液体培养物通过细菌滤器去除菌体即可获得外毒素。

外毒素的化学成分是蛋白质，性质不稳定，对热和某些化学物质敏感，如破伤风毒素在60℃ 20min可被破坏。抗原性强，用0.3%～0.4%的甲醛处理后，可脱毒而不影响其抗原性，即成为类毒素。外毒素和类毒素都能刺激机体产生相应的抗体。

外毒素的毒性极强，1mg肉毒杆菌外毒素纯品可杀死2亿只小白鼠，毒性比KCN大1万倍。不同细菌产生的外毒素，对机体的组织器官具有选择作用，可引起特殊病变和临床症状。如白喉毒素对外周神经末梢、心肌有亲和性，通过抑制靶细胞蛋白质的合成而导致外周神经麻痹和心肌炎。

(2) 内毒素

内毒素是革兰阴性菌细胞壁中的脂多糖组分，只有当细菌死亡裂解或用人工方法破坏菌体后才释放出来。这些成分在细菌生活状态时不释放出来。如伤寒杆菌、脑膜炎球菌、痢疾杆菌等都具有内毒素。

脂多糖是由特异性多糖、核心多糖和类脂A三部分组成。内毒素的性质稳定，耐热性强，加热100℃经1h不被破坏；需加热至160℃经2～4h，或用强酸、强碱、强氧化剂加热煮沸30min才能灭活。不能用甲醛液脱毒成类毒素。

内毒素的毒性比外毒素弱，对机体的组织器官选择性不强，引起的病理变化和临床症状大致相同，其主要生物学活性有：发热反应，微量内毒素（1～5ng/kg）注入人体，即可引起发热反应；白细胞反应，大量内毒素引起白细胞先减少后增多；感染性休克，大量内毒素进入血液，可引起内毒素毒血症、中毒性休克，死亡率极高。

外毒素和内毒素的比较见表6-1。

(二) 细菌侵入的数量

由于正常机体对病原菌的侵入有一定的抵抗力，因此，病原菌引起疾病除需要有一定的毒力外，还需要有一定的数量。一般情况下，细菌毒力愈强，致病所需菌数愈少；毒力愈

表 6-1　细菌外毒素和内毒素比较

项　目	外　毒　素	内　毒　素
来源	活菌的代谢产物，并分泌到菌体外	革兰阴性菌细胞壁的组成成分，菌体裂解后释放出来
化学成分	蛋白质	脂多糖
热稳定性	不稳定，加热 60℃以上被破坏	耐高温，250℃ 30min 才被破坏
抗原性	强	弱
类毒素	经 0.3%～0.4%的甲醛能变成无毒性而有抗原性的类毒素	不能用甲醛液脱毒成类毒素
毒性	强，对机体的组织器官具有选择性	弱，对机体的组织器官选择性不强
致热作用	不能引起宿主发热	引起发热反应

弱，所需菌数愈多。例如毒力强大的鼠疫杆菌，在无特异性免疫力的机体中，有数个菌侵入就可致病，而毒力较弱的某些沙门菌，常需要侵入数亿个菌才可致病。

(三) 细菌侵入的部位

除了病原菌的毒力和数量之外，要完成对机体的感染并致病，还必须有一个合适的侵入部位。这是因为机体的不同部位对不同微生物的敏感性是不同的。例如伤寒沙门菌、痢疾杆菌只有经消化道侵入才能引起肠道传染病；破伤风杆菌只有经缺氧状态的深部创口感染才引起破伤风，若经口吞入则不能致病；肺炎球菌需经呼吸道侵入机体才能致病。也有一些病原菌的合适侵入部位不止一个，例如结核分枝杆菌，呼吸道、消化道、皮肤创伤等部位都可以造成感染，引起疾病。

第二节　微生物内毒素测定的操作

一、操作目的

细菌内毒素是革兰阴性菌死亡后释放的脂多糖大分子，是其细胞壁的组成部分，细菌内毒素进入人体超过一定限量后会发生热原反应，引起病人发烧，严重的会造成死亡。由于细菌内毒素的稳定性好，要在 250℃下干烤 2h 才能完全灭活，因此在注射剂生产过程中用高压蒸汽灭菌也很难清除，是构成注射剂内热原的主要成分；人体在免疫力下降或皮肤有创面的情况下也会从肠道或创面感染细菌内毒素，造成内毒素性疾病；使用抗生素也会造成内毒素的体内释放，如近年来开发的三代头孢类抗生素，杀死细菌的同时释放大量内毒素，造成严重的内毒素血症。如今，内毒素性疾病的研究逐渐得到重视和发展，所以对注射剂和人体内细菌内毒素的检测与治疗目前已经成为国际上医学界研究的热点问题，2000 年巴黎国际内毒素大会讨论的重要议题就是如何准确检测人体细菌内毒素和治疗内毒素血症。

从 1942 年美国药典将家兔升温试验作为药物注射剂的热原检查法后，几十年来，这项检查方法在保证药物使用安全方面发挥了重要作用。随着医药工业的发展、治疗疾病的需要，在临床上使用的药物品种越来越多。而有些药物的药理活性可干扰家兔升温试验，热原本身的绝对不均一性与家兔个体间存在着生物差异，使热原检查无法标准化。家兔热原检查存在着弊端，促使医药工作者努力研究寻求新的热原检查方法。操作的目的就是微生物内毒素的测定可作为部分注射剂热原检查的代替方法，与家兔热原检查法相比，有快速、灵敏、重现性好、简便易行等优点，并有利于热原检查标准化。

二、操作原理

操作原理为：鲎的血变形细胞中含有两种物质，即高相对分子质量的凝固酶原和凝固蛋白原，凝固酶原被内毒素激活转化成具有活性的凝固酶，在凝固酶的酶解作用下，将凝固蛋白原转化成凝固蛋白，凝固蛋白又通过交联酶作用互相聚合形成牢固的凝胶。可简单表示如下：

内毒素
凝固酶原 → 凝固酶
凝固蛋白质 → 凝固蛋白
交联酶 ↓
凝胶

三、操作用仪器及试剂

1. 仪器

超净工作台，分析天平（万分之一），细菌内毒素定量测定仪，电热干燥箱，漩涡混合器，三角瓶，凝集管（10mm×75mm），小试管（16mm×100mm），移液管（或刻度吸管、定量移液器），大口径试管，水浴恒温器或干热恒温器，试管架，计时器，洗耳球，封口膜或金属试管帽，脱脂棉，吸水纸，剪刀，砂轮等。

2. 试剂

① 细菌内毒素国家标准品（RSE），系指自大肠杆菌提取精制得到的内毒素。用于标定细菌内毒素工作标准品（CSE）的效价和标定、复核、仲裁鲎试剂灵敏度。

② 细菌内毒素工作标准品，系指以细菌内毒素国家标准品为基准进行标定，确定其重量的相当效价。每1ng工作标准品效价应不小于2EU，不大于50EU，细菌内毒素工作标准品用于鲎试剂灵敏度的复核、干扰试验及设置的各种对照。

③ 细菌内毒素检查用水（BET），系指与灵敏度为0.03EU/ml或更高灵敏度的鲎试剂在（37±1）℃条件下24h不产生凝集反应的灭菌注射用水。

④ 鲎试剂，系指鲎科动物东方鲎的血液变形细胞溶解物的无菌冷冻干燥品，内含能被微量细菌内毒素激活的凝固酶原和凝固蛋白原。在适宜的条件下（温度，pH值及无干扰物质），细菌内毒素激活鲎试剂中的凝固酶原，使鲎试剂产生凝集反应形成凝胶。凝胶法鲎试剂是根据反应所形成凝胶的程度来限量检测细菌内毒素，应具有国家主管部门的批准文号。

⑤ 其他试剂：75%乙醇、蒸馏水、铬酸洗液。

四、操作前的准备

1. 场地准备

试验所用器皿需经处理，除去可能存在的外源性内毒素，常用的方法是250℃干烤至少1h，也可用其他适宜的方法，并应确证不干扰内毒素的检查。试验操作过程应防止微生物的污染。

2. 其他准备

（1）鲎试剂灵敏度复核试验

鲎试剂的灵敏度是指在检查法规定的条件下能检测出内毒素标准溶液或供试品溶液中的最低内毒素浓度，用“EU/ml”表示。

根据鲎试剂灵敏度的标示值（λ）将细菌内毒素国家标准品或细菌内毒素工作标准品用细菌内毒素检查用水（BET）溶解，在漩涡混合器上混合 15min，然后制备成 2.0λ、1.0λ、0.5λ 和 0.25λ 四个浓度的内毒素标准溶液，每稀释一步均应在漩涡混合器上混合 30s，每一浓度平行做 4 管，同时用细菌内毒素检查用水做 2 支阴性对照管。如最大浓度 2.0λ 管均为阳性，最低浓度 0.25λ 管均为阴性，阴性对照管均为阴性，按下式计算反应终点浓度的几何平均值，即鲎试剂灵敏度测定值（λ_c）。

$$\lambda_c = \lg^{-1}(\sum X/4)$$

式中　X——反应终点内毒素浓度的对数值（lg）。

反应终点浓度是系列浓度递减的内毒素溶液中最后一个呈阳性结果的浓度。

λ_c 在 0.5λ～2.0λ（包括 0.5λ 和 2.0λ）时，方可用于细菌内毒素检查并以 λ 为该批鲎试剂的灵敏度。每批新的鲎试剂在用于试验前都要进行灵敏度的复核。

例题： 对标示灵敏度为 0.125EU/ml 的鲎试剂进行灵敏度的复核试验。

解： ①用细菌内毒素检查用水将细菌内毒素的标准品或工作参照品分别配制成 0.25EU/ml、0.125EU/ml、0.0625EU/ml、0.03125EU/ml 的溶液。

② 按上述四个浓度各取 0.1ml 加入到 10mm×75mm 的小试管中，要求每个浓度平行做 4 支试管，即 4 个浓度共 16 支试管。同时另取 2 支试管加细菌内毒素检查用水做阴性对照。

③ 在所有试管中各加鲎试剂 0.1ml，混合后用封口膜封口，轻轻混匀后放入恒温器 (37±1)℃保温（60±2)min，取出观察。结果见表 6-2。

表 6-2　鲎试剂灵敏度复核结果表

试管号	内毒素浓度/(EU/ml)					阳性反应终点浓度/(EU/ml)
	0.25	0.125	0.0625	0.03125	阳性对照(N)	
1	+	−	−	−	−	0.25
2	+	+	−	−	−	0.125
3	+	+	+	−	/	0.0625
4	+	+	−	−	/	0.125

注：＋表示阳性，－表示阴性。

④ 计算

$$\begin{aligned}\lambda_c &= \lg^{-1}(\sum X/4)\\ &= \lg^{-1}[(\lg 0.25+\lg 0.125+\lg 0.0625+\lg 0.125)/4]\\ &= 0.125\text{EU/ml}\\ &= 1.0\lambda\end{aligned}$$

⑤ 结论。该批鲎试剂符合规定，其灵敏度为 0.125EU/ml。

（2）供试品干扰试验

① 干扰试验。干扰试验是比较鲎试剂和内毒素的反应在水溶液中进行和在供试品溶液中进行的差异，也就是比较该反应在不同介质中的差异。若没有差异就是没有干扰，若有差异就是有干扰。本试验的目的是检测供试品用特定浓度参与细菌内毒素和鲎试剂的反应，对该反应的结果有无影响。如没有影响，则供试品可用该浓度进行细菌内毒素的检测；如有影响，则供试品不能以该浓度进行细菌内毒素的检查，在这种情况下要对供试品进行更进一步的稀释，或采用适当的方法来排除供试品的干扰。

② 干扰试验操作。干扰试验由两部分组成：一是鲎试剂和内毒素在水溶液中的反应试

验，这与鲎试剂灵敏度复核完全相同；另一个是鲎试剂和内毒素在供试品溶液中的反应试验，即用供试品溶液或其最大有效稀释倍数（MVD）制成的内毒素溶液和鲎试剂进行反应，方法和灵敏度复核一样。按下式计算用细菌内毒素检查用水制成的内毒素标准溶液的反应终点浓度的几何平均值（E_s）和用供试品溶液或其稀释液制成的内毒素溶液的反应终点浓度的几何平均值（E_t）。

$$E_s=\lg^{-1}(\sum X_s/4)$$

$$E_t=\lg^{-1}(\sum X_t/4)$$

式中　X_s，X_t——分别为细菌内毒素检查用水和供试品溶液或其稀释液制成的内毒素溶液的反应终点浓度的几何平均值（lg）。

确定最大有效稀释倍数（MVD）　最大有效稀释倍数是指供试品溶液被允许稀释的最大倍数，在不超过此稀释倍数下可进行内毒素限值的检测。用以下公式来确定 MVD：

$$MVD=cL/\lambda$$

式中　L——供试品的细菌内毒素限值；

c——供试品溶液的浓度，当 L 以 EU/ml 表示时，则 c 等于 1.0ml/ml；当 L 以 EU/mg或 EU/U 表示时，c 的单位需为 mg/ml 或 U/ml；若供试品为注射用无菌粉末或原料药，则 MVD 取 1，计算供试品的最小有效浓度 $c=\lambda/L$；

λ——在凝胶法中鲎试剂的标示灵敏度（EU/ml），或是在光度测定法中所使用的标准曲线上最低的内毒素浓度。

内毒素限值的建立　药品、生物制品的细菌内毒素限值（L）一般按以下公式确定：

$$L=K/M$$

式中　L——供试品的细菌内毒素限值，以 EU/ml、EU/mg 或 EU/U（活性单位）表示；

K——人每千克体重每小时最大可接受的内毒素剂量，以 EU/(kg·h) 表示，注射剂 K=5EU/(kg·h)，放射性药品注射剂 K=2.5EU/(kg·h)，鞘内用注射剂K=0.2EU/(kg·h)；

M——人用每千克体重每小时最大剂量，以 ml(kg·h)、mg(kg·h) 或 U/(kg·h) 表示，人均体重按 60kg 计算，注射时间若不足 1h，按 1h 计算。

按人用剂量计算限值时，如遇特殊情况，可根据生产和临床用药实际情况做必要调整，但需说明理由。

③ 干扰试验结果判断。当 E_s 在 0.5λ～2.0λ（包括 0.5λ 和 2.0λ）时，且当 E_t 在 0.5E_s 和 2.0E_s（包括 0.5E_s 和 2.0E_s）时，则认为供试品在该浓度下不干扰试验，否则使用更灵敏的鲎试剂，对供试品进行更大倍数的稀释或采用其他合适排除干扰作用的方法。当鲎试剂、供试品的来源、供试品的配方或生产工艺有变化时，需重新进行干扰试验。

例题：用灵敏度为 0.125EU/ml 的鲎试剂，检测某供试品在一定浓度内对细菌内毒素限度检查有无干扰。已知供试品为注射用粉末，每瓶含细菌内毒素的限值为小于 75EU。

解：第一步，计算供试品的最大有效稀释倍数（MVD）。

根据《中国药典》规定，该供试品在进行细菌内毒素检测时，先用 5ml BET 水溶解，在操作前至少再用 BET 水稀释 10 倍以上，则

$$MVD=cL/\lambda=[1/(5\times10)\times75]/0.125=12$$

第二步，试验和计算。

将供试品稀释（稀释倍数应小于 MVD）后，分别加入不同浓度的细菌内毒素，与细菌

内毒素同时再做鲎试剂平行试验，其结果见表 6-3。

表 6-3 细菌内毒素限度检测结果表

级别	试管号	内毒素溶液/(EU/ml)					阳性反应终点浓度/(EU/ml)
		0.25	0.125	0.0625	0.03125	阳性反应(N)	
内毒素标准溶液	1	+	+	−	−	−	0.125
	2	+	+	−	−	−	0.125
	3	+	+	+	−	/	0.0625
	4	+	+	−	−	/	0.125
含供试品的内毒素标准溶液	1	+	+	−	−	−	0.125
	2	+	−	−	−	−	0.25
	3	+	−	−	−	/	0.25
	4	+	+	−	−	/	0.125

注：＋表示阳性，－表示阴性。

$$E_s = \lg^{-1}(\sum X_s/4) = \lg^{-1}[(\lg 0.125 + \lg 0.125 + \lg 0.0625 + \lg 0.125)/4]$$
$$= 0.1051\text{EU/ml} = 0.8408\lambda$$
$$E_t = \lg^{-1}(\sum X_t/4) = \lg^{-1}[(\lg 0.125 + \lg 0.125 + \lg 0.25 + \lg 0.125)/4]$$
$$= 0.2887\text{EU/ml} = 2.7469E_s$$

第三步，判断。

根据上述试验和计算所得，虽然 E_s 在 $0.5\lambda \sim 2.0\lambda$（包括 0.5λ 和 2.0λ）内，但是 E_t 不在 $0.5E_s \sim 2.0E_s$ 范围内，说明供试品在该浓度下参与鲎试剂检测细菌内毒素的反应是有干扰作用的。要检测该注射粉末的细菌内毒素是否超限，必须使用比 0.125EU/ml 灵敏度更高的鲎试剂；或对供试品进行更大倍数的稀释；或采用其他方法排除供试品对细菌内毒素检测反应的干扰。

五、操作方法

取装有 0.1ml 鲎试剂溶液的 10mm×75mm 试管或复溶后的 0.1ml/支规格的鲎试剂原安瓿 5 支，其中 2 支加入 0.1ml 为最大有效稀释倍数的供试品溶液作为供试品管，1 支加入 0.1ml 用细菌内毒素检查用水将细菌内毒素工作标准品制成的 2.0λ 浓度的内毒素溶液作为阳性对照管，1 支加入细菌内毒素检查用水 0.1ml 作为阴性对照管，1 支加入 0.1ml 供试品阳性对照溶液［用被测供试品溶液将同 1 支（或瓶）细菌内毒素工作标准品制成的 2.0λ 浓度的内毒素溶液］作为供试品阳性对照管。将试管中溶液轻轻混匀后，封闭管口，垂直放入 (37±1)℃适宜恒温器中，保温 (60±2)min。保温和拿取试管过程中应避免受到振动造成假阴性结果。

六、结果判断

将试管从恒温器中轻轻取出，缓缓倒转 180°时，管内凝胶不变形，不从管壁滑脱者为阳性，记录为（＋）；凝胶不能保持完整并从管壁滑脱者为阴性，记录为（－）。供试品管 2 支均为（－），应认为符合规定；如 2 支均为（＋），应认为不符合规定；如 2 支中 1 支为（＋），1 支为（－），按上述方法另取 4 支供试品管复试，4 支中有 1 支为（＋），即认为不符合规定。阳性对照管为（－）或供试品阳性对照管为（－）或阴性对照为（＋），试验无效。

七、注意事项

1. 鲎试剂本身

(1) 鲎试剂灵敏度

为了保证检查细菌内毒素结果的准确性，用于试验的鲎试剂应首先核对灵敏度。因为在实际工作中，发现鲎试剂均符合药典规定标准前提下，由于生产厂家不同，部分鲎试剂的实测灵敏度与标示值有差异而导致检测同一检品时，用相同标示值的鲎试剂，出现不同结果。因而先核对灵敏度可避免因鲎试剂本身造成的判断失误。建议法定部门和生产单位应注意鲎试剂的质量检查。

(2) 供试品稀释

不同厂家生产的鲎试剂灵敏度是不同的，不同药品中细菌内毒素的限定程度也不相同。当鲎试剂的灵敏度大于药品细菌内毒素的限度时，药品应稀释后才能进行检验，否则合格的药品就会被检验成不合格药品。如选用更高灵敏度的鲎试剂，则应增加样品的稀释倍数，否则也会将合格药品检验成不合格药品。药典对稀释用水内的细菌内毒素含量限定做了专门的规定，用于稀释的水中细菌内毒素的含量不能超标。

2. 操作条件

(1) 操作熟练程度

操作时严格按无菌操作法进行，安瓿开启前应先用砂石划痕（不管是色点或包环易折安瓿），用手半拉半掰将颈部折断，防止碎玻屑掉入安瓿内及有一个比较整齐的颈口。在鲎试剂的溶解、样品的稀释及加入时，取样均应准确。操作时，双手避免在安瓿或试管的上方来回移动，加样后迅速封闭管口，并立即放入恒温水浴箱中，且整个操作过程中时间应紧凑，防止微生物的污染，否则易致假阳性的出现。

(2) 混合液的 pH 值

供试液与鲎试剂混合液的 pH 值对鲎试验的影响较大，根据国内外资料报道，试验的最适 pH 值为 6.25～7.25，此时才能形成最佳凝胶。而药典规定各种葡萄糖注射液的 pH 值为 3.2～5.5，一般控制在 3.7～4.2 之间。曾对 pH 值小于 4.0 的多批次葡萄糖注射液做了调 pH 值和不调 pH 值的比较试验，结果发现在该 pH 值范围内两者无显著差异，不调 pH 值者阴性抑制试验仍可得到坚实的凝胶，说明不影响反应灵敏度，且鲎试剂本身具有一定的缓冲能力。但 pH 值过大或过小均可抑制鲎试剂与细菌内毒素的反应，其原因可能是 pH 值过大或过小均可破坏极微量的内毒素。

(3) 保温温度

将细菌内毒素工作标准品用细菌内毒素检查用水稀释成 1EU/ml，进行鲎试验，然后分别放置于 25℃、28℃、31℃、34℃、37℃、40℃、43℃、46℃、49℃水浴保温。实验中观察到凝胶形成的速度随着温度的升高而加快，但在 49℃保温 90min 也未出现凝胶。从实验可以看出，温度对鲎试剂的灵敏度影响很大，保温温度在 25～40℃之间，随着温度的升高，鲎试剂的灵敏度亦增大；在 40～46℃之间，温度对鲎试剂的灵敏度无明显影响；达到 49℃或更高温度时，则会破坏鲎试剂。故应严格按照药典的要求，温度控制在 (37±1)℃之间，才可获得理想的结果。

(4) 保温时间

将细菌内毒素工作标准品用细菌内毒素检查用水稀释成 1EU/ml，进行鲎试验，37℃水浴保温，分别在10min、20min、30min、40min、50min、70min时观察，发现凝胶形成的坚实状态随着时间的延长而坚固。从上述实验可以看出，延长保温时间，可以提高鲎试剂的灵敏度，增加假阳性。故应遵守我国药典规定的保温（60±2)min时间。

（5）注意

在鲎试验过程中应防止试管受到振动，鲎试剂与细菌内毒素形成的凝胶受到振动后易变形而误判为阴性。因此，在鲎试验过程中，不宜进行容易引起试管振动的实验操作，试验用的试管架的眼孔直径应与安瓿或试管直径相接近，避免安瓿或试管左右晃动。水浴箱要放置在固定不易受到振动的地方，保温过程中不可随时取出观察。

3. 其他

（1）配制的原料

在鲎试验检测中，0.9%氯化钠注射液多次出现假阳性反应，对此进行了实验工作，查找原因，发现阳性率高与厂家原料有关。个别厂家的注射用氯化钠原料含有较多的有机杂质，这些有机杂质对成品细菌内毒素的检验结果有较大影响，希望厂家要控制好质量。另外，在葡萄糖原料中偶有存在着β-D-葡聚糖的现象，它与鲎试剂发生凝集反应，造成假阳性，所以最好是使用定点厂家的合格的葡萄糖原料。

（2）所用器皿均应彻底洗净和灭菌安全

实验用器皿均应充分洗涤并冲洗干净，特别是接触酸碱或用洗衣粉、洗液等洗涤后，更应冲洗干净，以免残留物破坏极微量的内毒素。灭菌应按药典中的有关方法处理，防止引入外源性内毒素。如有条件的话可使用合格的细菌内毒素快检盒。

（3）阳性对照

我国药典规定鲎试验必须做阳性对照，其目的就是证实实验条件下鲎试剂的活性，所以在实验过程中，阳性对照如为阴性，则此次试验无效，应重复做。另外细菌内毒素工作标准品应现用现稀释，不可放置后再用。

内毒素检测记录表 记录编号：

<table>
<tr><td>检品名称</td><td colspan="3"></td><td colspan="2">送检单位</td><td></td></tr>
<tr><td>检品批号</td><td colspan="3"></td><td colspan="2">检品规格</td><td></td></tr>
<tr><td>送检日期</td><td colspan="3"></td><td colspan="2">检品的细菌内毒素限值</td><td></td></tr>
<tr><td>检品的MVD</td><td colspan="3"></td><td colspan="2">检品溶液浓度</td><td></td></tr>
<tr><td>检验依据</td><td colspan="6">《中国药典》2010年版二部附录Ⅺ E</td></tr>
<tr><td colspan="7">检查反应结果</td></tr>
<tr><td>项　　目</td><td>内毒素浓度/(EU/ml)</td><td>检品阳性对照</td><td>阳性对照</td><td>阴性对照</td><td colspan="2">检　　品</td></tr>
<tr><td>鲎试剂溶液/ml</td><td></td><td>0.1</td><td>0.1</td><td>0.1</td><td>0.1</td><td>0.1</td></tr>
<tr><td>检品溶液/ml</td><td></td><td></td><td></td><td></td><td>0.1</td><td>0.1</td></tr>
<tr><td>检品阳性对照溶液/ml</td><td>2λ</td><td>0.1</td><td></td><td></td><td></td><td></td></tr>
<tr><td>细菌内毒素溶液/ml</td><td>2λ</td><td></td><td>0.1</td><td></td><td></td><td></td></tr>
<tr><td>BET水/ml</td><td></td><td></td><td></td><td>0.1</td><td></td><td></td></tr>
<tr><td>反应结果</td><td></td><td></td><td></td><td></td><td></td><td></td></tr>
<tr><td>结论</td><td colspan="6"></td></tr>
</table>

检验人： 复核人： 报告日期：

复习思考题

1. 解释热原质的概念，并说明其性质。
2. 影响细菌致病性的因素有哪些?
3. 比较内毒素与外毒素的不同点?
4. 何谓细菌内毒素检查法? 简述内毒素与鲎试剂反应的原理。
5. 简述细菌内毒素与检查方法的操作步骤及结果判断。

第七章 药物体外抗菌试验

药物体外抗菌试验是在体外进行微生物对各种药物敏感程度的试验，已广泛应用于科研、生产和临床。如抗菌药物的筛选、提取过程中抗菌活性的追踪、抗菌谱测定、耐药谱测定、药物含量测定、血药浓度测定、指导临床用药的药敏试验等。

药物体外抗菌试验包括用于区别药物是抗菌或是杀菌药物的抑菌试验，测定药物杀菌能力大小的杀菌试验，检查不同抗菌药物联合作用的联合抗菌试验。抑菌是指抑制微生物的生长繁殖，但不能杀死微生物，药物被去除后微生物又可恢复生长；杀菌是指能杀死微生物，即使药物被去除后微生物也不能再生长繁殖。抑菌和杀菌并不是绝对的，只是在一定条件下相对而言。药物在浓度高、菌量少时表现为杀菌，在浓度低、菌量多时表现为抑菌。

第一节 药物体外抗菌试验

药物体外抗菌试验是最常用的抗菌试验，方法简便、需时短、用药量少、不需要动物和特殊设备，一般在玻璃器皿中进行。其常用的方法有稀释法、琼脂扩散法和联合抗菌试验法。

一、稀释法

稀释法是在培养基中含有按几何级数稀释的抗菌药物中，接种待试菌液，经培养后，观察结果，从而测得抗菌药物的最低抑菌浓度（MIC）和最低杀菌浓度（MBC），并可根据该抗菌药物在血液内的浓度，来推测临床疗效。

所谓最低抑菌浓度（MIC）是指药物能抑制微生物生长的最低浓度，通常用μg/ml或U/ml来表示；最低杀菌浓度（MBC）是指药物能杀死微生物的最低浓度，也常用μg/ml或U/ml来表示。MIC和MBC都可以用来评价药物抑菌或杀菌作用的强弱，数值越小，药物的作用越强。

稀释法主要有液体培养基稀释法和固体培养基稀释法。

1. 液体培养基稀释法

在一系列试管中，用液体培养基将药物稀释，使各管内含有的药物呈一系列递减的浓度，如100—50—25—12.5—6.25—3.125(μg/ml）等，然后在每支试管内加入一定量的试验菌。在35℃下培养24～48h后，肉眼观察各试管的浑浊情况，记录能抑制细菌生长的最低浓度即为MIC。进一步将未长菌试管内的培养液移种到新鲜的琼脂培养基上，如重新长出细菌说明该浓度只有抑菌作用，如无菌生长则认为该浓度具有杀菌作用，记录为MBC（见图7-1）。

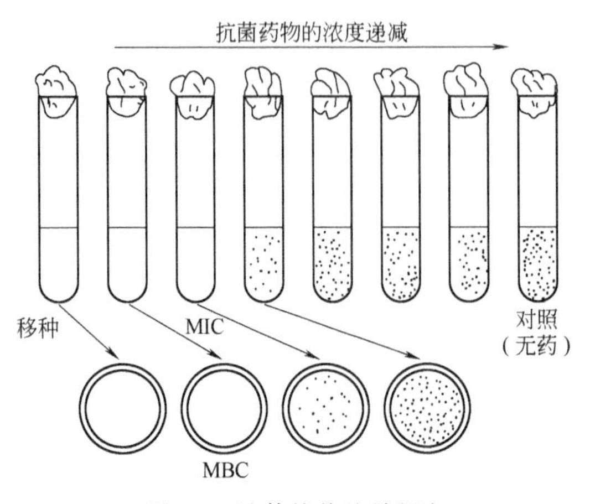

图7-1 液体培养基稀释法

2. 固体培养基稀释法

（1）平板法

此法适用于同时测定一种药物对大批试验菌株的 MIC。操作方法为，先按液体稀释法配制药物溶液，然后将不同浓度的药物混入琼脂培养基中，使制成一批含系列递减浓度药物的平板，再将定量的各种试验菌以点种法逐个点种在上述平板一定位置上（直径 9cm 的平板约可点种 30 种试验菌），培养后观察药物的 MIC。同时需进行无药平板对照。

（2）试管法

将不同浓度的药物混入固体培养基中，并制成试管斜面，使各管含有一系列递减浓度的药物，在此斜面上接种定量的试验菌液，经培养后可测得 MIC。此法适用于需长时间培养而用平板又易于污染的试验菌，如霉菌有孢子易分散污染环境，结核杆菌培养时间长（需一个月）易造成污染，都不宜用平板法，可使用本法。

二、琼脂扩散法

利用抗菌药物可以在琼脂培养基中扩散并能在一定浓度范围内抑制细菌生长的原理进行抗菌试验。在琼脂平板上抗菌药物在其有效药物浓度范围内可形成一定的抑菌范围，测定抑菌范围的大小可以评价药物抑菌作用的强弱。抗生素的微生物学效价测定中所用的管碟法是琼脂扩散法中最标准的一种，要求严格，可用以定量。一般用于抗菌试验的琼脂扩散法，其方法简单，要求也不太严格，只能用于定性或初步判断药物作用的强弱。

此法的基本方法为将试验菌加入琼脂培养基，混合倾注平板（或用 L 棒使试验菌均匀分布或用接种环点种、划线）。然后加药于含菌平板，培养 18～24h 后，根据抑菌圈或抑菌范围的大小初步判断抑菌作用的强弱。在实际操作中根据加入药液的方式不同，琼脂扩散法又分为以下几种。

1. 滤纸片法

此法在试验中是较常用的方法，常用于新药的初步筛选试验，用来初步判断新药是否具有抗菌作用，也用于病原性细菌的药物敏感试验，以测定临床分离的某种细菌对各种药物的敏感强度，供医生选用治疗药物时参考。试验所用的滤纸片为圆形，直径 0.6cm，使用之前在 120℃下干燥灭菌。试验时用无菌滤纸片沾取一定浓度的药物溶液，放在已接种细菌的平板表面；也可以将无菌滤纸片制成含药的干纸片，即预先配制各种适宜浓度的抗菌药物溶液，分别取 0.5ml 滴加在 100 张直径为 0.6cm 的圆形滤纸片上，使之均匀分布，经 37℃干燥，然后封存，置 4℃冰箱保存（β-内酰胺类抗生素则置于－20℃保存）。使用时用无菌技术将此含药的干纸片贴在接种细菌的平板表面。

对于用滤纸片法做药物敏感试验，国内已普遍采用国际标准方法，即 Kirby-Bauer 法（K-B 法）。K-B 法必须使用统一的 MH（Muller-Hinton）培养基。被测细菌的浓度、纸片的质量、纸片的含药量以及其他的试验条件均有严格标准。在标准试验条件下所得的结果，要以游标卡尺精确量取，根据抑菌圈的直径大小判断该菌对药物是抗菌还是敏感。抑菌圈大小的解释和判断见表 7-1。

2. 挖沟法

常用于测试一种药物对几种细菌的抗菌作用。这种方法是先制备普通琼脂平板，然后在平板上挖直沟，在沟内滴加药液，在沟两侧接种细菌（见图 7-2）。经培养后观察细菌生长情况，由沟和细菌间的抑菌距离来判断该药物对这些细菌的抗菌能力。

表 7-1 部分药物抑菌圈大小解释表

抗菌药物	纸片效价/μg	抑菌圈直径/mm		
		抗药	中度敏感	敏感
青霉素 G 对葡萄球菌	10U	≤20	21～28	≥29
青霉素 G 对其他细菌	10U	≤11	12～21	≥22
氨苄青霉素				
对阳性杆菌和肠球菌	10	≤11	12～13	≥14
对葡萄球菌	10	≤20	21～28	≥29
羧苄青霉素				
对大肠杆菌和变形杆菌	100	≤17	18～22	≥23
对绿脓杆菌	100	≤13	14～16	≥17
头孢菌素	30	≤14	15～17	≥18
氯霉素	30	≤12	13～17	≥18
绿林可霉素	2	≤14	15～16	≥17
红霉素	15	≤13	14～17	≥18
庆大霉素	10	≤12	13～14	≥15
卡那霉素	30	≤13	14～17	≥18
链霉素	10	≤11	12～14	≥15
磺胺	300	≤12	13～16	≥17

3. 打洞法

先制备含菌平板，然后在平板上打若干个洞，在洞内加入药液。培养后观察各洞周围细菌的生长情况，根据各洞抑菌圈的大小来判断各种药物对该菌的抗菌能力（见图 7-3）。此法适用于多种药物对一种细菌的抗菌能力的测定。

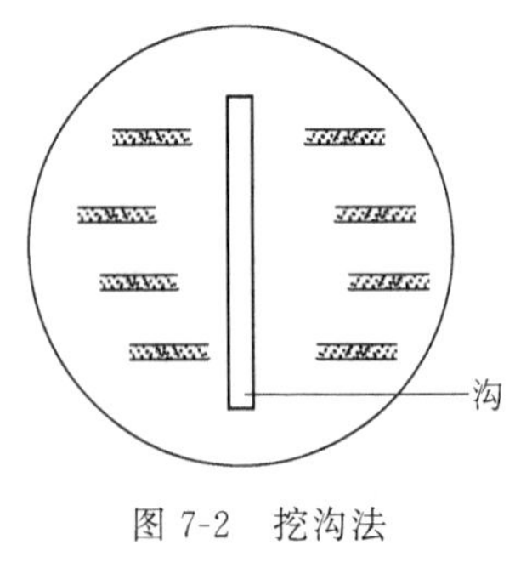

图 7-2 挖沟法

图 7-3 打洞法

三、联合抗菌试验法

在药学工作中，常需检查两种抗菌药物在联合应用时的相互作用，两种药物产生的作用之间既可能产生相互影响，也可能彼此间没有影响（无关）。产生影响时，既可能是相互加强（协同作用），也可能是相互减弱（拮抗作用）。要确定两种药物之间的作用关系通常需要进行联合抗菌试验，联合抗菌试验的方法很多，其中常用的方法是纸条试验。

纸条试验是在已经接种过细菌的平板上，垂直放置两条浸有不同药液的滤纸条，经培养后根据两种药液形成抑菌区的图形来判断这两种药物对该细菌的作用是无关、拮抗还是协同（见图 7-4）。

纸条也可以用含药的圆形滤纸片来代替，培养后可以根据抑菌圈的图形来判断两药之间的相互作用（见图 7-5）。

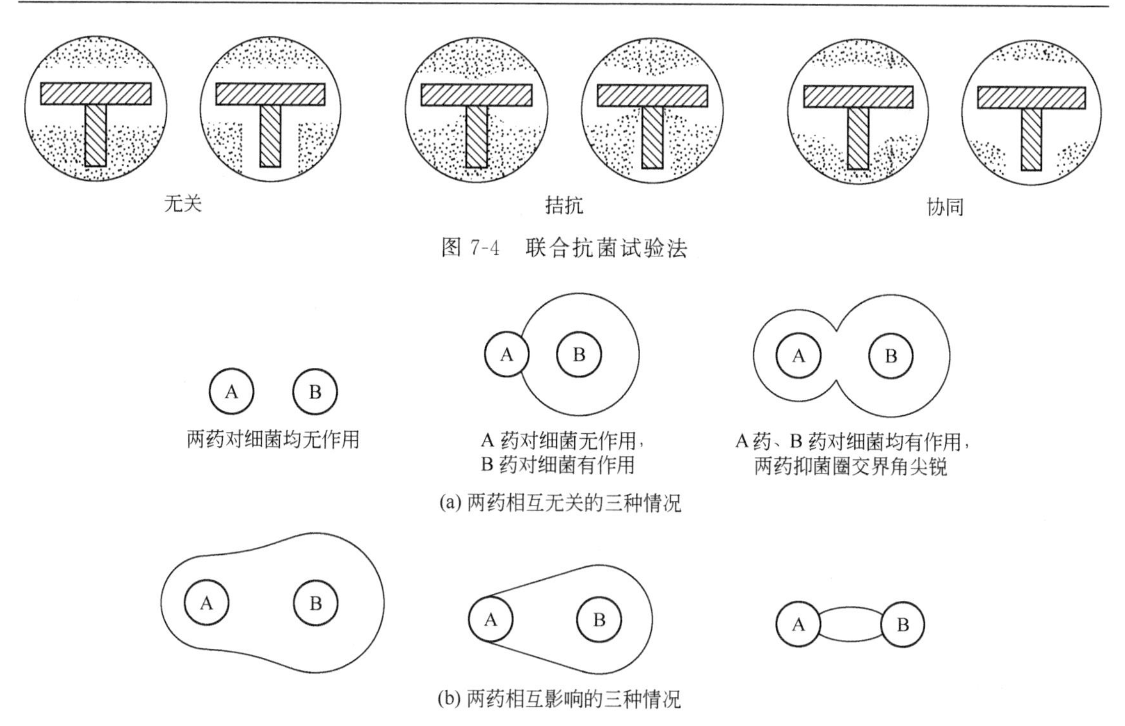

图 7-4　联合抗菌试验法

(a) 两药相互无关的三种情况

(b) 两药相互影响的三种情况

图 7-5　根据抑菌圈的图形判断两药之间的相互作用

四、影响抗菌试验的因素

在抗菌试验中，有很多因素可能会影响到结果的准确性和科学性，主要的影响因素有以下几种。

1. 菌种

在抗菌试验中所用的菌种，必须是国家卫生部生物制品检定所菌种保藏中心提供的标准菌株。在某些特定情况下需要应用临床分离的菌株时，则必须用经过严格鉴定、纯化及合理保藏的菌株。

2. 培养基

培养基要根据试验菌种的要求配制，所用的原料、成分必须控制质量，制备过程必须规范，培养基内不能含有药物的对抗物或使药物活性降低的成分。

3. 抗菌药物

药物的物理状态、浓度、稀释方法等可直接影响抗菌试验的效果，要求精确配制。固体药物必须制成溶液，难溶于水的药物要用有机溶剂或酸碱溶解后再使用。药物溶液的 pH 值应尽量接近中性，以确保药物的稳定性和不影响细菌的生长。

4. 对照试验

为确保试验的准确性和科学性，必须严格设置各种对照试验。对照菌种应在无药的情况下，在培养基内正常生长；已知药物对照，应使已知抗菌药物对标准菌株出现抗菌效应。

第二节　抗生素效价的微生物测定技术

本节主要介绍抗生素效价和单位的含义及表示方法、抗生素微生物学测定技术的种类，重点介绍管碟法中二剂量法的概念、原理及操作技术。

一、抗生素的效价和单位

抗生素的化学结构复杂，因此人们通常所说的某种抗生素常常是几种相似成分的混合物；而且抗生素性质不稳定，产品中混杂着分解产物、异构物等；再加上抗生素生产过程中不可避免地混入一些发酵产生的杂质，这些情况还会随着工艺路线的不同、生产菌种的变异、培养基原料和培养条件的改变而发生相应的变化，所以必须对抗生素的有效成分加以测定。

抗生素的含量用效价和单位表示，有时把这两个名词不加区别统称为效价单位（指每毫升或每毫克中所含某种抗生素的有效成分的多少）。

效价是指抗生素有效成分的含量，即在同一条件下由抗生素的检品和标准品的抗菌活性的比值得出的百分数。

单位是衡量抗生素有效成分的尺度，是效价的表示方法。

1. 抗生素效价单位的表示方法

抗生素的效价单位根据其各自形成和发展的实际情况有不完全相同的含义。一般可分为四种表示方法。

（1）质量单位

以抗生素的生物活性部分（不包括无活性的酸根部分）的质量作为效价单位。1μg＝1U，1mg＝1000U。如硫酸链霉素、盐酸土霉素、硫酸卡那霉素、硫酸新霉素、硫酸庆大霉素、乳酸红霉素等大部分抗生素都用质量单位表示。用这种方法表示不同酸根的同一抗生素的效价单位时，虽然抗生素称重不同，但只要单位一样，则表示其有效部分的质量是一样的。

（2）类似质量单位

以纯粹抗生素盐类的质量（包括无生物活性的酸根部分）作为效价单位。1μg＝1U，1mg＝1000U。如四环素、新生霉素等抗生素以此种方式表示效价单位。这是根据国际使用习惯而来的。如1mg氯霉素作1000U计。

（3）质量折算单位

以特定的纯粹抗生素盐的某一质量作为效价单位加以折算，如青霉素的单位，最初是指定在50ml肉汤培养基内能够完全抑制金黄色葡萄球菌生长的青霉素的最小量为1U，后来制得纯品，这一量相当于青霉素G钠盐0.5988μg。因而国际上一致认定0.5988μg为1U，则1μg＝1.67U；又如硫酸黏菌素指定4.88×10^{-5}mg为1U，则1mg硫酸黏菌素相当于20500U。

（4）特定单位

以特定的抗生素样品的某一质量作为效价单位，经国家有关机构认可而定的。如特定的一批杆菌肽称重0.018mg为1U，即1mg＝55U；又如制霉菌素，第一批标准品1mg＝3000U。

2. 标准品与供试品

（1）国际标准品与国家标准品

抗生素的标准品是与供试品同质的纯度较高的抗生素，用来测定效价的标准。标准品分为国家标准品和国际标准品。经国际协议，每1mg标准品中含有一定的单位，其单位称为国际单位（IU）。在某些品种第一次定国际单位时，一般其效价单位的含义是由主观决定的，如定为1μg=1000IU。以原有的国际标准品的效价单位为基准测得的效价也用国际单位表示。抗生素的国际标准品由世界卫生组织邀请有条件的国家检测机构或药厂协作标定后，由生物检定专家委员会最后通过决定。国际标准品供各国检定国家标准品时作对照用，不用于常规检验。随着技术的发展，制品的纯度不断提高，即单位质量的制品中所含的效价单位不断增加，但新标出的国际标准品的效价单位是根据上一次国际标准品的标示效价标化出来的，因此每一个效价单位的效力在前后两批国际标准品是一样的，供试品若与上一批的国际标准品对比，也应得出相同的效价。实际上新标准品开始生效后，上一批标准品即停止使用。

国家标准品制备后，需与国际标准品的效价单位进行比较，定出效价单位。我国于1952年开始建立国家标准品，由卫生部药品生物制品检定所会同全国有关单位共同进行选样、分装、协作标定、确定效价等，经卫生部审定后，向全国各使用单位分发。对于没有国际标准品的我国特有品种，由我国按照一定的原则自定效价单位。标准品应按规定条件保存。

（2）供试品

供试品是供检定其效价的样品，它的活性组分应与标准品基本相同。

二、抗生素微生物检定法的种类

抗生素微生物检定法是利用抗生素抑制或杀死细菌或真菌的程度作为客观指标来衡量抗生素中有效成分的效力的一种方法。各国药典均有采用。它比物理学方法或化学方法都更能确定抗生素的医疗价值，且有较高的灵敏度，所以被各国药典收载为测定抗生素效价的经典方法。

依试验设计原理的不同，抗生素微生物检定法一般分为稀释法、比浊法和琼脂扩散法。《中华人民共和国药典》（2010年版）采用管碟法和浊度法。

1. 稀释法

现在已不用来测定抗生素的效价，而以之测定抗生素的最低抑菌浓度（MIC）和最低杀菌浓度（MBC）。

2. 比浊法

将供试品与标准品的系列浓度稀释液加入接种有试验菌的液体培养基中，经过一定时间和温度的培养后，由于抗生素的浓度不同，试验菌受到不同程度的抑制，因而产生不同浓度的浑浊。用透光度测量浊度，浑浊程度越高，光吸收越好，通过的光线也就越小，采用分光光度计来测定吸光度，用二剂量法或三剂量法可计算出供试品的效价。

这种方法准确、快速、不受扩散影响且自动化程度高，各国药典相继收载。我国药典尚未收载此法。

3. 扩散法

先用试验菌制备含菌平板，将检品用不同的设计方法加在上述含菌平板上，经一定时间和温度的培养，由于抗生素向培养基中扩散，凡抑菌浓度所能到达之处，细菌不能生长而呈现出透明的抑菌范围。此范围一般呈圆形，故称为抑菌圈。根据抑菌圈的大小可判断细菌和真菌对抗生素的敏感程度。也可将供试品的抑菌圈与标准品的抑菌圈进行比较，计算出供试品的效价。

扩散法根据扩散形式不同可分为多种，其中管碟法是国际通用的方法，我国药典微生物检定法也一直采用管碟扩散法。

三、管碟法

1. 管碟法的概念

管碟法是利用抗生素溶液在含敏感试验菌的琼脂培养基内扩散渗透作用形成一定的抑菌圈而设计的。通过琼脂培养基，可观察并测量出抑菌圈的大小。在一定的抗生素浓度范围内，抗生素的对数浓度（剂量）与抑菌圈的面积或直径成正比。采用量反应平行线原理的设计，通过比较在同样条件下已知效价的标准品溶液与未知效价的供试品溶液产生的抑菌圈的大小，计算出供试品的效价。

2. 抑菌圈的形成原理

将不锈钢小管（俗称牛津杯）放置在含敏感试验菌的琼脂培养基上，将抗生素溶液注入小钢管中，抗生素分子随溶液向培养基内呈放射状扩散。同时将培养基置于适宜试验菌生长的条件下培养，试验菌开始生长。抗生素分子在琼脂培养基中的浓度，随离小钢管的距离增大而降低，离小钢管越远，琼脂培养基中抗生素的浓度越低。当抗生素分子扩散到一定时间，在小钢管周围形成了一个能有效抑制试验菌生长的范围，也就是通常所说的抑菌圈，抑菌圈的边缘处所含的抗生素浓度恰好是抗生素对试验菌的最低抑制浓度。抗生素的浓度不同，形成的抑菌圈的大小也不同。

3. 管碟法的动力学公式

抗生素溶液在培养基内呈球面扩散，利用分子扩散定律推导出的动力学公式如下：

$$r^2=4Dt[\ln M-\ln c-\ln(4\pi DtH)]$$

或

$$\lg M=1/(9.21Dt)r^2+\lg(4\pi cDtH)$$

式中 D——扩散系数，mm^2/h；

t——抗生素扩散时间，h；

M——管中抗生素总量，U；

r——管中心到抑菌圈边缘距离，mm；

H——培养基厚度，mm；

c——最低抑菌浓度，U/ml。

由上式可知，$\lg M$ 与 r^2 成直线关系，即抗生素总量的对数值与抑菌圈半径的平方值成直线关系，抗生素的量可从抑菌圈的大小来计算。

根据设计原理不同，管碟法分一剂量法（标准曲线法）、二剂量法（2.2 法）和三剂量法（3.3 法）三种常用的方法。其中二剂量法使用最多，本章将介绍二剂量法。

四、二剂量法

（一）概念

二剂量法是根据在一定的浓度范围内，抗生素的对数剂量和抑菌圈的直径或面积成正比的原理，将抗生素的标准品（S）和供试品（U）各稀释成一定比例的两种剂量，即高剂量和低剂量（2∶1 或 4∶1），在同一含试验菌的平板上进行比较，根据两种剂量 4 种溶液所产生的抑菌圈的大小，计算出供试品的效价。

(二) 效价计算公式

效价计算公式的推导如下（见图 7-6）：

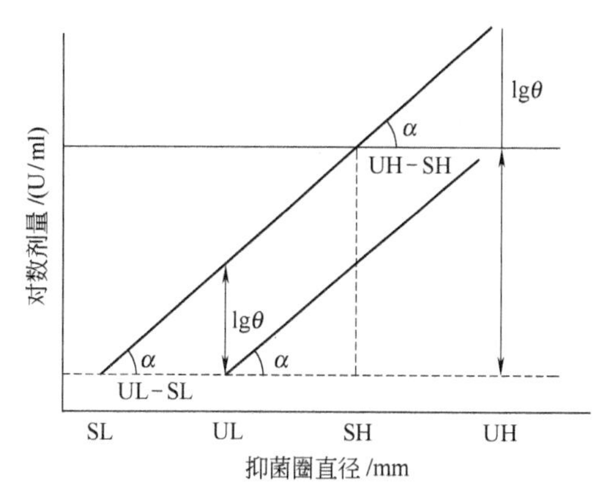

图 7-6 二剂量法效价计算公式的推导辅助图

设 $\lg\theta = \lg$ 效价

α = 直线角度

K = 高剂量与低剂量之比

UH = 供试品高剂量之抑菌圈直径

UL = 供试品低剂量之抑菌圈直径

SH = 标准品高剂量之抑菌圈直径

SL = 标准品低剂量之抑菌圈直径

$V = (UH + UL) - (SH + SL)$

$W = (SH + UH) - (SL + UL)$

由图知 $\lg\theta = \operatorname{tg}\alpha(UH - SH)$ ①

$\lg\theta = \operatorname{tg}\alpha(UL - SL)$ ②

①+②

$$2\lg\theta = \operatorname{tg}\alpha[(UH-SH)+(UL-SL)] = \operatorname{tg}\alpha[(UH+UL)-(SH+SL)] = \operatorname{tg}\alpha V$$

$$\lg\theta = \operatorname{tg}\alpha V/2 \quad ③$$

而

$$\lg K = \operatorname{tg}\alpha(UH - UL) \quad ④$$

$$\lg K = \operatorname{tg}\alpha(SH - SL) \quad ⑤$$

④+⑤

$$2\lg K = \operatorname{tg}\alpha[(UH-UL)+(SH-SL)] = \operatorname{tg}\alpha[(UH+SH)-(UL+SL)] = \operatorname{tg}\alpha W$$

$$\operatorname{tg}\alpha = 2\lg K / W$$

代入③得

$$\lg\theta = \frac{\lg K \cdot V}{W}$$

$$\theta = \lg^{-1}\frac{\lg K \cdot W}{V} \quad ⑥$$

由公式⑥即可算出效价。

注意：公式⑥中 θ 为相对效价，即供试品效价（P_u）与标准品效价（P_s）之比，所以供试品的效价代入下列公式即可求出。

$$P_u = \theta P_s$$

例题 设有一青霉素供试品，估计其效价为 1000U/ml 左右，已知青霉素标准品的效价为 1000U/ml。实验时将青霉素标准品配成 2.0U/ml 和 0.5U/ml 两种浓度。供试品也按同样方法进行配制（按同样的稀释倍数进行稀释），得到高剂量（估计浓度为 2.0U/ml 左右）和低剂量（估计浓度为 0.5U/ml 左右）两种稀释液。通过实验，最终获得的抑菌圈直径见表 7-2。求：供试品的相对效价和效价。

表 7-2 不同浓度的抑菌圈直径

试验皿号	不同浓度的抑菌圈直径/mm			
	UL	UH	SL	SH
1	18.5	24.0	18.5	23.0
2	18.0	24.0	18.0	24.5
3	18.0	24.5	18.0	24.5
4	18.0	24.0	18.0	24.0
平均值	18.1	24.1	18.1	24.0

解： 依题可知

$$V=(UH+UL)-(SH+SL)=(24.1+18.1)-(24.0+18.1)=0.1$$

$$W=(SH+UH)-(SL+UL)=(24.0+24.1)-(18.1+18.1)=11.9$$

$$K=2.0/0.5=4$$

代入公式 $\lg\theta=\frac{V}{W}\lg K=0.1/11.9\times\lg4=0.1/11.9\times\lg0.602=0.0051$

$$\theta=1.012$$

$$P_u=\theta P_s=1.012\times1000=1012U/ml$$

答： 供试品的相对效价为 1.012，效价为 1012U/ml。

（三）检查法

1. 仪器与设备

（1）操作室

一般在无菌室操作，内设紫外灯消毒，光线明亮，室温控制在 20～25℃，具体操作在净化工作台上进行。

（2）双碟

即为玻璃平皿，内径 90mm，高 16～17mm，皿底应水平，需做平度检查，可将平皿放在水平台面上，在下面垫一张白纸，皿内放水 2～3ml，再滴加蓝墨水，蓝色深浅应一致。

用过的平皿要于 121.3℃下灭菌 1h 后冷却，刮去培养基，用水冲洗后，用洗衣粉浸泡，再用水及蒸馏水冲洗干净、沥干，置 150～160℃干热灭菌 2h 或高压 121.3℃下蒸汽灭菌 30min，备用。

（3）陶瓦盖

内径约 103mm，外径 108mm，表面平坦，吸水性强，并应定期清洗干燥。可用洗衣粉洗刷并清洗干净后于 150～160℃烘烤 2h，放于干燥处备用。

（4）牛津杯

内径（6.0±0.1）mm，外径（7.8±0.1）mm，高（10.00±0.1）mm，每套牛津杯重量差异不超过±0.05g，管内及两端面光洁平坦，管壁厚薄一致。

用后的牛津杯先在 1∶1000 苯扎溴铵溶液中浸泡 2h 以上，再用小毛刷或粗纱布沾去污粉擦内外壁，用水冲洗，淋干，用蒸馏水冲洗 2 次，加蒸馏水煮沸 30min，然后在 150～160℃下干热灭菌 2h，取出冷却备用。

（5）牛津杯放置器

定期用 75%酒精棉球擦拭，并用酒精火焰烧小孔 2min。

（6）玻璃容器

包括滴定管（25ml）、移液管（1ml、2ml、5ml、10ml、25ml）、刻度吸管、容量瓶（25ml、50ml、100ml、250ml、500ml、1000ml）、烧杯（25ml）等。用前用清洁液浸泡、水冲洗、蒸馏水冲洗 3 遍，沥干。滴定管倒立、备用。移液管移取菌悬液后应于（121.3±1）℃高压蒸汽灭菌 1h，再按常规清洗干净，沥干备用。

（7）毛细滴管

由内径为 6mm 的玻璃管拉成，管口光滑，用前用清洁液浸泡、水冲洗、蒸馏水冲洗 3 遍，置 120℃干燥 3h，套上橡皮帽、备用。

（8）灭菌刻度吸管

用后立即放入1∶1000苯扎溴铵溶液中消毒，再按玻璃容器常规洗涤后，在吸口处塞入脱脂棉（松动、透气），置120℃以上干燥灭菌2h或121.3℃蒸汽灭菌30min，烘干备用。灭菌刻度吸管用于吸取菌液及培养基。

（9）称量瓶

用后水洗、沥干，放清洁液中浸泡2h以上，水洗、蒸馏水冲洗3遍，120.3℃干热3h，待冷却至60～70℃时取出，置干燥器中备用。

（10）恒温培养箱

一般以隔水式为宜，隔板用带孔的玻璃板以便热空气流通。玻璃板应经常检查调整水平。

（11）其他设备

分析天平（万分之一天平）、干燥箱（0～300℃）、恒温水浴箱、显微镜、抑菌圈测量仪或游标卡尺（测量仪必须按抑菌圈测量仪检验规程检验合格；卡尺精度0.05mm，长度125mm）、超净工作台、冰箱、酒精灯、接种棒等。

2. 灭菌缓冲液

用分析纯试剂配制磷酸盐缓冲液。将缓冲液分装于玻璃容器内，冷处保存。配制后缓冲液应澄明。

（1）磷酸盐缓冲液（pH6.0）

取磷酸氢二钾2g与磷酸二氢钾8g，加水使成1000ml，摇匀滤过。经115℃蒸汽灭菌30min备用。

（2）磷酸盐缓冲液（pH7.0）

取磷酸氢二钾9.39g与磷酸二氢钾3.5g，加水使成1000ml，摇匀滤过。经115℃蒸汽灭菌30min备用。

（3）磷酸盐缓冲液（pH7.8）

取磷酸氢二钾5.59g与磷酸二氢钾0.41g，加水使成1000ml，摇匀滤过。经115℃蒸汽灭菌30min备用。

（4）磷酸盐缓冲液（pH10.5）

取磷酸氢二钾35g，加氢氧化钾溶液（10mol/L）2ml，加水使成1000ml，摇匀滤过。经115℃蒸汽灭菌30min备用。

3. 培养基及制备方法

《中华人民共和国药典》（2010年版）中抗生素微生物检定法收载了多种不同配方的培养基。

培养基原料的质量对抑菌圈边缘清晰度及试验结果的精确度影响较大，因此应对原料做预试验进行挑选。制成的培养基应透明，不能有沉淀，不能有其他抑菌物的存留及污染。如果有沉淀可在115℃ 20min熔化，趁热用纸浆减压或用适宜方法过滤，调整pH值，分装、灭菌，备用。培养基应在冷处保存。用前培养基熔化要完全，不能有硬块。

目前市场上有相同成分的干燥培养基供应，临用时，照使用说明配制。注意pH值必须符合规定，否则要进行校正。分装后，115℃蒸汽灭菌30min备用。

4. 检定用菌种

检定用标准菌种，由中国药品生物制品检定所提供，冷冻干燥品（安瓿）用前需经复苏。具体规定见《中华人民共和国药典》（2010年版）附录。

（1）菌种复苏

把冻干菌种管、灭菌 1ml 毛细滴管、双碟、镊子、普通肉汤培养基、营养琼脂培养基斜面数支放入超净工作台。按无菌操作要求进行操作。先用碘酒擦拭冻干菌种管外壁，稍干，再用 75%酒精棉擦拭，放入双碟中待干。点燃酒精灯，将菌种管封口一端在酒精灯上烧红，用灭菌毛细滴管吸取普通肉汤培养基滴在上面，使炸裂。取灭菌镊子，在火焰旁打开炸裂的管口，放入灭菌双碟内，另取一支灭菌毛细滴管在火焰旁吸取普通肉汤培养基少许加入管底部，使冻干菌种块溶解后吸出，分别接种在普通肉汤培养基及营养琼脂培养基斜面上，置 35～37℃培养 22～24h。将毛细滴管和菌种管放入消毒液内。

取出观察菌苔形态及有无杂菌，并做革兰染色镜检，如呈典型菌形，转接 3 代后即可使用。如菌形不典型，需进行平板分离单菌落，再进行检查。

（2）菌种保存与传代

将上述菌种斜面作为工作用菌种斜面，置冰箱中保存。

传代所用的培养基应新鲜制备，如培养基斜面已无冷凝水，则不宜使用。标签上注明菌名及接种日期。

从冰箱中取出的菌种斜面，放置室温下 30min，待温度平衡后再移入超净工作台。点燃酒精灯，左手握住菌种斜面，将管口靠近火焰，右手拿接种棒后端，将接种环烧红 30s，随后将全部接种棒金属部分在火焰上烧灼，往返通过 3 次。右手用无名指、小指及掌部夹住棉塞，左手将管口在火焰上旋转烧灼，右手再轻轻拔开棉塞，将接种环伸入管内，先在近壁的斜面上靠一下，稍冷却再移至菌苔上，刮取少许菌苔，随即取出接种棒，并将菌种管移至火焰旁。堵上棉塞，左手将菌种管放下，取营养琼脂斜面 1 支，照上述操作打开棉塞，将接种环伸入管内至琼脂斜面的底部，由底向上，将接种环轻贴斜面的表面曲折移动，使细菌划于斜面的表面上。取出接种棒，在火焰旁将培养基管棉塞堵上，然后将接种过细菌的接种棒在火焰上烧灼灭菌。将已接种的细菌管至 35～37℃培养 22～24h。取出挑选生长好、无杂菌、呈典型菌落的斜面替换原有菌种斜面作为工作用菌种斜面，并保存在冰箱中。一般 1 个月传代 1 次。

（3）菌悬液的制备

依据检验所需菌悬液的量，准备若干支。取工作用菌种斜面，接种生产琼脂斜面，按规定条件培养后，按规定洗下菌苔，制成菌悬液供检验用。抑菌圈的边缘是否清晰受试验菌的菌龄影响，因此要保持菌种的新鲜。易变菌株在制备菌悬液前要进行单菌落的分离，选择典型菌落以保持菌悬液中菌群的一致性，使得抑菌圈边缘清晰、整齐。

以下列举了《中华人民共和国药典》（2010 年版）附录中收载的几种菌悬液的制备方法。

（1）枯草芽孢杆菌（*Bacillus subtilis*）悬液

取枯草芽孢杆菌［CMCC(B)63 501］的营养琼脂斜面培养物，接种于盛有营养琼脂培养基的培养瓶中，在 35～37℃培养 7 天，用革兰染色法涂片镜检，应有芽孢 85%以上。用灭菌水将芽孢洗下，在 65℃水浴内加热 30min，备用。

（2）短小芽孢杆菌（*Bacillus pumilus*）悬液

取短小芽孢杆菌［CMCC(B)63 202］的营养琼脂斜面培养物，照上述方法制备芽孢悬液。

（3）金黄色葡萄球菌（*Staphylococcus aureus*）悬液

取金黄色葡萄球菌［CMCC(B)26 003］的营养琼脂斜面培养物，接种于营养琼脂斜面上，在 35～37℃培养 20～22h。临用时，用灭菌水或 0.9%灭菌氯化钠溶液将菌苔洗下，备用。

（4）藤黄微球菌（*Micrococcus luteus*）悬液

取藤黄微球菌［CMCC(B)28 001］的营养琼脂斜面培养物，接种于盛有营养琼脂培养基的培养瓶中，在 26～27℃培养 24h，或采用适当方法制备的菌斜面，用培养基Ⅲ或 0.9%灭菌氯化钠溶液将菌苔洗下，备用。

（5）大肠杆菌（*Escherichia coli*）悬液

取大肠杆菌［CMCC(B)44 103］的营养琼脂斜面培养物，接种于营养琼脂斜面上，在 35～37℃培养 20～22h。临用时，用灭菌水将菌苔洗下，备用。

（6）啤酒酵母菌（*Saccharomyces cerevisiae*）悬液

取啤酒酵母菌（ATCC 9763）的Ⅴ号培养基琼脂斜面培养物，接种于Ⅳ号培养基琼脂斜面上。在 32～35℃培养 24h，用灭菌水将菌苔洗下置含有灭菌玻璃珠的试管中，振摇均匀，备用。

（7）肺炎克雷伯菌（*Klebosiella Pneumoniae*）悬液

取肺炎克雷伯菌［CMCC(B)46 117］的营养琼脂斜面培养物，接种于营养琼脂斜面上，在 35～37℃培养 20～22h。临用时，用灭菌水将菌苔洗下，备用。

（8）支气管炎博德特菌（*Bordetella Bronchiseptica*）悬液

取支气管炎博德特菌［CMCC(B)58 403］的营养琼脂斜面培养物，接种于营养琼脂斜面上，在 32～35℃培养 24h。临用时，用灭菌水将菌苔洗下，备用。

5. 操作方法

整个操作过程要注意操作环境及仪器设备避免抗生素的污染。

（1）标准品溶液的制备

标准品的使用与保存，应遵循标准品使用说明书的规定。

从冰箱中取出标准品，与室温平衡后，用天平以减量法精密称取不少于 20mg、一般为 50mg 标准品（不得反复称取），根据标准品的标示效价单位加入稀释液制成浓度一般为 1000U/ml 的浓溶液，存于冰箱中备用。

临用时依据表 7-3 的规定，取上述 1000U/ml 的标准品浓溶液，用缓冲液稀释成滴碟所用最终高、低两浓度，作为标准品溶液。

（2）供试品溶液的制备

将供试品放于干燥器内至少 30min 后，精密称取供试品适量，用各药品项下规定的溶剂溶解后，根据估计效价单位加入稀释液制成浓度一般为 1000U/ml 的浓溶液，再照表 7-3 的规定用缓冲液稀释至与标准品相当的滴碟所用最终高、低两浓度，作为供试品溶液。

称取标准品和供试品时，要使用同一天平和砝码；称量样品的容器一般不大于 10g；取样后要立即将称量瓶和被称物盖好，以免吸水；不得将标准品或供试品倒回原容器内。

标准品和供试品所用的溶剂量及溶解时间应尽量一致。

稀释标准品和供试品时应使用容量瓶，一般分 3 次进行稀释，每步稀释取样量一般不少于 2ml；所用的刻度吸管先要用被量取的溶液流洗 2～3 次，吸取溶液后，用滤纸将外壁多余液体擦去，从 0 刻度开始放溶液。每次加溶液接近容量瓶刻度时，要放置片刻，待瓶壁的液体完全流下，再准确补加至刻度。所用的容量瓶和刻度吸管必须经过标定。稀释标准品和供试品所用的缓冲液应为同批、同瓶或同批合并的数瓶缓冲液。

表 7-3 抗生素微生物检定试验设计表

抗生素类别	试验菌	培养基		灭菌缓冲液pH值	抗生素浓度范围单位/ml	培养条件	
		编号	pH值			温度/℃	时间/h
链霉素	枯草芽孢杆菌[CMCC(B)63 501]	Ⅰ	7.8～8.0	7.8	0.6～1.6	35～37	14～16
卡那霉素	枯草芽孢杆菌[CMCC(B)63 501]	Ⅰ	7.8～8.0	7.8	0.9～4.5	35～37	14～16
阿米卡星	枯草芽孢杆菌[CMCC(B)63 501]	Ⅰ	7.8～8.0	7.8	0.9～4.5	35～37	14～16
巴龙霉素	枯草芽孢杆菌[CMCC(B)63 501]	Ⅰ	7.8～8.0	7.8	0.9～4.5	35～37	14～16
核糖霉素	枯草芽孢杆菌[CMCC(B)63 501]	Ⅰ	7.8～8.0	7.8	2.0～12.0	35～37	14～16
卷曲霉素	枯草芽孢杆菌[CMCC(B)63 501]	Ⅰ	7.8～8.0	7.8	10.0～40.0	35～37	14～16
磺苄西林	枯草芽孢杆菌[CMCC(B)63 501]	Ⅰ	6.5～6.6	6.0	5.0～10.0	35～37	14～16
去甲万古霉素	枯草芽孢杆菌[CMCC(B)63 501]	Ⅷ	6.0	6.0	9.0～43.7	35～37	14～16
庆大霉素	短小芽孢杆菌[CMCC(B)63 202]	Ⅰ	7.8～8.0	7.8	2.0～12.0	35～37	14～16
红霉素	短小芽孢杆菌[CMCC(B)63 202]	Ⅰ	7.8～8.0	7.8	5.0～20.0	35～37	14～16
新霉素	金黄色葡萄球菌[CMCC(B)26 003]	Ⅱ	7.8～8.0	7.8③	4.0～25.0	35～37	14～16
四环素	藤黄微球菌[CMCC(B)28 001]	Ⅱ	6.5～6.6	6.0	10.0～40.0	35～37	16～18
土霉素	藤黄微球菌[CMCC(B)28 001]	Ⅱ	6.5～6.6	6.0	10.0～40.0	35～37	16～18
金霉素	藤黄微球菌[CMCC(B)28 001]	Ⅱ	6.5～6.6	6.0	4.0～25.0	35～37	16～18
氯霉素	藤黄微球菌[CMCC(B)28 001]	Ⅱ	6.5～6.6	6.0	30.0～80.0	35～37	16～18
杆菌肽	藤黄微球菌[CMCC(B)28 001]	Ⅱ	6.5～6.6	6.0	2.0～12.0	35～37	16～18
黏菌素	大肠埃希菌[CMCC(B)44 103]	Ⅵ	7.2～7.4	6.0	614～2344	35～37	16～18
两性霉素 B①	啤酒酵母菌(ATCC 9763)	Ⅳ	6.0～6.2	10.5	0.5～2.0	35～37	24～36
奈替米星	短小芽孢杆菌[CMCC(B)63 202]	Ⅰ	7.8～8.0	7.8	5～20	35～37	14～16
西索米星	短小芽孢杆菌[CMCC(B)63 202]	Ⅰ	7.8～8.0	7.8	5～20	35～37	14～16
阿奇霉素	短小芽孢杆菌[CMCC(B)63 202]	Ⅰ	7.8～8.0	7.8	0.5～20	35～37	16～18
磷霉素	藤黄微球菌[CMCC(B)28 001]	Ⅱ	7.8～8.0	7.8	5～20	35～37	18～24
乙酰螺旋霉素②	枯草芽孢杆菌[CMCC(B)63 501]	Ⅱ	8.0～8.2	7.8	5～40	35～37	14～16
妥布霉素	枯草芽孢杆菌[CMCC(B)63 501]	Ⅰ	7.8～8.0	7.8	1～4	35～37	14～16
罗红霉素	枯草芽孢杆菌[CMCC(B)63 501]	Ⅱ	7.8～8.0	7.8	5～10	35～37	16～18
克拉霉素	短小芽孢杆菌[CMCC(B)63 202]	Ⅰ	7.8～8.0	7.8	2.0～8.0	35～37	14～16
大观霉素	克雷伯肺炎杆菌[CMCC(B)46 117]	Ⅱ	7.8～8.0	7.0	50～200	35～37	16～18
吉他霉素	枯草芽孢杆菌[CMCC(B)63 501]	Ⅱ④	8.0～8.2	7.8	20～40	35～37	16～18
麦白霉素	枯草芽孢杆菌[CMCC(B)63 501]	营养琼脂培养基	8.0～8.2	7.8	5～40	35～37	16～18
小诺霉素	枯草芽孢杆菌[CMCC(B)63 501]	Ⅰ	7.8～8.0	7.8	0.5～2.0	35～37	14～16
多黏霉素 B	支气管炎博德特菌[CMCC(B)58 403]	多黏菌素 B 用培养基	6.5～6.7	6.0	4～25	35～37	16～18
交沙霉素	枯草芽孢杆菌[CMCC(B)]63 501	Ⅱ	7.8～8.0	7.8	7.5～30	35～37	14～16
丙酸交沙霉素	枯草芽孢杆菌[CMCC(B)]63 501	Ⅱ	7.8～8.0	7.8	20～80	36～37	14～16
替考拉宁	枯草芽孢杆菌[CMCC(B)]63 501	Ⅱ	6.5～6.6	6.0	20～40	36～37	14～16
万古霉素	枯草芽孢杆菌[CMCC(B)]63 501	Ⅷ	6.0	6.0	2.5～12.5	36～37	14～16

① 两性霉素 B 双碟的制备，用菌层 15ml 代替两层。

② 乙酰螺旋霉素，抗Ⅱ检定培养基制备时，调节 pH 值使灭菌后为 8.0～8.2。

③ 含 3%氯化钠。

④ 加 0.3%葡萄糖。

标准品和供试品高、低浓度的剂量比一般为 2∶1。高剂量点的抑菌圈直径应在 20～24mm，个别抗生素可在 18～24mm。高剂量与低剂量抑菌圈之差最好不小于 2mm。当有些抗生素差数较小时，可用 4∶1 的高、低剂量比。所选用的浓度必须在药典规定的试验设计浓度范围内。

(3) 制备双碟

在半无菌间或超净台上操作。放双碟的台面应用水平仪调水平。

① 底层。根据所检品种方法要求及所检的量，按表 7-3 取所需培养基适量，用微波炉熔化，室温下检查培养基应均匀、无凝块。将经高压灭菌的双碟平铺排在水平台上，用灭菌

大口吸管（20ml）吸取已熔化、温度约50～53℃的培养基20ml（留部分加热熔化培养基在恒温水浴中留作菌层用），注入干燥双碟内，使在碟底内均匀摊布，放置水平台上使凝固（约30min），待凝固后更换干燥的陶瓦盖，置于35～37℃培养箱中保温。保温的目的是使底层培养基干燥，易于摊布菌层，且有利于菌层水平。

② 菌层。另取留在恒温水浴中的培养基适量放冷至48～50℃（芽孢可至60℃），用灭菌吸管吸取规定的菌悬液加入此培养基中，轻轻充分旋摇（应避免出现气泡），使成均匀的菌层培养基。菌悬液的用量应在检验前预试验，二剂量法以标准溶液的高浓度所致的抑菌圈直径在18～22mm为合适。用10ml灭菌大口吸管，分别吸取5ml菌层培养基注入每一已凝固的底层培养基上，并迅速旋摇，务必使其均匀摊布。将双碟置水平台上，盖好陶瓦盖，放置20～30min，待凝固，备用。

制备双碟时注意不要产生大量冷凝水，倒碟的培养基温度不要过高，不要用玻璃盖盖严；陈旧的试验菌培养物会使抑菌圈边缘模糊，因此应选用新鲜的试验菌和培养基。

（4）放置钢管

菌层凝固后，立即通过钢管放置器在每一双碟中以等距离均匀安置不锈钢小管4个，用陶瓦圆盖覆盖备用。从加好菌层到加钢管的时间不应超过20～30min。要注意使钢管平稳落在培养基上，各个钢管下落的高度应一致。钢管放妥后，应使双碟静置10min，使钢管在培养基内稍下沉稳定后，再开始滴加抗生素溶液。

（5）滴碟、培养

取上述已制备好的双碟（每批供试品不少于4个，一般取4～10个），用毛细滴管分别取高浓度及低浓度的标准品溶液，滴加在每一双碟上对角的2个小钢管中，至钢管口平满。用同法在其余2个小钢管中分别滴装相应的高低两种浓度的供试品溶液。高、低浓度的浓度之比为2∶1或4∶1。

操作时应注意排除毛细管中空气，标准品与供试品各种浓度各用一个毛细滴管，且每批供试品溶液间应予以更换。在滴加之前要用滴加液洗毛细滴管2～3次。滴加钢管时应尽量使每个钢管的液位一致，溶液不能滴到钢管外，并尽量缩短滴碟时间。双碟中4个小钢管的滴加顺序为SH—UH—SL—UL，其中，SH为标准品高浓度；SL为标准品低浓度；UH为供试品高浓度；UL为供试品低浓度。

滴加完毕，用陶瓦盖覆盖双碟，将双碟水平地移至双碟托盘内，双碟叠放不可超过3个，水平移入培养箱中间位置，35～37℃培养至所需时间（按表7-3依试验菌的要求选用）。培养过程中应尽量避免开启培养箱，以减少对培养温度的影响。

（6）测量抑菌圈

将培养好的双碟取出，打开陶瓦盖，将钢管倒入消毒液中，换上玻璃盖，按批号排好。测量前应检查：双碟应透明度好，无破损和不透明现象；抑菌圈应圆满，无破圈或圈不完整现象，否则应弃去该双碟。

用游标卡尺或抑菌圈测量仪测量各个抑菌圈的面积（或直径），按照药典规定的生物检定统计法进行可靠性测验及效价计算。如用游标卡尺测量，可将抑菌圈数据输入电脑，由专用的二剂量法的软件程序进行统计学处理。用抑菌圈测量仪测量各个抑菌圈时，自动测量、计算及统计分析可一次完成，并可打印出计算结果。

（7）记录

试验记录应包括抗生素的品种、剂型、规格、标示量、生产厂、批号、检验目的、检验依据、检验日期、温度、湿度，标准品与供试品的称量、稀释步骤与核对人，抑菌圈测量结果。当用游标卡尺测量抑菌圈时，应将测试数据以框图方式按双碟数记录清楚，当用抑菌圈测量仪测量时，要将电脑打印测试、计算、统计分析的打印纸贴附于记录上。

6. 供试品测定操作要点

（1）原料药品

指大包装或半成品的抗生素干燥粉末或结晶性粉末，不含辅料。一般测定原料药品的纯度（U/mg）。

① 取样。准备好干燥的小瓶容器及取样匙在干燥清洁条件下取出适量样品，并立即将原包装封好。

② 估计效价。如有标示量效价，可按标示量的效价每毫克单位数估计。估计效价尽量接近真实效价，如估计效价与真实效价距离较远时，可先做初测试验，然后按初测试验结果来估计效价，再做精确测定。

③ 折干效价。一般按干燥品或无水物计算原料药品的效价。先测含水的供试品效价，再根据供试品的水分或干燥失重的结果折算成干燥品或无水物的效价。

干燥品效价(U/mg)＝湿品效价(U/mg)/[1－供试品干燥失重量(%)]

（2）制剂

① 注射用冻干粉末。需测定整瓶效价。取装量差异测量后的内容物，称出适量（50mg以上），放入容量瓶中，按估计效价进行溶解、稀释，测出每1mg的单位数，再根据装量差异项下的每瓶平均重量计算出整瓶的效价。

② 水针剂。标示量为每毫升含效价单位数。启开安瓿或小瓶塞后，吸取一定量的供试品，将吸管外壁用滤纸擦净，沿着容量瓶口内壁缓缓放入已盛有一定溶剂的容量瓶内，以免抗生素结晶析出，振摇，继续加溶液至刻度，摇匀，再稀释至规定的浓度。

③ 片剂。分为素片、糖衣片和肠衣片。

a. 素片。称取20片的总量，求出平均片重，在干燥柜内迅速研细混匀后，精密称出约相当于平均1片的重量，放至容量瓶中，根据每片的标示量，用规定的溶剂溶解，稀释至容量瓶中。因片剂中含赋形剂较多，如稀释时赋形剂浮于溶液表面，量取体积时应读取赋形剂层下的溶液；如沉淀较多，应待其下沉后量取其悬浮液。有些片剂辅料吸附抗生素，应洗辅料一次，且将洗辅料的溶剂加入容量瓶中。为节约供试品，可与片剂的重量差异检查结合进行。

b. 糖衣片、肠衣片。取规定的供试品数片，在玻璃乳钵中研细，根据标示量用规定的溶剂边研磨边溶解，移入放有小漏斗的容量瓶中，稀释至刻度，摇匀，静置，使赋形剂下沉而抗生素已溶解在溶液中，精密吸取容量瓶中的悬浮液适量，做进一步稀释。

④ 胶囊剂。取重量差异试验后的内容物，混匀，精密称出约相当于平均1个胶囊的重量，研细，按规定的溶剂溶解并移至容量瓶中，稀释至刻度，摇匀，如供试品中含较多的辅料，照糖衣片项下的方法进行。

⑤ 颗粒剂或干糖浆。取重量差异试验后的内容物，混匀，精密称出约相当于平均1袋的重量，根据每袋的标示量，用规定的溶剂溶解，稀释至容量瓶中，再照片剂操作方法进行。

⑥ 软膏剂或眼膏剂。将软膏剂或眼膏剂软管的封口切开，擦净管的外壁，置于干燥器内约1h，将膏剂软管在天平上称重，戴手套取出软管将膏剂挤入洁净的分液漏斗内约2g，

再称其膏剂软管的重量，前后称量之差即为分液漏斗内膏剂供试品的重量。

复习思考题

1. 药物体外抗菌试验常用的方法有哪几种？
2. 解释 MBC 和 MIC。
3. 抗生素效价单位有哪几种表示方法？

第八章　药品卫生检验技术

第一节　理论基础

药品的卫生检验是对各种药品内微生物数量及某些特殊的微生物种类进行检查的方法及操作技术。药厂生产出的药品除了要对有效成分等化学及物理性状进行检验外，还必须对药品中的微生物数量及微生物限度进行检验，只有各项检验都合格的药品才能出厂销售。

一、药品卫生检验的意义

1. 可以确保药品的质量

药品被微生物污染后，会使其化学、物理性质产生变化，原来的有效成分被分解、破坏，失去治疗作用；而随着污染药品的微生物的生长、代谢，还会产生新的化合物，如毒素、过敏物质、微生物颗粒等，这些化合物对机体会产生有害的作用。这样，被微生物污染的药品不但无效，而且还有害。因此，世界各国均对药品的卫生学标准做了明确的规定，这个规定在不同的国家是不同的。我国对药品的生产、管理及销售的药品的卫生标准做了严格的规定，没有达到卫生条件的企业不能生产药品，没有达到卫生规定的企业不能经营销售药品；特别是对出厂进行销售的药品本身的卫生标准，更做了严格的规定。凡是不能符合卫生标准的药品，均不能出厂，更不能用于临床。

2. 可以间接反映药品生产企业的生产条件、工艺方法和管理水平

一般来说，药品的卫生标准越好、越高，该厂的生产条件就越好，工艺方法也越先进，管理水平也较高。很难想象，一个生产条件很差、工艺很落后、管理混乱的企业能生产出高卫生标准的药品来。

3. 可以反映（抗菌）抑菌药品不同产地、不同批次之间的质量差异

如果药品内微生物数量很多，则该药品的质量较差，因为它连药品本身的微生物都不能杀死或抑制生长，当然不可能是一个好的药品。

二、药品的卫生标准

（一）WHO卫生标准

1. 灭菌药物

药物中不得含有任何活菌。

2. 非规定灭菌药物

非规定灭菌药物标准见表8-1。

（二）我国药品的卫生标准

1. 灭菌药物

药物中不得含有任何活菌。

2. 非规定灭菌药物

“允许有一定限度（数量）的微生物存在，但不得检出规定的控制菌。包括口服药及局

表 8-1　非规定灭菌药物标准（WHO）

药品		类别	杂菌总数	霉菌总数	致病菌
口服药	固体	丸剂、片剂、散剂、粉剂、冲剂	<1000 个/g	<100 个/g	每克不得检出大肠杆菌、伤寒杆菌、活螨及螨卵
	液体	液体制剂	<100 个/ml	<100 个/ml	
外用药		每克无铜绿假单胞菌、厌氧梭菌、金葡菌、活螨及螨卵，活菌<100 个/g			

注：此标准特点为标准高，分类简便、少，只有少数西方国家使用。

部皮肤外用药”。见表 8-2、表 8-3。

表 8-2　药品微生物限度标准（2010 版，一部）

药品			细菌数（个/g、个/ml、个/10cm²）	霉菌和酵母菌数（个/g、个/ml、个/10cm²）	控制菌（每克或每毫升或 10cm² 不能检出）						
					大肠埃希菌	大肠菌群	金黄色葡萄球菌	铜绿假单胞菌	沙门菌	梭苗	白色念球菌
口服药	不含药材原粉	固体	≤1000	≤100	√	/	/	/	/	/	/
		液体	≤100	≤100							
	含药材原粉	固体	≤10000	≤100	√	<100	/	/	/	/	/
		丸剂	≤30000	≤100	√	<100	/	/	/	/	/
		液体	≤500	≤100	√	<10	/	/	/	/	/
	含豆豉、神曲等发酵成分	固体	≤10 万	≤500	√	<100	/	/	/	/	/
		液体	≤1000	≤100	√	<10	/	/	/	/	/
	含动物组织（包括提取物）及动物类原药材（蜂蜜、王浆、动物角、阿胶除外）的口服药每 10g 或 10ml								√	/	/
局部给药	用于皮肤、黏膜不完整含药材原粉	固体	≤1000	≤100	/	/	√	√	/	/	/
		液体	≤100								
	用于皮肤、黏膜完整含药材原粉	固体	≤10000	≤100	/	/	√	√	/	/	/
		液体	≤100								
	耳给药		≤100	≤10	/	/	√	√	/	/	/
	鼻、呼吸道吸入给药		≤100	≤10	√	/	/	/	/	/	/
	阴道、尿道给药加检		≤100	<10	/	/	√	√	/	√	√
	直肠给药	固体	≤1000	≤100	√	/	√	√	/	/	/
		液体	≤100							/	/
	其他给药		≤100	≤100	/	/	√	√	/	/	/

注：1. 有兼用途径者应符合各给药途径的标准。

2. 霉变、长螨者以不合格论。

表 8-3　药品微生物限度标准（2010 版，二部及三部）

药品		细菌数（个/g、个/ml、个/10cm²）	霉菌和酵母菌数（个/g、个/ml、个/10cm²）	控制菌（每 g 或每 ml 或 10cm² 不能检出）					
				大肠埃希菌	金黄色葡萄球菌	铜绿假单胞菌	沙门菌	梭苗	白色念球菌
口服药	固体	≤1000	≤100	√	/	/	/	/	/
	液体	≤100	≤100						
	含动物组织（包括提取物）的口服药每 10g 或 10ml（除口服药项目外）						√	/	/

续表

药品			细菌数(个/g、个/ml、个/10cm²)	霉菌和酵母菌数(个/g、个/ml、个/10cm²)	控制菌(每 g 或每 ml 或 10cm² 不能检出)					
					大肠埃希菌	金黄色葡萄球菌	铜绿假单胞菌	沙门菌	梭菌	白色念球菌
局部给药	耳给药		≤100	≤10	/	√	√	/	/	/
	鼻、呼吸道吸入给药		≤100	≤10	√	√	√	/	/	/
	阴道、尿道给药		≤100	≤10	/	√	√	/	/	√
	直肠给药	固体	≤1000	≤100	√	√	√	/	/	/
		液体	≤100							
	其他给药		≤100	≤100	/	√	√	/	/	/

注：1. 有兼用途径者应符合各给药途径的标准。

2. 霉变、长螨者以不合格论。

第二节　灭菌药物无菌检验的操作

一、操作目的

1. 掌握一般灭菌药物无菌检验的方法及操作技术。
2. 熟悉特殊灭菌药物的处理方法和技术。

二、操作原理

由于用药方法及用药部位的特殊，要求注射剂、植入剂、可吸收的止血剂、外科用器材及眼用药等药品、药具不存在任何活的微生物。将这些药品、药具接种至适宜各类微生物生长的培养基上，并在适宜条件下加以培养，如果有活的微生物就能见到微生物在培养基上生长；反之，如果各类培养基都无微生物生长，说明药品、药具不含任何活的微生物。为了保证测检结果有效、可靠，要同时进行阳性和阴性对照试验，以保证提供的条件是各类微生物可以正常生长所需的条件；检验过程中的所有操作均为无菌操作。

有些药物由于本身的特性，如含抗菌抑菌成分抑制微生物生长或为油性液体不能与水性培养基接触而影响微生物的正常生长，这样的药物如果用一般的方法进行检验，即使是药物含菌也不能检验出来。为了准确检验药物是否有菌，一般要对这些药物进行处理，最常用的方法是将药物用滤膜过滤，把药物和菌分开，消除药物对菌正常生长的影响，使检验结果真实有效。

三、操作用仪器及试剂

无菌操作间、超净工作台、恒温培养箱、高压蒸汽灭菌器、滤菌器、电热恒温干燥箱、生物显微镜，试管、锥形瓶、量筒、量杯、载玻片，1ml、2ml、5ml 和 10ml 刻度吸管，2ml、5ml 和 10ml 注射器，输液瓶、酒精灯、试管架、镊子、手术剪刀、注射器针头、接种环、棉塞、棉球、橡皮塞、橡皮管、纱布、乳胶手套，无菌衣、裤、帽子、口罩、拖鞋，直径为 0.45μm 的微孔滤膜等。

75%的乙醇、5%甲醛、3%～5%的甲酚溶液、0.9%的无菌氯化钠溶液、无菌蒸馏水、无菌青霉素酶溶液、蛋白胨、牛肉膏、酵母膏、葡萄糖、无菌十四烷酸异丙酯、磷酸二氢钾、磷酸氢二钾、氯化钠、硫酸镁、硫乙醇酸钠、L-胱氨酸、刃天青（或亚甲蓝）、胰酶水解酪胨、琼脂、2mol/L 盐酸溶液、2mol/L 氢氧化钠溶液或市售硫乙醇酸钠培养基、市售聚山梨酯 80 培养基、市售 β-内酰胺酶的培养基、市售营养琼脂培养基、市售真菌琼脂培养基等。

四、操作前准备

1. 操作场地的准备

更衣室、无菌操作间、缓冲室、缓冲通道及超净工作台按规定进行清洁，要求更衣室、缓冲间的洁净度至少达到 10 万级，操作空间的洁净度达到 10000 级，操作区域的洁净度达到 100 级。将灭好菌的物品、衣物放置在相应地方，再进行消毒灭菌，检验尘埃数和菌落数。合格后开启调温、调湿控制装置和高效空气过滤器，让超净工作台的气流达到稳定状态。

2. 抽样

无菌检验的抽样方法依产品不同而各不相同（详见表 8-4）。抽样后，各种药品加入培养基的数量按药品形态、规格不同而不同（详见表 8-5、表 8-6）。

表 8-4　批出厂产品最少检验数量

供　试　品	批产量 N/个	每种培养基最少检验数量
注射剂	N≤100	10%或 4 个(取较多者)
	100＜N≤500	10 个
	N＞500	2%或 20 个(取较少者)
大体积注射剂/＞100ml		2%或 10 个(取较少者)
眼用及其他非注射产品	N≤200	5%或 2 个(取较多者)
	N＞200	10 个
桶装固体原料	N≤4	每个容器
	4＜N≤50	20%或 4 个容器(取较大者)
	N＞50	2%或 10 个容器(取较大者)
抗生素原料药(≥5g)		6 个容器
医疗器具	≤100	10%或 4 件(取较多者)
	100＜N≤500	10 件
	＞500	2%或 20 件(取较少者)

注：若每个容器中的装量不足接种两种培养基，那么表中的检验数量应加倍。

表 8-5　上市抽样检验样品（液体制剂）的最少检验量

供试品装量 V/ml	每支样品接入每管培养基的最少样品量	供试品最少检验数量/瓶(或支)
≤1	全量	每种培养基各接种 10 支
1＜V＜5	半量	10
5≤V＜20	2ml	10
20≤V＜50	5ml	10
50≤V＜100	10ml	10
50≤V＜100(静脉给药)	半量	10
100≤V＜500	半量	6
V≥500	500ml	6

① 若供试品每个容器中的装量不足接种两种培养基，那么表中的最少检验数量应加倍。

表 8-6　上市抽样检验样品（固体制剂）的最少检验量

供试品装量 M/瓶(或支)	每支样品接入每管培养基的最少样品量	供试品最少检验数量/瓶(或支)
M＜500mg	全量	10①
50mg≤M＜300mg	半量	10
300mg≤M＜5g	150mg	10
M≥5g	500mg	10②
一次性使用含药产品	整个产品	10
外科用敷料棉花及纱布	取 100mg 或 1cm×3cm	10
缝合线、一次医用材料	整个材料③	10①
带导管的一次性	整个材料	10
一次性使用含药产品	整个产品③(切碎或拆散开)	10①

① 若供试品每个容器中的装量不足接种两种培养基，那么表中的最少检验数量应加倍。

② 抗生素粉针剂（≥5g）及抗生素原料药（≥5g）的最少检验数量为 6 支（或瓶），桶装固体原料的最少检验数量为 4 个包装。

③ 如果医用器械体积过大，培养基用量可在 2000ml 以上，将其完全浸没。

3. 培养基的准备

(1) 培养基的配制

按硫乙醇酸钠培养基配方中的操作说明，用CP试剂规格的药品配制好细菌培养所需要的厌氧菌培养基和需氧菌培养基。按真菌培养基配方中的操作说明，用CP试剂规格的药品配制检验真菌所需要的真菌培养基。如果所使用的药品中有新购入的品种，即使是同一生产厂家生产的同一规格的药品，也必须先进行检验。只有检验出该药品的替换不会对微生物的生长产生任何影响时，才能用于无菌检验培养基的配制。

(2) 培养基的消毒灭菌及无菌检验

配制好的培养基如果有沉淀，必须过滤。过滤后按配方中的说明进行灭菌。灭菌后的细菌培养基在30～35℃下培养48h，真菌培养基在20～25℃下培养72h，都应该无菌生长。如果发现培养基有菌生长，则该培养基应重新配制及消毒灭菌。一次配制并经无菌检验合格(同时必须是灵敏度检验合格)的培养基在2～25℃避光保存，如果是非密闭容器保存，培养基可用3周；如果是密闭容器保存，培养基可用一年。

(3) 培养基灵敏度的检验

将金黄色葡萄球菌、铜绿假单胞菌、枯草芽孢杆菌三种标准菌的新鲜培养物接种至营养肉汤或营养琼脂培养基中，生孢梭菌标准菌的新鲜培养物接种至硫乙醇酸钠液体培养基中，以上四种培养基均在30～35℃培养18～24h。将白色念球菌标准菌的新鲜培养物接种至改良马丁琼脂培养基（或改良马丁培养基）中，在23～28℃下培养24～48h。上述五种培养物均用无菌生理盐水制成每毫升含菌数小于100cfu（菌落形成单位）的菌悬液。将黑曲霉标准菌的新鲜培养物接种至改良马丁琼脂斜面培养基上，在23～28℃下培养5～7天，用3～5ml的无菌生理盐水将孢子洗脱。用吸管将孢子悬液通过无菌棉或纱布过滤，除去菌丝后移入无菌试管中，用无菌生理盐水将孢子液稀释为每毫升孢子数小于100cfu的孢子悬液。

取无菌试管9支，每支装入无菌的硫乙醇酸钠液体培养基12ml，分别接种小于100cfu的金黄色葡萄球菌、铜绿假单胞菌、枯草芽孢杆菌、生孢梭菌等菌悬液各2支，另一支不接种作空白对照，培养3天。再取5支无菌试管，分别加入无菌改良马丁培养液，分别接种小于100cfu的白色念球菌菌悬液、黑曲霉孢子悬液各2支，另一支不接种作空白对照，培养5天。以上培养每日观察并记录好。如果空白对照管无菌生长，接种菌的试管微生物生长良好，判断该培养基的灵敏度检查符合规定。

(4) 阳性对照检验和抑细菌抑真菌试验

按培养基灵敏度检验方法制备金黄色葡萄球菌、大肠杆菌、生孢梭菌、白色念球菌等小于100cfu的菌悬液。按每种菌2支、细菌一支空白对照、真菌一支空白对照的原则，将上述菌悬液按被检验药品性质的不同，各自接种于含无菌培养基、含被检验药品规定量的试管中，细菌在30～35℃下培养3天，真菌在23～28℃下培养5天，每天观察记录。接种管微生物生长良好，说明被检药品的检验量无抑细菌或抑真菌作用。一般来说，抗革兰阳性菌的药品以金黄色葡萄球菌为试验菌；抗革兰阴性菌的药品以大肠杆菌为试验菌；抗厌氧菌的药品以生孢梭菌为试验菌；抗真菌的药品以白色念球菌为试验菌。

(5) 溶剂及稀释液的阴性对照

为了防止检验过程中所用无菌溶剂或无菌稀释剂带菌而影响最后的检验结果，还必须对所用的无菌溶剂和无菌稀释剂进行无菌检验。方法是按培养基灵敏度检验方法，将溶剂或稀释液加入灵敏度符合要求的培养基中，在不同条件下培养，无菌生长，说明溶剂和稀释液不带菌。

溶剂和稀释液还要检验是否对微生物的生长有影响，只有对微生物生长没有影响的溶剂和稀释液才能在检验中使用。检验的方法是用被检溶剂或稀释液替代检验药品，和试验菌一起加入到无菌的培养基中，在不同条件下培养。如果微生物能正常生长，说明所使用的溶剂和稀释液对药品的无菌检验无影响，可以使用；反之，如果未加溶剂或稀释液的试管有菌生长，加了溶剂或稀释液的试管无菌生长，说明所用溶剂或稀释液对菌生长有影响，不能在该无菌检验中使用。

4. 物品、用具的准备

将操作所用的无菌衣、裤、帽、口罩、拖鞋等高压灭菌，在操作场所清洁后消毒前放至相应的位置；将接种所用的各种器具、玻璃用品按不同方法清洗、消毒好，在场所消毒前放入规定位置；将抽出样品的外包装用消毒剂消毒，与准备好的合格培养基一起放入物流通道中备用。

五、操作技术

(一) 被检药品的处理与接种

被检药品中，有的不能直接加入到培养基培养，即不能用直接接种法接种，这类药品通常要进行处理，处理的办法通常是先用薄膜过滤，再接种。薄膜过滤法最好采用封闭式薄膜过滤器，也可采用一般的开放式薄膜过滤器。薄膜的直径为 50mm，孔径为小于等于 0.45μm。过滤器和薄膜在使用前应采用适合的方法灭菌，在被检药品的检验操作过程中，薄膜不能破裂。水性溶液过滤前先用少量洗液过滤以湿润滤膜；非水性溶液过滤时，过滤器与滤膜必须充分干燥以增大过滤效率。药品溶液过滤的滤液及冲洗液必须覆盖整个滤膜表面，每张膜的冲洗液以 100ml 左右为宜。如果冲洗量过大，薄膜上的微生物容易被损伤而影响检验结果。

1. 水溶液药品的处理

取规定量直接过滤，或与适量的无菌稀释液在无菌容器中混均，然后过滤。如果药品是含有抗菌抑菌成分的药物，必须用适量的无菌冲洗液冲洗滤膜三次以上。冲洗后，如果是封闭式薄膜过滤器，分别将 100ml 的无菌硫乙醇酸钠培养液和无菌改良马丁培养液加入相应的滤筒内。如果是开放式滤膜滤菌器，则取出滤膜，将其分成三等份，分别放入含有 50ml 无菌硫乙醇酸钠培养液和无菌改良马丁培养液的容器中。

2. 非水溶性药品的处理

取规定量直接过滤，或将药品与含聚山梨酯 80 或其他适宜的乳化剂混合稀释，充分混合后过滤。用无菌的 0.1%～1%聚山梨酯 80 的冲洗液冲洗滤膜三次以上。按上述方法将膜接种于含或不含聚山梨酯 80 的无菌培养液中。

3. 可溶于水的固体药品的处理

取规定量，用适宜的无菌稀释液溶解或按说明溶解成水溶液，然后按 1 法操作接种。

4. β-内酰胺类抗生素药品的处理

取规定量，按水溶液或可溶于水的固体药品的处理方法溶解，立即过滤，用适宜的无菌冲洗液冲洗滤膜三次以上。再用含适量 β-内酰胺酶的冲洗液清洗残留在滤筒、滤膜上的抗生素后按 1 法操作接种于含适量 β-内酰胺酶的培养液中。

5. 膏剂与黏性油剂药品的处理

取规定量，加入至适量的无菌十四烷酸异丙酯中，剧烈振摇，使药品充分溶解。如果溶解不好，可在44℃下短时间加热，使其溶解，并趁热迅速过滤。如果仍然无法过滤，加100ml以上的无菌稀释液，充分振摇萃取，静放后取下层水液按2法处理接种。

6. 无菌气雾剂药品的处理

取规定数量，将各容器放在冰室内冷冻1h左右，用无菌操作法在容器上端钻一小孔先释放抛射剂，再用无菌法开启容器，根据药品的性质按1法或2法处理接种。

7. 装有药品的注射器

取规定数量，分别装上无菌针头，吸入无菌稀释液或用标签所注示的无菌液溶解，再按1法或2法处理接种。

8. 具有导管的医疗器具

取规定数量，每个最小包装用50～100ml无菌的冲洗液冲洗器具的内壁，将冲洗液收集至无菌容器中，按1法处理接种。

（二）直接接种法

许多药品或用具可以不按（一）法处理而直接接种于无菌检验合格和灵敏度检验合格的无菌培养基中，通过培养即可判断。除放射性药品是取0.2ml接种于7.5ml的无菌硫乙醇酸钠培养基和改良的马丁培养基外，其余均按规定量取药品接种于15ml无菌硫乙醇酸钠培养基和10ml无菌改良马丁培养基中。

如果被检品是医疗器具，可取一小包装（如线等）、一小块接种，也可将其拆散或切成小碎块接种。非水药品可以用无菌乳化剂乳化后接种，也可直接接种于含聚山梨酯80的培养基中。抗生素或含抗菌抑菌成分的药品直接接种时，必须接种于含药品灭活剂或药品中和剂的无菌培养基中。

（三）培养及观察

将按（一）或（二）接种好的各培养管、筒，按好氧菌30～35℃、厌氧菌30～35℃、真菌23～28℃，分别放于恒温培养箱、厌氧培养箱、真菌培养箱中培养14天。每天观察、记录培养情况。如果出现浑浊，不能判断是否有菌生长，可以将培养物转接至同种新鲜培养液或固体斜面培养基中划线培养。细菌培养2天，真菌培养3天，再观察记录。也可以通过染色在显微镜下观察。

（四）药品检验结果的判断

当各项阴性对照无菌生长，各个阳性对照都有菌生长，培养基无菌检验、灵敏度检验都合格时，药品的无菌检验结果有效。如果接种被检药品的检验管、筒均为澄清液体或虽然浑浊，但经证实不含微生物时，判断被检药品无菌检验合格；如果接种被检药品的任何一支检验管、筒浑浊并经证明有微生物时，判断被检药品无菌检验不合格。药品检验不合格不能出厂或上市销售。

（五）重试

在检验操作过程中，发现药品无菌检验不合格，即接种被检药品的检验管、筒有微生物生长，如果能充分证明试验结果无效，即生长的微生物不是被检药品中所含的，必须进行重试。重试时，取同等量的被检药品，按相同的方法处理接种、培养、观察和记录。如果无微生物生长，可判断被检药品无菌检验合格；如果有微生物生长，判断被检药品无菌检验不合格。

判断试验结果无效的条件之一如下：

① 无菌检验试验所用的设备和环境的微生物监控结果不符合无菌检验的要求，即环境洁净度未达到10000级或操作区洁净度未达到100级，或所用的器皿不是绝对无菌的等；

② 回顾无菌检验的操作过程中，有引起微生物污染的因素；

③ 阴性对照管有微生物生长；

④ 药品检验管、筒中生长的微生物经鉴定后，确证是因无菌检验中所使用的物品或无菌操作技术不当引进的。

第三节　非规定灭菌药物卫生检验的操作

非规定灭菌药物进行卫生检验时，被检药品的控制菌或其他病原菌的检验按一次检出的结果为准，不准复试；被检药品的细菌数、霉菌数、酵母菌数检验中的任何一项不符合该品种项下的规定时，应从同一批样品中再随机抽样，独立复试两次，以三次结果的平均值报告菌数；眼用被检药品的初次检验出现霉菌、酵母菌时，必须以两次复试均无菌，才能判被检药品的霉菌、酵母菌检验符合规定；被检药品只有微生物总数、控制菌检验的结果都符合该品种的要求时，才能判断被检药品的卫生检验符合规定；如果有任何一项不符合规定，则判断被检药品的卫生检验不符合规定，为不合格药品。

一、药品中微生物总数检验的操作

（一）操作目的

1. 掌握药品的抽样及样品的处理。

2. 掌握药品细菌总数及霉菌、酵母总数检验的方法。

3. 熟悉用细菌总数为指标，对药品生产各环节进行评价的原则。

（二）操作原理

细菌、霉菌总数是指单位重量（或体积）内所含有的细菌、霉菌的活菌数量。它不但反映了药品被微生物污染的程度，也是对生产单位的生产环境、所用原料、工具设备和工艺流程、操作者操作技术水平、生产单位管理水平等进行综合评价的一个主要指标。

每一个活菌在适宜的培养条件下培养一段时间，均可在固体培养基上形成一个菌落；反之，根据加入药物样品溶液后无菌培养皿中培养产生的菌落数目多少，也可推算出供试样品中活菌数量的多少，从而测出被检药物中细菌、霉菌或酵母菌的总数。

（三）仪器、药品、材料

无菌室、超净工作台、高压蒸汽灭菌器、恒温培养箱、真菌培养箱、电热干燥箱、冰箱、匀浆仪、水浴锅、显微镜、菌落计数器、天平；橡皮乳头、酒精灯、接种环、无菌剪刀、无菌镊子、试管架、无菌称样纸、无菌勺、火柴、记号笔、白瓷盘、洗手盆；无菌衣、裤、帽、口罩；研钵、锥形瓶、培养皿、量筒、试管、吸管、载玻片、盖片。

无菌磷酸盐缓冲溶液、无菌0.9%氢氧化钠溶液、聚山梨酯80、无菌司盘80、单硬脂酸甘油酯、玫瑰红钠琼脂培养基、营养琼脂培养基、酵母浸出粉胨葡萄糖琼脂培养基。

（四）操作前的准备

1. 操作场地的准备

更衣室、无菌操作间、缓冲室、缓冲通道及超净工作台按规定进行清洁，要求更衣室、缓冲间的洁净度至少达到10万级，操作空间的洁净度达到10000级，操作区域的洁净度达到100级。将灭好菌的物品、衣物放置于相应地方，再进行消毒灭菌，检验尘埃数和菌落数。合格后开启调温、调湿控制装置和高效空气过滤器，使超净工作台的气流达到稳定状态。

2. 抽样

一般每次检验应随机抽取两个最小包装单位的三倍量作为检验用量。检验操作时应从两个以上最小包装单位抽取药品，如果为膜剂则应该在4片以上。一次检验操作实际使用的量称为检验量，一般药品为10g或10ml，化学膜剂药品为100cm^2；要求检验沙门菌的药品要增加10g或10ml；贵重药品、微量包装药品的检验量可以酌情减少。

3. 检验方法的验证

按灭菌药物无菌检验培养基灵敏度检验中菌液的制备方法制备大肠杆菌、金黄色葡萄球菌、枯草杆菌、白色念球菌等为50～100cfu的菌悬液；黑曲菌含50～100cfu孢子的孢子悬液。

将各种菌液与被检药品可能用的最稀稀释液1ml混合，分别放入无菌平皿中并立即注入合格的无菌琼脂培养基，每种菌液各制备两个平皿。如果是薄膜过滤时，取规定量试验可能用的最低稀释级检验液过滤、冲洗，在最后一次冲洗液中加入试验菌菌液，过滤，按薄膜过滤法测定其含菌量。

再取两组平皿，在一组平皿中加试验菌菌液和无菌琼脂；在另一组平皿中加被检药品的稀释液和无菌琼脂。

如果被检药品在制备稀释液时需要分散、乳化、中和、离心或薄膜过滤等特殊处理时，应增加稀释剂对照试验组。方法是在无菌平皿中加入稀释剂和无菌琼脂培养基。

将所有含细菌、真菌的平皿分别在不同条件下培养，观察记录各平皿的菌落数。计算试验菌与被检药品组中菌的回收率。如果试验菌和稀释组的细菌、霉菌、酵母菌等菌的回收率在70%以上，说明该检验方法可靠有效，可以使用；如果细菌、霉菌、酵母菌等菌中有一项菌的回收率在70%以下，说明该检验方法无效，可能是稀释剂或被检药品对菌有抑制作用，不能使用。必须采用培养基稀释、离心沉淀集菌、薄膜过滤、中和等方法消除被检药品对菌的影响，再对检验方法进行验证，验证合格后才进行检验。

稀释组菌回收率＝稀释对照组平均菌落数/试验组菌平均菌落数

试验组菌回收率＝(试验组菌平均菌落数－被检药品对照组平均菌落数)/试验组菌平均菌落数

4. 物品、用具的准备

同本章第二节无菌检验操作技术第四项的第4条。

(五) 操作步骤

1. 被检药品溶液的制备

取被检药品10ml，加无菌pH7.0氯化钠-蛋白胨缓冲液至100ml，混均，制成1∶10的供试液。如被检药品为固体，可直接用无菌氯化钠-蛋白胨缓冲液制成1∶10的供试液；如为油剂，可加入无菌的聚山梨酯80使被检药品分散；水溶性被检药品可直接作为供试液。被检药品溶液（供试液）从制备到加入检验用培养基，时间不能超过1h。

特殊被检药品供试液的制备，具体如下。

(1) 非水性被检药品供试液的制备

取供试品 5g（或 5ml）加至含无菌已熔化但温度在 45℃以下的司盘 80 5g、无菌单硬脂酸甘油酯 3g、无菌聚山梨酯 80 10g 的混合物的无菌烧杯中，用无菌玻璃棒搅拌，慢慢加入 45℃的无菌氯化钠-蛋白胨缓冲液至 100ml，边加边搅拌，制成 1∶20 的供试液。也可以取样品 10g，加至含 20ml 无菌十四烷酸异丙酯和无菌玻璃珠的无菌容器中，充分振荡，使药品溶解。如果不能溶解，可以适当增加无菌十四烷酸异丙酯的用量。然后加入 45℃无菌的氯化钠-蛋白胨缓冲液 100ml，振摇 5～10min，萃取，静止使油水层分离，取水层作为 1∶10 的供试液。

（2）膜剂被检药品供试液的制备

取被检药品 50cm^2，剪碎，加 50ml 或 100ml 无菌氯化钠-蛋白胨缓冲液，浸泡、振摇，作为 1∶10 或 1∶20 的药品供试液。

（3）肠溶及结肠溶药品供试液的制备

取供试品 10g，加 pH6.0 的无菌磷酸盐缓冲液（肠溶剂用）或 pH7.6 的无菌磷酸盐缓冲液（结肠溶剂用）至 100ml，在 45℃下振摇溶解，作为 1∶10 的供试液。

（4）气雾剂、喷雾剂被检药品供试品的制备

取规定量药品，在冷冻室中冷冻约 1h 后取出，在药品开启部位消毒，用无菌钢锥在该部位钻一小孔，在室温下轻轻转动容器，将抛射剂全部释放。用无菌注射器吸出全部药液，加入适量的 pH7.0 无菌氯化钠-蛋白胨缓冲液（若为非水药品，加适量无菌聚山梨酯 80），混合均匀，取相当于 10g 或 10ml 的药品，再稀释成 1∶10 的供试液。

（5）具有抑菌成分药品供试液的制备

首法是取规定量的被检药品，加入较大量的培养基，使被检药品的浓度在最低抑菌浓度（MIC）之下；第二法是取被检液体药品一定量，先在 500r/min 条件下离心 5min，取全部上清液再在 3000r/min 的条件下离心 20min，弃去上清液，留底部液体约 2ml，加稀释液至原量；第三法是在稀释液、培养基中加中和剂或灭活剂，清除被检药品的抑菌作用；第四法是薄膜过滤法，按灭菌药物无菌检验方法中薄膜过滤操作方法，取相当于每张滤膜含 1g 或 1ml 被检药品的供试液，加入适量的无菌稀释剂，均匀混合后过滤。如果被检药品菌数含量较多，可采用稀释倍数较低的供试液 1ml 过滤，用 pH7.0 无菌氯化钠-蛋白胨缓冲液或其他适宜的冲洗剂冲洗滤膜，冲洗后取出滤膜朝上贴于无菌平皿中，加入无菌检验用培养基培养。每种培养基至少要制备一张滤膜。

2. 检验操作

微生物总数的检验操作有平皿法和薄膜过滤法两种。被检药品供试液用 pH7.0 的无菌氯化钠-蛋白胨缓冲液稀释成 1∶10、1∶10^2、1∶10^3 等稀释度的稀释液。

（1）平皿计数法

① 加液。取连续 2～3 个稀释度的稀释液各 1ml 于直径 90mm 无菌平皿中，加入温度不超过 45℃的熔化的营养琼脂培养基或玫瑰红钠琼脂培养基或酵母浸出粉胨葡萄糖琼脂培养基中混均，凝固后倒置培养。每种培养基每个稀释度最少各制备两个平板。一般是细菌计数用营养琼脂培养基，霉菌、酵母菌计数用玫瑰红钠琼脂培养基。酵母浸出粉胨葡萄糖琼脂培养基专用于酵母菌计数。

② 阴性对照试验。取检验用的稀释液 1ml，放入无菌平皿中，加入各种培养基，混匀凝固后倒置培养。每种培养基各做两个平板，要求不能有任何平板有菌生长，否则检验结果无效。

③ 培养与记录。将营养琼脂培养基在35～37℃下培养48h，逐日观察记录各平皿的菌落数，以记录数报告；玫瑰红钠琼脂培养基和酵母浸出粉胨葡萄糖琼脂培养基在23～28℃下培养72h，每日观察记录各平皿的菌落数，以记录数报告。如果必要，可以延长培养时间至5～7天，每天观察记录，菌落蔓延生长成片的平板不能计数。

④ 计数。细菌、酵母菌选取菌落均数在30～300之间、霉菌选取菌落均数在30～100之间的被检药品供试液作为菌数报告的依据分别报告。

微生物总数＝微生物菌落均数×该菌落均数的稀释度

如果只有一个稀释度的菌落均数符合上述规定，则以上述方法报告；当同时有2个稀释度的菌落均数符合上述规定时，计算两个稀释度的比值：

比值＝高稀释度菌落均数×高稀释度/(低稀释度菌落均数×低稀释度)

如果比值小于2，以两个稀释度计算出来的微生物总数的平均值报告；如果比值大于2而不超过5时，以低稀释度菌落均数与该稀释度的乘积报告；如果出现比值大于5或高稀释度的菌落数大于等于低稀释度的菌落均数等异常情况，应查明原因重新检验。如果必要，应对检验方法重新进行验证。

如果各稀释度的平均菌落数均小于30，以最低稀释度的平均菌落数与稀释度的乘积报告；如果各稀释度的平板均无菌生长或仅有最低稀释度的平板有菌生长，但平均菌落数小于1，以＜1乘以最低稀释度的值报告。

(2) 滤膜过滤法

操作方法按灭菌药物无菌检验方法中薄膜过滤法操作，取相当于每张滤膜含1g或1ml被检药品的供试液，加入适量的无菌稀释剂，均匀混合后过滤。如果被检药品菌数含量较多，可采用稀释倍数较低的供试液1ml过滤，用pH7.0无菌氯化钠-蛋白胨缓冲液或其他适宜的冲洗剂冲洗滤膜，冲洗后取出滤膜朝上贴于无菌平皿中，加入无菌检验用培养基培养。每种培养基至少要制备一张滤膜。

① 阴性对照试验。取试验用稀释液1ml按上述操作法过滤接种，作为阴性对照。要求阴性对照不能有菌生长。

培养与记录按（1）法操作。

② 计数。以相当1g或1ml供试品的菌落均数报告。若每张过滤相当于1g或1ml供试液的滤膜上无菌生长时，以＜1报告菌数，或以＜1乘以最低稀释度的值报告菌数。

二、药品中大肠杆菌检验的操作

（一）目的要求

1. 掌握大肠杆菌检验的步骤及各步目的。

2. 熟悉大肠杆菌检验的操作技术。

（二）基本原理

大肠杆菌是肠道中的正常菌群，它在肠道中数量多，容易被检出，所以常作为粪便污染的指标，大肠杆菌本身是一个条件致病菌，但如果在供试样品中检出大肠杆菌，即意味着样品中可能带有肠道病原菌，被人误食后，有发生感染的危险，因此，我国药典中规定口服药品中不得检出大肠杆菌。

为了区别大肠杆菌和产气杆菌，必须进行生化试验，只有IMViC试验才能从根本上区别二者。

（三）仪器、药品、材料

无菌研钵，无菌吸管，无菌培养皿，无菌三角瓶（带棉塞），接种针，无菌试管，生物显微镜，玻片，酒精灯，紫外灯，无菌生理盐水，结晶紫液，卢戈碘液，复红染液，95%乙醇，冠氏试剂，甲基红试液，培氏试剂，蛋白胨水培养基，磷酸盐葡萄糖蛋白胨水培养基，枸橼酸盐琼脂，胆盐乳糖培养基，麦康凯琼脂培养基，MUG 培养基，大肠杆菌标准菌株，金黄色葡萄球菌标准菌株。

（四）操作前的准备

1. 场地的准备

与药品中微生物总数检验的操作方法相同。

2. 抽样

与药品中微生物总数检验的操作方法相同。

3. 检验方法的验证

（1）菌液的制备

将大肠杆菌标准菌株［CMCC(B)44 102］的新鲜培养物接种至营养肉汤培养基或营养琼脂培养基中，培养 18～24h。用 0.9%的无菌氯化钠溶液制成每毫升含菌数为 10～100cfu 的菌悬液。

（2）试验方法

将规定量的被检药品供试液及制备好的菌悬液 1ml，按被检控制菌的检验方法进行检验，必须能检验出有大肠杆菌；也可以将规定量的被检药品供试液与制备好的菌悬液混合，按滤膜过滤的操作方法进行过滤，过滤后用冲洗液冲洗，取出滤膜至增菌培养液中培养，按大肠杆菌检验的方法进行检验，必须能检出大肠杆菌。如果在检验时不能检出大肠杆菌，说明被检药品有抑菌或杀菌作用，必须对该药品进行稀释、离心沉淀、滤膜过滤、中和等方法单个或联合处理，消除药品的抑菌杀菌作用，并对方法进行重新验证。

（3）阴性对照试验

目的是检验该检验方法只适合于检验大肠杆菌，不适合于检验其他控制菌。方法是用金黄色葡萄球菌替代大肠杆菌按上述试验方法进行试验，不能检验出金黄色葡萄球菌。如果检验出金黄色葡萄球菌，说明该方法对于检验大肠杆菌并不是唯一的，必须找出原因，并重新对检验方法进行验证。

（五）操作技术

1. MUG 快速检查

（1）增菌

按药品微生物总数检验中药品处理制备供试液的方法对样品进行处理，取制成的供试液 10ml（相当于被检药品 1g、1ml、$10cm^2$）直接接种于适量的无菌胆盐乳糖培养基中，培养 18～24h。必要时培养可延长至 48h。

（2）试验

取增菌培养后的 3 份培养物各 0.2ml，分别接种至 5ml MUG 培养管内，培养 5h、24h，取未接种的 MUG 培养管作本底对照，将各管置 366nm 紫外灯光下观察。如果试验管呈现荧光，MUG 试验为阳性；如果试验管无荧光，MUG 试验为阴性。观察后，沿试验管壁滴加数滴对甲氨基苯甲醛试液于 MUG 管内，液面上层呈现玫瑰红色为靛基质试验阳性；呈试剂本色为靛基质试验阴性。

取10ml稀释液替代供试液进行试验，作为阴性对照试验。另取含大肠杆菌菌量为10～100cfu的菌悬液替代供试液进行试验，作为阳性对照试验。

(3) 结果判断

当阴性对照管呈阴性，阳性对照管有正常的大肠杆菌生长，说明试验结果有效，供试液胆盐乳糖培养基培养液澄明，并证明无菌生长，判未检出大肠杆菌；供试液MUG试验阳性、靛基质试验阳性，判检出大肠杆菌，被检药品大肠杆菌检验不合格；MUG试验阴性，靛基质试验阴性，判未检出大肠杆菌，被检药品大肠杆菌检验合格。

如MUG试验阳性、靛基质试验阴性或MUG试验阴性、靛基质试验阳性，均应进行下一步麦康凯琼脂平板划线分离，做进一步鉴定。

2. 大肠杆菌的传统检验法

(1) 分离

取供试液的胆盐乳糖培养18～24h的培养液划线接种于曙红亚甲蓝琼脂或麦康凯琼脂培养基的平板上，培养18～24h。若平板上无菌落生长或生长的菌落不是可疑菌落，判断被检药品未检出大肠杆菌，被检药品大肠杆菌检验合格；如果生长的菌落是可疑菌落，则应进行下一步检验。

如果曙红亚甲蓝琼脂平板上的菌落呈紫黑色、浅紫色、蓝紫色或粉红色，菌落中心呈深紫色或无明显暗色中心，圆形，稍凸起，边缘整齐，表面光滑，湿润，常有金属光泽；麦康凯琼脂培养基平板的菌落为鲜桃红色或微红色，菌落中心呈深桃红色，圆形，扁平，边缘整齐，表面光滑，湿润的菌落都是可疑菌落，都应进行下一步检验。

(2) 增菌

取出经培养24h的分离培养平板，用培养平板上的可疑菌落接种在含无菌胆盐乳糖培养液的试管中，在35～37℃下培养18～24h。如果有多个可疑菌落，则应该每个可疑菌落各接种一支试管培养。

(3) 形态检验

按革兰染色法的操作，对试管内的菌进行染色，并用油镜观察。如果试管培养物在油镜下为红色的短小杆菌，则可能有大肠杆菌，还应继续检验；如果试管培养物在油镜下不是红色的短小杆菌，则可判断被检药品无大肠杆菌，判药品的大肠杆菌检验合格。

(4) 生化反应

大肠杆菌和产气杆菌在增菌、分离、纯培养、形态观察中，二者的反应一样，只有通过生化反应，才能将二者区别开来。一般用靛基质试验（吲哚试验I）、甲基红试验（M）、V-P试验（Vi）、枸橼酸盐利用试验（C）来区分，即IMViC试验来区分。

用增菌液的培养物分别接种蛋白胨水培养基1份、枸橼酸盐琼脂培养基1份、磷酸盐葡萄糖蛋白胨水培养基2份，在35～37℃下，培养24～48h。

取出蛋白胨水培养基的试管，分别沿管壁加入对甲氨基苯甲酸试液0.3～0.6ml，观察液面是否有红色环。检验试管的液面如有红色环出现，则可能有大肠杆菌。取出磷酸盐葡萄糖蛋白胨水培养基试管1份，加甲基红指示剂数滴，观察结果。红色为阳性有大肠杆菌，黄色为阴性无大肠杆菌。取余下的磷酸盐葡萄糖蛋白胨水培养基，加入V-P试剂甲液1ml，混匀，再加入V-P试剂乙液0.4ml，充分振摇，观察结果，数分钟后出现红色为阳性，表明无大肠杆菌；黄色为阴性，表明有大肠杆菌，但4h后出现红色者仍为阳性反应。取出枸橼酸盐琼脂培养基，观察结果，培养基由绿色变成蓝色为阳性无大肠杆菌、黄色为阴性有大肠杆菌。大肠杆菌应是阴性。

(5) 结果判断

如果阳性对照试验的IMViC试验结果为＋＋－－，则试验结果有效；如果检验反应的结果为＋＋－－或－＋－－，说明被检药品中含有大肠杆菌，该药品大肠杆菌检验不合格；如果反应结果为－－＋＋，说明被检药品中不含大肠杆菌，该药品大肠杆菌检验合格。反之，如果阳性对照试验的IMViC反应结果不符合上述要求，则此次检验的结果无效，应从头开始，重做所有试验（见表8-7）。

表8-7　IMViC试验结果判断

菌　名	I	M	Vi	C
大肠杆菌	＋	＋	－	－
非典型大肠杆菌	－	＋	－	－
产气杆菌	－	－	＋	＋

注：－表示阴性，＋表示阳性。

三、大肠杆菌群的检验

（一）目的要求

1. 掌握大肠杆菌群检验的步骤及各步目的。

2. 熟悉大肠杆菌群检验的操作技术。

（二）基本原理

大肠杆菌群是肠道中的正常菌群，它在肠道中数量多，容易被检出，所以常作为粪便污染的指标，大肠杆菌群本身是一个条件致病菌，但如果在供试样品中检出大肠杆菌，即意味着样品中可能带有肠道病原菌，被人误食后，有发生感染的危险，我国药典中规定了口服药品中大肠杆菌群允许存在的数量。

（三）仪器、药品、材料

无菌研钵，无菌吸管，无菌培养皿，无菌三角瓶（带棉塞），接种针，无菌试管，生物显微镜，玻片，酒精灯，紫外灯，无菌生理盐水，结晶紫液，卢戈碘液，复红染液，95%乙醇，胆盐乳糖培养基，麦康凯琼脂培养基，大肠杆菌标准菌株，金黄色葡萄球菌标准菌株。

（四）操作前的准备

1. 场地的准备

与药品中微生物总数检验的操作方法相同。

2. 抽样

与药品中微生物总数检验的操作方法相同。

3. 检验方法的验证

操作及使用的菌株与大肠杆菌的操作方法、使用菌种完全相同。

（五）操作技术

1. 被检药品的处理

取规定量被检药品，按微生物总数检验中药品的处理方法，将药品配制成1∶10、1∶100、1∶1000供试液备用。

2. 接种培养

取三支含无菌胆盐乳糖发酵培养基10ml以上的试管，分别加1∶10、1∶100、1∶1000的供试液各1ml。另取一支以上含无菌胆盐乳糖的试管，加稀释液1ml作为阴性对照。以上四支试管，在35～37℃下培养18～24h。

3. 结果判断

阴性对照管无菌生长，说明检验结果有效。接种供试液的胆盐乳糖发酵管若无菌生长或有菌生长但不产气产酸，说明供试液未检出大肠杆菌群，即被检药品的大肠杆菌群检验合格。

4. 分离培养

如果接种供试液的胆盐乳糖发酵管有菌生长，而且产酸产气时，将各个发酵管中的培养物分别划线接种于曙红亚甲蓝琼脂培养基或麦康凯琼脂培养基的平板上，在35～37℃下培养18～24h。

5. 观察判断

若平板上无菌生长或生长的菌落不是可疑菌落，或生长的菌是非革兰阴性无芽孢杆菌，判断该试验管未检出大肠杆菌群；如果平板上生长的菌落为可疑菌落，而且培养物形态观察为革兰阴性无芽孢杆菌，则应进行确证试验。

如果在曙红亚甲蓝琼脂培养基平板上的菌落为紫黑色、紫红色、红色或粉红色，圆形，扁平或稍凸起，边缘整齐，表面光滑，湿润；在麦康凯琼脂培养基平板上的菌落为鲜桃红色或粉红色，圆形，扁平或稍凸起，边缘整齐，表面光滑，湿润，则有可能是大肠杆菌群的菌落，必须进行确证试验。

6. 确证试验

从上述分离培养的平板上挑选4～5个可疑菌落，分别接种于无菌胆盐乳糖发酵管中，在35～37℃下培养18～24h。如果发酵管产气产酸，说明该发酵管中有大肠杆菌群，被检药品大肠杆菌群检验不合格；反之，说明该发酵管中无大肠杆菌群，被检药品大肠杆菌群检验合格。

7. 大肠杆菌群数的报告

根据大肠杆菌群检出的管数，按表8-8的形式报告1g或1ml供试品中的大肠杆菌群数。

表8-8 可能的大肠杆菌群数

各供试品量的检出结果			可能的大肠杆菌群数 N /(个/g、个/ml)
0.1g或0.1ml	0.01g或0.01ml	0.001g或0.001ml	
+	+	+	$N>10^3$
+	+	−	$10^2<N<10^3$
+	−	−	$10<N<10^2$
−	−	−	$N<10$

四、药品中金黄色葡萄球菌检验的操作

（一）操作目的

学习金黄色葡萄球菌的鉴定与检查方法。

（二）操作原理

金黄色葡萄球菌为葡萄球菌属细菌。本菌在自然界分布甚广，空气、土壤、水和日常用

具，人的皮肤、鼻咽腔、痰液、鼻涕、毛囊等常可发现，故在生产各环节中极易污染药品。本菌是葡萄球菌中致病力最强的一种，可经皮肤、黏膜侵入人体引起化脓性病变等局部及全身化脓性炎症，严重时可导致败血症。故局部给药途径的药品规定不得检出金黄色葡萄球菌。

（三）仪器、药品、材料

外用药膏，普通肉汤培养基，亚碲酸钠肉汤培养基，卵黄氯化钠琼脂培养基，甘露醇氯化钠琼脂，结晶紫，碘液，95%乙醇，复红染液，血浆（1∶1），0.9%氯化钠溶液，试管，培养皿，培养箱，显微镜，酒精灯，载玻片，接种针等。

（四）操作前的准备

1. 场地的准备

与药品中微生物总数检验的操作方法相同。

2. 抽样

与药品中微生物总数检验的操作方法相同。

3. 检验方法的验证

（1）菌液的制备

将金黄色葡萄球菌标准菌株［CMCC(B)26 003］的新鲜培养物接种至营养肉汤培养基或营养琼脂培养基中，培养18～24h。用0.9%的无菌氯化钠溶液制成每毫升含菌数为10～100cfu的菌悬液。

（2）试验方法

将规定量的被检药品供试液及制备好的菌悬液1ml，按被检控制菌的检验方法进行检验，必须能检验出有金黄色葡萄球菌；也可以将规定量的被检药品供试液与制备好的菌悬液混合，按滤膜过滤的操作方法进行过滤，过滤后用冲洗液冲洗，取出滤膜至增菌培养液中培养，按金黄色葡萄球菌的方法进行检验，必须能检出金黄色葡萄球菌。如果在检验时不能检出金黄色葡萄球菌，说明被检药品有抑菌或杀菌作用。必须对该药品进行稀释、离心沉淀、滤膜过滤、中和等方法单个或联合处理，消除药品的抑菌杀菌作用，并对方法进行重新验证。

（3）阴性对照试验

目的是检验该检验方法只适合于检验金黄色葡萄球菌，不适合于检验其他控制菌。方法是用大肠杆菌替代金黄色葡萄球菌按上述试验方法进行试验，不能检验出大肠杆菌。如果检验出大肠杆菌，说明该方法对于检验金黄色葡萄球菌并不是唯一的，必须找出原因，并重新对检验方法进行验证。

（五）操作技术

1. 增菌培养

取规定量的1∶10的供试液10ml，分别加入至无菌的亚碲酸钠肉汤（或营养肉汤）培养基，另取与供试液等量的稀释液加入无菌的亚碲酸钠肉汤（或营养肉汤）培养基作阴性对照。在35～37℃下培养18～24h，必要时培养时间可延长至48h。阴性对照应无菌生长，供试液管若有菌生长，增菌液变浑浊。

2. 分离培养

取加供试液的培养管，轻微摇动增菌培养液。以接种环沾取1～2环，划线接种于卵黄氯化钠琼脂或甘露醇氯化钠琼脂平板，在35～37℃下培养24～72h。卵黄氯化钠琼脂上典型菌落（或可疑菌落）的特征为金黄色、圆形凸起、边缘整齐、外周有卵磷脂分解后产生的乳浊圈，菌落直径 1～2mm；在甘露醇氯化钠琼脂上典型或可疑菌落为金黄色、圆形凸起、边缘整齐、外周有黄色环，菌落直径 0.7～1mm。

金黄色葡萄球菌在上述培养基上产生的色素，典型者为金黄色，但有的菌株可因来源不一或受药物影响而呈橙黄、黄白或无色。培养基存放时间和培养时间长短对结果会有影响，一般以新配培养基、培养时间较长，金黄色色素较明显。

当阴性对照的平板显现阴性菌落时，供试液的平板中无菌落生长，或有菌落但不是典型或可疑菌落时，可判被检药品无金黄色葡萄球菌，即金黄色葡萄球菌检验合格。

3. 纯培养

若有可疑菌落生长时，以接种针轻轻接触 2～3 个菌落中心沾取培养物，接种于营养琼脂斜面，于 35～37℃下培养 18～24h，供做染色镜检、生化试验等用。

4. 革兰染色镜检

取营养琼脂斜面培养物涂片，革兰染色，镜检。金黄色葡萄球菌为革兰阳性球菌，无芽孢，无荚膜，排列呈不规则或规则似葡萄状。如果没有革兰阳性菌，可判断无金黄色葡萄球菌，被检药品金黄色葡萄球菌检验合格；如果有革兰阳性菌，则做生化试验即血浆凝固酶试验确认。

5. 血浆凝固酶试验

取灭菌小试管 3 支，每管加入 0.5ml 血浆与无菌水 1∶1 的混合液，吸取待检菌的肉汤培养液（或肉汤琼脂斜面上的纯菌苔少许在 0.9%氯化钠溶液管中混匀，使其呈浓菌液）0.5ml，加入 1 支血浆管中，其余 2 支血浆管作对照管，1 支加入阳性对照菌的肉汤培养液悬液 0.5ml 作阳性对照，另 1 支加入肉汤或 0.9%氯化钠溶液 0.5ml 作阴性对照。将 3 支管同时放在 35～37℃恒温水浴箱中。3h 后开始检查，以后每隔适当时间观察一次，直至 24h。检查时，轻轻将试管倾斜，仔细观察。

如果阴性对照管的血浆流动自如，阳性对照管的血浆产生凝固现象，则检验结果有效；试验管血浆凝固者为阳性反应；经保温 24h，试验管无凝固现象者为阴性反应。如果血浆凝固酶试验阳性，判定为检出金黄色葡萄球菌，药品金黄色葡萄球菌检验不合格；如果血浆凝固酶试验阴性，为未检出金黄色葡萄球菌，药品金黄色葡萄球菌检验合格。

每次试验，阳性对照管应出现血浆凝固，阴性对照管应不凝固。否则，应另制备血浆，重新试验。

五、药品中沙门菌检验的操作

（一）操作目的

学习沙门菌的鉴定与检查方法。

（二）操作原理

沙门菌为肠杆菌科沙门菌属细菌，是人畜共患的肠道病菌。该菌属种类、数量较多，约有 2200 多个血清型，其中对人与动物致病的多数集中在 A～F 血清型的菌群中。本菌广泛分布于自然界和存在于人、哺乳动物和家禽的肠道内。常引起伤寒、肠炎、肠热症和食物中毒，危害人类健康。因此，以动物脏器为原料制成的药物，污染概率较高。为此，以动物脏器为原料的药物（脏器制剂）必须做沙门菌的检查。

（三）仪器、药品、材料

各种待检脏器药品及有关器皿、普通肉汤培养基、四硫磺酸钠亮绿培养基、胆盐乳糖琼脂培养基、沙门或志贺菌属琼脂培养基、麦康凯琼脂培养基、曙红亚甲蓝琼脂培养基、尿素琼脂培养基、三糖铁（TSI）琼脂培养基、氰化钾培养基、赖氨酸脱羧酶培养基、半固体肉汤琼脂培养基、沙门菌属 A～F“0”多价血清、结晶紫、碘液、95%乙醇、复红染液、柯氏试剂、显微镜、酒精灯。

（四）操作前的准备

1. 场地的准备

与药品中微生物总数检验的操作方法相同。

2. 抽样

与药品中微生物总数检验的操作方法相同。

3. 检验方法的验证

（1）菌液的制备

将乙型副伤寒沙门菌标准菌株［CMCC(B)50 094］的新鲜培养物接种至营养肉汤培养基或营养琼脂培养基中，培养 18～24h。用 0.9%的无菌氯化钠溶液制成每毫升含菌数为 10～100cfu 的菌悬液。

（2）试验方法

将规定量的被检药品供试液及制备好的菌悬液 1ml，按被检控制菌的检验方法进行检验，必须能检验出有乙型副伤寒沙门菌；也可以将规定量的被检药品供试液与制备好的菌悬液混合，按滤膜过滤的操作方法进行过滤，过滤后用冲洗液冲洗，取出滤膜至增菌培养液中培养，按沙门菌检验的方法进行检验，必须能检出乙型副伤寒沙门菌。如果在检验时不能检出乙型副伤寒沙门菌，说明被检药品有抑菌或杀菌作用。必须对该药品进行稀释、离心沉淀、滤膜过滤、中和等方法单个或联合处理，消除药品的抑菌杀菌作用，并对方法进行重新验证。

（3）阴性对照试验

目的是检验该检验方法只适合于检验沙门菌，不适合于检验其他控制菌。方法是用金黄色葡萄球菌替代乙型副伤寒沙门菌按上述试验方法进行试验，不能检验出金黄色葡萄球菌。如果检验出金黄色葡萄球菌，说明该方法对于检验沙门菌并不是唯一的，必须找出原因，并重新对检验方法进行验证。

（五）操作技术

1. 增菌培养

取 1∶10 的供试液 10ml 或规定量的被检药品直接加入无菌的营养肉汤培养基（200ml 以上），混合均匀；另取与供试液等量的稀释液加入无菌的营养肉汤培养基作阴性对照。35～37℃培养 18～24h，阴性对照应无菌生长。取供试液培养物 1ml，加入含 10ml 四硫磺酸钠增菌液的试管内，再置（36±1)℃培养（24±2)h。如有菌生长，增菌培养液变浑浊。

2. 分离培养

轻微摇动增菌培养液，以接种环沾取 1～2 环接种于胆盐乳糖琼脂（或沙门、志贺菌属琼脂）或麦康凯琼脂（或曙红亚甲蓝琼脂）平板上。于 35～37℃培养 24h（必要时延长至 48h），检查平板上有无可疑菌落。胆盐乳糖琼脂上可疑菌落为无色至浅橙色、半透明，菌落中心带黑色或全部黑色或无黑色；沙门、志贺菌属琼脂上可疑菌落为无色至淡红色、半透明或不透明，菌落中心有时带黑褐色；曙红亚甲蓝琼脂上可疑菌落为无色至浅橙色、透明或半透明，光滑湿润、圆形；在麦康凯琼脂上的可疑菌落为无色至浅橙色、透明或半透明，菌落中心有时为暗色。

当阴性对照的平板呈现阴性菌落，供试品的平板无菌落生长，或有菌落生长但不是沙门菌的可疑菌落时，可判为未检出沙门菌，则被检药品的沙门菌检验合格。

3. 纯培养

如果有可疑菌落生长，则将菌落分别接种至三糖铁琼脂斜面或高层穿刺接种。35～37℃下培养 18～24h。如果斜面未见红色、底层未见黄色，或斜面黄色、底层无黑色，判断未检出沙门菌，被检药品的沙门菌检验合格；反之，则应进行下列试验。

4. 形态观察

用上述两种培养液做革兰染色法观察细菌的形态。如果检验管中目的菌是革兰阴性短小杆菌，则药品中可能有沙门菌，要做进一步的检验；如果检验管中目的菌不是革兰阴性短小杆菌，则药品中无沙门菌。

5. 生化反应

(1) 吲哚试验

按大肠杆菌检查方法项下操作、判断结果。沙门菌应为阴性反应。

(2) 尿素酶试验

用接种环沾取纯培养物，分别划线接种于两支尿素琼脂培养基上。置 35～37℃ 培养 24h，观察结果。如斜面变为红色为阳性反应；阴性反应不变色。沙门菌应为阴性反应。

(3) 氰化钾试验

取纯培养物，分别接种至两支氰化钾培养基内，用橡皮塞塞住管口，要求不透气。置于 35～37℃ 培养 24～48h，观察结果。试管中有菌生长（浑浊），则反应为试验阳性；试管中无菌生长，则为阴性反应。沙门菌应为阴性反应。

本试验应十分注意密封管口，夏天分装培养基宜在水浴中进行，以防氰化钾分解，产生氢氰酸逸出，致使氰化钾浓度下降，细菌生长，造成假阳性。

(4) 赖氨酸脱羧试验

用接种环沾取少量纯培养物，分别接种在赖氨酸脱羧酶培养基中。置 35～37℃ 培养 24～48h，观察结果。如果试验管呈紫色，则为阳性反应；如果试管为黄色，则为阴性反应。沙门菌应为阳性反应。

(5) 动力检查

用接种针沾取培养物，分别用穿刺法接种于 2 支半固体肉汤琼脂培养基中，35～37℃ 培养 24h 后观察。有鞭毛的细菌除沿线生长外，还向四周呈浑浊性扩散生长，为动力试验阳性；无鞭毛的细菌只能沿线生长，不能向四周扩散，动力试验阴性。阴性反应的培养物，应在室温保留 2～3 天后，再观察，沙门菌除少数例外，一般均具有周身鞭毛，能向四周扩散生长。

(6) 血清学试验

在洁净载玻片近中心区的一端，以接种环沾取沙门菌属 A～F“O”多价血清 2～3 环，再分别挑取纯培养菌株的培养物少许，与血清混合（要小心操作，以防外溅，污染四周）。将玻片前后侧动，用光学显微镜在碲背景下观察结果，如为阳性反应，通常在 3min 内出现凝集现象。有时反应迟缓，需将玻片置培养皿内，并在皿内放湿棉球一个，以防干燥，约过

20min，再观察结果。凡与血清出现凝集者，应以 0.9%氯化钠溶液与同一菌株培养物作对照试验，对照无凝集现象方可确定为阳性反应。如果反应为阴性，应用接种环取培养物，加入含少量 0.9%氯化钠溶液的试管中，制成菌悬液，在 100℃水浴中保温 30min，待冷。用此液再重复上述血清学反应，如有凝集现象出现，血清学反应仍为阳性；如果还无凝集现象产生，才能判断其血清学反应为阴性。

沙门菌的生化反应结果见表 8-9。

表 8-9　沙门菌生化反应结果

葡萄糖	乳糖	麦芽糖	甘露糖	蔗糖	吲哚	V-P	H_2S	尿素酶	氰化钾	赖氨酸脱羧酶
⊕	－	＋	＋	－	－	－	＋	－	－	＋

注：－表示不产酸不产气，＋表示产酸不产气；⊕表示产酸产气。

6. 结果判断

如果生化反应与沙门菌相同，血清学反应为阳性，则说明被检药品中含有沙门菌，药品沙门菌检验不合格；如果生化反应与沙门菌不相同，血清学反应又为阴性，说明被检药品中无沙门菌，药品的沙门菌检验合格；如果生化反应与沙门菌相同、血清学反应又为阴性反应或生化反应与沙门菌不相同、血清学反应又为阳性，则不能下结论，还需做进一步的检验（一般要由专门机构才能完成），见表 8-10。

表 8-10　沙门菌检验结果判断表

反应情况 / 待检菌体	A～F“0”多价血清		生理盐水对照	生化反应结果	结　论
	菌体不加热	100℃加热 30min 菌体			
1	＋		－	符合	检出沙门菌
2	＋		－	不符合	进一步检测
3	－	＋	－	符合	检出沙门菌
4	－	＋	－	不符合	进一步检测
5	－	－	－	符合	进一步检测
6	－	－	－	不符合	未检出沙门菌

注：－表示阴性，＋表示阳性。

六、药品中铜绿假单胞菌检验的操作

（一）操作目的

学习铜绿假单胞菌的鉴定与检查方法。

（二）操作原理

铜绿假单胞菌为假单胞菌属细菌，对人类有致病力，是条件致病菌，并对许多药物具有天然的耐药性。烧伤、烫伤、眼科疾患和其他外伤，常因铜绿假单胞菌引起继发性感染，是常见的化脓性感染菌。也可因药物内污染有铜绿假单胞菌而发生角膜炎、失明，甚至败血症。

本菌在自然界分布广泛，在土壤、空气、人体体表、肠道、呼吸道均有存在，故可通过生产的各个环节污染药品。因此，一般眼科用制剂和外用药品，规定不得检出铜绿假单胞菌。

铜绿假单胞菌是革兰阴性短杆菌，菌落有绿色水溶性色素，并呈弥漫性生长，但需与其他假单胞菌属中的一些细菌相鉴别。

（三）仪器、药品、材料

眼药水，胆盐乳糖培养基，十六烷三甲基溴化铵琼脂培养基，绿脓菌素测定用培养基（PDP琼脂），硝酸盐蛋白胨水培养基，明胶培养基，1%二甲基对苯二胺水溶液试剂（因易氧化可放于冰箱内，不得超过2周，如溶液颜色转为红褐色，则不宜使用），1mol/L稀盐酸液，结晶紫，碘液，95%乙醇，复红染液，培养皿，滤纸，试管，接种环，显微镜，酒精灯，培养箱等。

（四）操作前的准备

1. 场地的准备

与药品中微生物总数检验的操作方法相同。

2. 抽样

与药品中微生物总数检验的操作方法相同。

3. 检验方法的验证

（1）菌液的制备

将铜绿假单胞菌标准菌株［CMCC(B)10 104］的新鲜培养物接种至营养肉汤培养基或营养琼脂培养基中，培养18～24h。用0.9%的无菌氯化钠溶液制成每毫升含菌数为10～100cfu的菌悬液。

（2）试验方法

将规定量的被检药品供试液及制备好的菌悬液1ml，按被检控制菌的检验方法进行检验，必须能检验出有铜绿假单胞菌；也可以将规定量的被检药品供试液与制备好的菌悬液混合，按滤膜过滤的操作方法进行过滤，过滤后用冲洗液冲洗，取出滤膜至增菌培养液中培养，按铜绿假单胞菌检验的方法进行检验，必须能检出铜绿假单胞菌。如果在检验时不能检出铜绿假单胞菌，说明被检药品有抑菌或杀菌作用。必须对该药品进行稀释、离心沉淀、滤膜过滤、中和等方法单个或联合处理，消除药品的抑菌杀菌作用，并对方法进行重新验证。

（3）阴性对照试验

目的是检验该检验方法只适合于检验铜绿假单胞菌，不适合于检验其他控制菌。方法是用金黄色葡萄球菌替代铜绿假单胞菌按上述试验方法进行试验，不能检验出金黄色葡萄球菌。如果检验出金黄色葡萄球菌，说明该方法对于检验铜绿假单胞菌并不是唯一的，必须找出原因，并重新对检验方法进行验证。

（五）操作技术

1. 增菌培养

取供试液10ml（相当于被检药品1g、1ml或10cm^2）加入至无菌的胆盐乳糖培养基中（100ml以上），另取一份无菌胆盐乳糖培养基加入与供试液等量的稀释液作阴性对照。35～37℃下培养18～24h。阴性对照应无菌生长。

2. 分离与纯培养

从有供试液的培养管中分别取少许液体划线接种于十六烷三甲基溴化铵琼脂培养基平板上，35～37℃下培养18～24h。铜绿假单胞菌的可疑菌落为扁平、无定形、周边扩散、表面湿润、灰白色、周围时有蓝绿色素扩散。如果供试液的平板无菌落或无可疑菌落生长，可判未检出铜绿假单胞菌，被检药品的铜绿假单胞菌检验合格。如果有可疑菌落生长，则应进行下列试验。

3. 纯培养

将可疑的铜绿假单胞菌菌落挑取2～3个菌落，接种于营养琼脂斜面上35～37℃下培养18～24h。

4. 革兰染色观察

铜绿假单胞菌的革兰染色镜检应为革兰阴性杆菌。如果检验管中培养物不是革兰阴性菌，则可判断未检出铜绿假单胞菌，即被检药品的铜绿假单胞菌检验合格。如果检验管中培养物是革兰阴性菌，则应进行下列生化试验。

5. 生化试验

(1) 氧化酶试验

取洁净滤纸片置于平皿内，用无菌玻棒分别将纯培养的铜绿假单胞杆菌斜面培养物涂抹于滤纸上，再滴加新配制的1%二盐酸二甲基对苯二胺溶液，在30s内，呈现粉红色至紫红色反应，为氧化酶试验阳性，否则为阴性。

如证实为非革兰阴性无芽孢杆菌或氧化酶试验阴性，均可判未检出铜绿假单胞菌，被检药品的铜绿假单胞菌检验合格。否则应进行绿脓菌素试验。

(2) 绿脓菌素试验

取上述琼脂培养物，分别接种到供测试绿脓菌素试验用的PDP琼脂培养基斜面上。35～37℃培养24h后，在试管内加氯仿3～5h，充分摇匀，将待检管的色素提取到氯仿液里。待氯仿提取液呈蓝绿色时，用吸管移到另一试管中，然后滴加1mol/L的稀盐酸液1ml左右，摇匀静置片刻。如上层稀盐酸液内出现粉红色时，即为阳性反应。

试验时应有阴性对照试验。当阴性对照试验阴性时，且为非革兰阴性无芽孢杆菌且氧化酶试验阴性及绿脓菌素试验阴性，可判未检出铜绿假单胞菌，被检药品的铜绿假单胞菌检验合格。绿脓菌素试验阳性的培养物，应继续做以下试验。

(3) 硝酸盐还原产气试验

挑取纯培养物分别接入含倒置小发酵管的硝酸盐蛋白胨水培养基内，35～37℃下培养24h后观察。凡倒置小管中有气体产生者即为阳性反应。

(4) 42℃生长试验

挑取纯培养物分别接种于肉汤琼脂斜面上，40～42℃的恒温培养箱中培养24～48h。观察有无菌落生长。有菌苔生长为阳性，反之为阴性。

(5) 液化明胶试验

以接种针沾取营养琼脂斜面培养物，分别穿刺接种入明胶培养基内，35～37℃培养24h后，取出放置冰箱（4℃）内10～30min，呈溶液状即为阳性反应，呈凝固状为阴性反应。

6. 结果判断

当阴性对照为阴性，阳性对照为阳性时，检验结果有效。如果生化反应中的前两项中的一项或两项均为阳性，革兰染色又为阳性杆菌，或革兰染色为阳性杆菌，所有生化反应均为阳性，则可判断药品中有铜绿假单胞菌，被检药品的铜绿假单胞菌检验不合格；如果革兰染色和生化反应均与上述两种情况不相同，则可判断药品中无铜绿假单胞菌，被检药品的铜绿假单胞菌检验合格。

七、药品中梭菌检验的操作

(一) 操作目的

学习梭菌的鉴定与检查方法。

（二）操作原理

梭菌属于梭状芽孢杆菌属细菌，广泛分布于土壤及人、畜的粪便中。本菌的芽孢对热的抵抗力很强，湿热100℃ 1h或干热150℃ 1h仍能存活。在尘埃和土壤中可存活10多年。以根茎类植物为原料的药品常可受到本菌污染，并可经伤口感染。如在外用药中存在，在合适的条件下可能引起破伤风，外用药特别是用于深部组织创伤、溃疡的药品，可导致破伤风病，死亡率很高。因此对于某些用于阴道、创伤、溃疡的药品，必须控制梭菌。

（三）仪器、药品、材料

待检药品、0.1%葡萄糖庖肉培养基、哥伦比亚琼脂培养基、结晶紫、碘液、95%乙醇、复红染液、试管、培养皿、接种针、显微镜、培养箱、酒精灯、玻片。

（四）操作前的准备

1. 场地的准备

与药品中微生物总数检验的操作方法相同。

2. 抽样

与药品中微生物总数检验的操作方法相同。

3. 检验方法的验证

（1）菌液的制备

将生孢梭菌标准菌株［CMCC(B)64 941］的新鲜培养物接种至硫乙醇酸盐液体培养基中，35～37℃培养18～24h。用0.9%的无菌氯化钠溶液制成每毫升含菌数为10～100cfu的菌悬液。

（2）试验方法

将规定量的被检药品供试液及制备好的菌悬液1ml，按被检控制菌的检验方法进行检验，必须能检验出有生孢梭菌；也可以将规定量的被检药品供试液与制备好的菌悬液混合，按滤膜过滤的操作方法进行过滤，过滤后用冲洗液冲洗，取出滤膜至增菌培养液中培养，按梭菌检验的方法进行检验，必须能检出梭菌。如果在检验时不能检出梭菌，说明被检药品有抑菌或杀菌作用。必须对该药品进行稀释、离心沉淀、滤膜过滤、中和等方法单个或联合处理，消除药品的抑菌杀菌作用，并对方法进行重新验证。

（3）阴性对照试验

目的是检验该检验方法只适合于检验梭菌，不适合于检验其他控制菌。方法是用大肠杆菌替代梭菌按上述试验方法进行试验，不能检验出大肠杆菌。如果检验出大肠杆菌，说明该方法对于检验梭菌并不是唯一的，必须找出原因，并重新对检验方法进行验证。

（五）操作技术

1. 增菌培养

取供试液两份，各10ml（相当于1g，1ml，10cm^2），其中一份置于80℃加热10min后冷却，两份供试液分别接种于100ml的0.1%新鲜葡萄糖庖肉培养基中，在厌氧条件下，35～37℃下培养72～96h，观察结果。阴性反应为无菌生长，阳性反应则有浑浊、产气、碎肉发黑、发臭等现象。若检验管的培养液不产气、不浑浊、无消化碎肉及产生臭气等现象，染色未见革兰阳性杆菌者，可作出未检出梭菌报告，即被检药品的梭菌检验合格；若检验管出现阳性反应，应做进一步检验。

2. 分离培养

取上述培养为阳性的检验管培养物0.2ml，涂抹接种于含庆大霉素的哥伦比亚琼脂平板上，在厌氧条件下，35～37℃下培养48～72h，若平板上无菌生长，判断未检出梭菌，被检药品的梭菌检验合格。如果平板上有菌生长，则应进行下列试验。

3. 革兰染色检查

取上述平板上的菌落涂片做革兰染色镜检。典型的梭菌应为革兰阳性鼓槌样芽孢杆菌，菌体细长，成熟芽孢为正圆形，位于菌体一端，形似鼓槌状。但本菌培养过久（72h后）常呈革兰阴性。

4. 过氧化氢酶试验

取上述平板上生长的菌落，置于洁净的玻璃载玻片上，滴加3%的过氧化氢试液，若菌落表面有气泡产生，为过氧化氢酶试验阳性，反之为试验阴性。

如果在革兰检验中杆菌为阳性，有或无卵圆形或球形芽孢，过氧化氢酶试验阴性，则为检出梭菌，被检药品的梭菌检验不合格；反之说明未检出梭菌，被检药品的梭菌检验合格。

八、药品中白色念球菌检验的操作

（一）操作目的

学习白色念球菌的鉴定与检查方法。

（二）操作原理

白色念球菌属于真菌隐球酵母科。是双相型单细胞酵母菌。念球菌是一种腐物寄生菌，广泛存在于自然界。是人体正常菌群之一，平时主要生存于正常人体的口腔、皮肤、黏膜、消化道、阴道、尿道及其他脏器中。正常人群白色的带菌率可高达40%；从阴道黏膜分离出来的念珠菌85%～90%为白色。而白色的致病性最强。念球菌是一种条件致病菌，在正常情况下，寄生在人体内的念球菌呈酵母细胞型，一般不致病。在机体某些生理、病理因素影响下，阴道或阴茎内环境改变，机体抵抗力或免疫力降低时，念球菌就会大量繁殖发展为菌丝型，侵犯组织，达到一定量时，人体就会发病，引起临床症状。如果在阴道或尿道用药中含有白色念球菌，就可能引起阴道、尿道感染，产生疾病。因此用于阴道、尿道的药品，必须控制白色念球菌。

（三）仪器、药品，材料

待检药品、改良马丁培养基、沙氏葡萄糖液体培养基、沙氏葡萄糖琼脂、1%聚山梨酯80-玉米琼脂、念球菌显色培养基、血清、结晶紫、碘液、95%乙醇、复红染液、试管、培养皿、接种针、显微镜、培养箱、酒精灯、玻片。

（四）操作前的准备

1. 场地的准备

操作方法与药品中微生物总数检验的操作方法相同。

2. 抽样

与药品中微生物总数检验的操作方法相同。

3. 检验方法的验证

菌液的制备　将白色念球菌［CMCC（F）98 001］的新鲜培养物接种至改良马丁培养基上，35～37℃培养18～24小时。用0.9%的无菌氯化钠溶液制成每ml含菌数为10～100CFU的菌悬液。

试验方法　将规定量的被检药品供试液及制备好的菌悬液1ml，按被检控制菌的检验方法进行检验，必须能检验出有白色念球菌；也可以将规定量的被检药品供试液与制备好的菌悬液混合，按滤膜过滤的操作方法进行过滤，过滤后用冲洗液冲洗，取出滤膜至增菌培养液中培养，按白色念球菌检验的方法进行检验，必须能检出白色念球菌。如果在检验时不能检出白色念球菌，说明被检药品有抑菌或杀菌作用。必须对该药品进行稀释、离心沉淀、滤膜过滤、中和等方法单个或联合处理，消除药品的抑菌杀菌作用。并对方法进行重新验证。

阴性对照试验　目的是检验该检验方法只适合于检验白色念球菌，不适合于检验其他控制菌。方法是用大肠埃希菌替代白色念球菌按上述试验方法进行试验，不能检验出大肠埃希菌。如果检验出大肠埃希菌，说明该方法对于检验白色念球菌并不是唯一的，必须找出原因，并重新对检验方法进行验证。

（五）操作技术

1. 增菌培养

取供试液10ml（相当于1g，1ml，$10cm^2$）或直接接种于适量（不少于100ml）的沙氏葡萄糖液体培养基中，35～37℃下培养48～72h。

2. 分离培养

取上述培养物划线接种于沙氏葡萄糖琼脂培养基平板上，35～37℃下培养24～48h（必要时延长至72小时），菌落呈乳白色，偶见淡黄色，表面光滑，有浓酵母气味。培养时间稍长会产生菌落增大，颜色变深、质地变硬或表面有皱褶。若平板上无菌生长或生长菌落与上述特征不符，判断未检出白色念球菌，被检药品的白色念球菌检验合格。

3. 显色培养试验

挑选上述可凝菌落2～3个，分别接种于念球菌显色培养基平板上，35～37℃下培养24～48h（必要时延长至72小时）。若平板上无绿色或翠绿色的菌落生长，可判断供试品未检出白色念球菌。

4. 纯培养

若平板上生长的菌落为绿色或翠绿色，挑取相符或可凝菌落接种于1%聚山梨酯80-玉米琼脂，35～37℃下培养24～48h。

5. 革兰染色检查

取上述培养物涂片作革兰染色镜检。可见革兰阳性芽生孢子成群存在，可形成假菌丝、厚膜孢子。

6. 芽管试验

取1%聚山梨酯80-玉米琼脂培养基上的培养物，置于洁净的玻璃载玻片上，滴加一滴血清，盖上盖玻片，置于湿润的平皿内，于35～37℃培养1～3小时，镜检。如果孢子上有短小芽管长出为试验阳性，反之为试验阴性。

如果在革兰检验中　菌为阳性，有厚膜孢子，假菌丝，芽管试验阳性，检出白色念球菌，被检药品的白色念球菌检验不合格；反之说明未检出白色念球菌，被检药品的白色念球菌检验合格。

九、药品中活螨的检查

（一）操作目的

学习活螨检查方法，掌握螨类的形态识别特征。

（二）操作原理

螨是一类小动物，属于节肢动物门、蜘蛛纲、螨目，种类繁多分布广。体形微小，多在1mm以下，一般呈圆形或卵圆形，头胸腹三部分合并成一束状，幼螨足3对，成螨足4对，足由5～7节组成。口器向前方突出形似头状，整肢常呈整钳状，带有齿由2～3节组成。须肢5节或少于5节，一般呈爪或钳状，偶尔为长形。有些种类在躯体前端或两侧有1～2对眼。躯体两侧对称，表面被有坚硬的几丁质，保护其内部器官和支持肌肉固定，躯体上有刚毛，它的形状、数目以及彼此间长短比例和排列部位因种类而异，故在分类上有重要意义。

螨的生活习性各有不同，自由生活或寄生生活，常在土壤、农作物、贮藏食品和药品中繁殖生长。发育过程为：卵⟶6足幼螨⟶8足若螨⟶成虫。30℃左右易繁殖。干燥低温下可变为休眠体。

螨可蛀蚀损坏药品，使药品失效变质，并可直接危害人体健康或者传播疾病。例如，中药蜜丸中发现的腐蚀食酶鳞，对人体具有致病力。一种是引起皮炎，另一种是引起消化系统、泌尿系统及呼吸系统的疾病。因此，药品不得检出活螨。

（三）仪器、药品、材料

三角瓶，研钵，小烧杯，漏斗，酒精灯，载玻片，棉花，镊子，显微镜，甘油水，饱和盐水，待检丸剂和片剂，药粉等。

（四）操作步骤

1．活螨的检查

（1）药粉中活螨的观察

按规定取药粉先用肉眼观察，有无可疑的活螨白点移动。再用5～10倍放大镜检视，有螨者，用解剖针、长针灸针或发丝针或小毛笔，挑取活螨放在滴有一滴甘油水的载玻片上，置显微镜低倍镜下观察，可见活螨的形态。

（2）片剂中活螨的检查

将片剂在研钵中研碎成粉，放在盛有饱和食盐水的小烧杯中，搅拌均匀，继续加饱和盐水至瓶中（为防止溢出，下部宜放一培养皿），用载玻片沾取水面上的漂浮物，置显微镜下检查。

（3）丸剂中活螨的检查

将丸剂在研钵中研碎，放在铺有一层薄棉花的普通漏斗里，利用活螨避光、怕热的习性，在漏斗的广口上面放一个60～100W的灯泡，距离药品上方6cm左右照射1～2h，如果有活螨，它会沿着漏斗内的底部细颈内部向下爬，可用滴有一滴甘油水的玻片或内装半杯甘油水的小烧杯放在出口处，收集爬出来的活螨。取收集物在显微镜低倍镜下观察。

2．活螨卵的检验

螨卵极小，一般在0.1mm以下，呈乳白色，椭圆形或卵圆形。需用10～20倍放大镜或显微镜方可查见。螨卵常见于活螨的周围，但在未检出活螨的样品中，亦有检出螨卵者。一般在供试品中已经检出活螨的，不再进行螨卵的检查，对可疑供试品，未检活螨时，可注意检查活螨卵。

采用直检法或漂浮法检查。凡用上述两种方法检查，发现有可疑螨卵时，用发丝针小心挑取。取一块凹形载玻片，在凹窝中央滴入2滴甘油水，将挑取物放入甘油中，置显微镜下检查，为确证挑取物是否为活螨卵，可将上述载玻片置培养皿中，加盖，于22～30℃培养3～8天，每天上、下午定时用低倍显微镜观察，如在甘油水液中孵出幼螨，则判断为检出活螨卵。

复习思考题

1. 为什么要对药品进行卫生检测？
2. 按药品中微生物的含量，药品有几大类？各类的含义是什么？
3. 灭菌药物的无菌检验有哪几大环节？如何判断检验结果？
4. 灭菌药物如何抽样？和非规定灭菌药物的抽样有何不同？
5. 药品的微生物总数检验有什么意义？如何计算药品中的微生物总数？
6. 非规定灭菌药物的卫生检验项目有哪些？
7. 非规定灭菌药物在什么情况下可以判断为卫生检验合格？
8. 药品卫生检验对操作场所有什么要求？

第九章　常用血清学试验

古人们将烈性传染病统称为瘟疫，如天花、霍乱、鼠疫等。人类在同这些瘟疫作斗争的过程中逐渐认识到，机体对相同病原体的再次入侵具有明显的抵抗力。如患过天花并已康复的人，在护理天花病人时，就不会再患天花。人们将这种现象称为免除瘟疫，即免疫。随着英国医生琴纳发明了用接种牛痘预防天花的方法之后，逐渐形成了一门新的学科——免疫学。

传统的免疫学是研究机体抗感染能力的一门学科。随着研究的深入，免疫学研究和应用的范围也逐渐扩大，它在当今的医学、药学应用领域已占有重要地位，特别是在免疫学防治、血清学诊断等方面发挥着更大的作用。

第一节　免疫基础知识

一、抗原与抗体

（一）抗原

1. 抗原的概念

抗原（Ag）是一类能刺激机体的免疫系统引起特异性免疫应答，产生抗体和（或）致敏淋巴细胞，并能在体内或体外与之发生特异性结合的物质。

抗原具有两种基本特性，即免疫原性（抗原性）和反应原性（免疫反应性）。抗原刺激机体免疫系统引起特异性免疫应答，产生抗体和（或）致敏淋巴细胞的特性称为抗原的免疫原性；抗原能与相应的免疫应答产物（抗体或致敏淋巴细胞）发生特异性结合的特性称为抗原的反应原性。

兼有免疫原性和反应原性的抗原称为完全抗原，如大多数蛋白质和病原微生物等；单独存在只有反应原性而无免疫原性的物质称半抗原或不完全抗原。半抗原一般是分子量较小的简单化合物（相对分子质量一般小于 4000），如青霉素、磺胺等化学药物。半抗原若与蛋白质载体结合就可成为完全抗原。因此，完全抗原是由载体（化学本质为蛋白质）和半抗原两部分组成，前者赋予抗原以免疫原性，后者赋予抗原以反应原性。

2. 构成抗原的基本条件

（1）异物性

正常情况下机体的免疫系统具有识别“自己”与“非己”的能力，即免疫系统不能对自身成分产生免疫应答，因此抗原必须是非己的异物。异物性的经典概念是指“非机体自身物质”。随着免疫机理研究的深入，“异物”应指“在胚胎期未与免疫活性细胞充分接触过的物质”。因此，从来源上说抗原可以有以下三种：①异种物质，如病原微生物对人体都是良好的抗原；②同种异体物质，如 A 型血人的红血细胞对 B 型血人是抗原；③自身隐蔽成分解除隐蔽状态或在某种因素下变性的物质，如人的晶状体蛋白因外伤进入血流后对自身就成为抗原。

（2）表面具有复杂化学结构的大分子胶体

抗原的相对分子质量一般在10000以上，一般分子量越大抗原性越强。天然蛋白质的相对分子质量都在10000以上，因而是良好的抗原。因为大分子胶体物质结构复杂，不易被机体破坏和排除，在体内停留时间较长，有利于刺激机体的免疫系统产生免疫应答。抗原还需要有复杂的表面结构，如明胶的相对分子质量可达10^5，但因其结构中只有直链氨基酸，易在体内降解，故抗原性较弱；而胰岛素相对分子质量虽只有5734，但其表面结构中含芳香族氨基酸，故具有免疫原性。因为表面的复杂结构一般是抗原的抗原决定簇，需要靠它们才能刺激机体的免疫系统。

3. 抗原的特异性

抗原特异性是指抗原诱导机体产生免疫应答及与免疫应答产物发生反应均具有专一性。即特定抗原只能刺激机体产生特异性抗体或致敏淋巴细胞，且仅能与该特异性抗体或致敏淋巴细胞发生反应。特异性是免疫应答最基本的特点，也是免疫学防治和诊断的理论基础。如接种白喉类毒素只能诱导机体产生针对白喉毒素的抗体（白喉抗毒素），达到预防白喉的目的。但是，白喉抗毒素不能中和破伤风毒素，即不能预防破伤风。

决定抗原特异性的物质基础是抗原决定簇，它们是存在于抗原分子表面的一些特殊化学集团，由5～15个氨基酸残基、5～7个多糖或核苷酸残基组成。它是免疫细胞识别的“标志”，当抗原进入机体后免疫细胞通过它与抗原结合，并产生有特异性的抗体，特异性抗体又通过抗原决定簇和抗原发生特异性结合。

但是，抗原决定簇的种类很多，一个抗原也可以有多个抗原决定簇，有些是其特有的，称为该物质的特异性抗原；有些是与其他物质共有的，称为共同抗原。同时含有这两类抗原的物质，能分别刺激机体产生特异性抗体和共同抗体。含有共同抗体的血清不但能和特异性抗原反应，也能与共同抗原发生反应，称为交叉反应。它的生物学意义在于：①某些情况下，针对病原微生物的免疫应答可导致对人体的免疫损伤（参见异嗜性抗原）；②在进行特异性免疫学诊断或鉴定时，必须排除共同抗原可能产生的干扰。

4. 医学上的重要抗原

抗原性物质的种类很多，其中在医学上具有重要意义的抗原如下。

（1）病原微生物

各种病原微生物都具有复杂的化学组成，所以是多种抗原组成的复合体。如细菌有菌体抗原（O抗原）、鞭毛抗原（H抗原）、表面结构抗原（如荚膜抗原等）。细菌的抗原既有特异性抗原，也有共同抗原。

（2）外毒素和类毒素

细菌外毒素的化学本质为蛋白质，因此抗原性很强，能刺激机体产生抗毒素抗体。外毒素经0.3%～0.4%甲醛处理后，变成没有毒性而保持抗原性的类毒素，也能刺激机体产生相应的抗体（抗毒素），在预防由外毒素引起的传染病中起重要作用。

（3）动物免疫血清

用类毒素免疫动物（如马）后，该动物血清中可产生大量抗毒素（抗体），称动物免疫血清。临床上动物免疫血清用于相应疾病的特异性治疗和紧急预防。这种来源于动物的免疫血清对人体具有双重性，一方面能中和人体内相应的外毒素，发挥抗体作用；另一方面它是异种动物蛋白，对人体又可构成抗原，可使某些人致敏，发生变态反应（血清病）。

（4）同种异型抗原

由于不同个体间遗传基因的差异，使同种生物不同个体之间的组织成分也存在着差别，这种差别可使不同个体间的组织成分互为抗原，称为同种异型抗原。人体的同种异型抗原主要有两类，一类是红细胞血型抗原，包括 ABO 血型及 Rh 血型抗原；另一类是白细胞抗原（HLA），也称组织相容性抗原。

（5）自身抗原

自身抗原一般发生在以下两种情况。①自身物质的结构改变。由于感染、烧伤、辐射以及药物等因素的作用，使自身组织细胞的分子结构发生变化，形成新的抗原决定簇而对自身具有抗原性。如，某些病人服用甲基多巴后，可引起自身免疫性溶血。②隐蔽抗原的释放。机体内有些成分，如甲状腺球蛋白、眼球晶状体蛋白、精子等，原来与免疫系统是隔绝的，被称为“隐蔽抗原”，如果因感染、外伤等因素使之溢出原来的封闭组织，即可成为自身抗原。

（6）异嗜性抗原

该抗原是一类与血缘无关，存在于不同种类生物（人、动物、植物及微生物）间的性质相同的共同抗原。其中任一抗原所诱发的抗体可与其他类抗原发生交叉反应。有些病原微生物与人体组织的异嗜性（共同）抗原是引起免疫性疾病的原因之一。例如，A 群链球菌细胞壁的多糖抗原与人体心瓣膜的糖蛋白有共同抗原，因此，感染该菌可引起风湿性心脏病。又如链球菌的细胞膜与肾小球基底膜有共同抗原，因此链球菌的感染可以引起肾小球肾炎。

另外，肿瘤细胞、药物、化学物质、植物花粉等也是与医学有关的重要抗原。

（二）抗体

1. 抗体的概念

抗体（Ab）是机体在抗原刺激下产生的，能与抗原发生特异性结合的具有免疫活性的球蛋白。因为抗体主要存在于血清中，故习惯上又称之为抗血清或免疫血清。1964 年世界卫生组织（WHO）专门会议决定，将具有抗体活性或者化学结构与抗体相似的球蛋白统称为免疫球蛋白（Ig）。所有的抗体都是免疫球蛋白，但是少部分异常免疫球蛋白不具抗体的生物活性，即免疫球蛋白并非都是抗体。

2. 免疫球蛋白的结构

（1）Ig 分子的基本结构

每个免疫球蛋白的单体都是由 4 条多肽链通过链间二硫键连接而成的。其中有两条链每条约含 450 个氨基酸残基称重链（H 链），另两条链每条约含 214 个氨基酸残基称轻链（L 链）。两条 H 链由链间二硫键连接呈“Y”字形，两条 L 链由二硫键对称地连接在两条 H 链 *N* 末端的两侧（见图 9-1）。

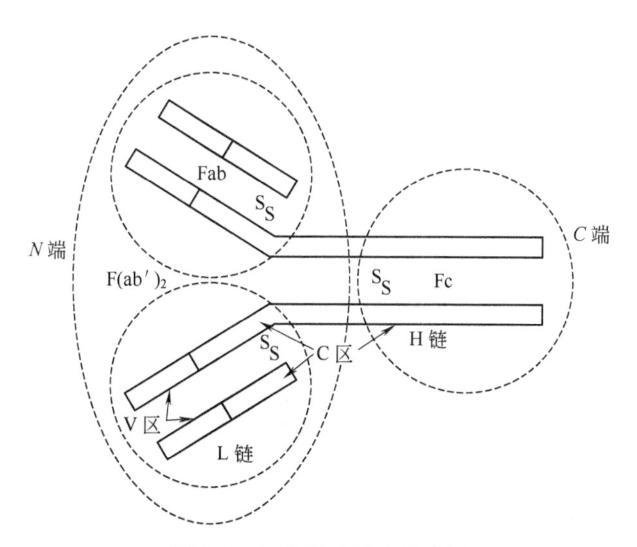

图 9-1　Ig 的基本结构模式图

每个 Ig 单体有两个端：氨基端称为 *N* 端，羧基端称为 *C* 端。靠近 *N* 端 H 链的 1/2 和一个完整的 L 链通过链间二硫键构成 Fab 段，两个 Fab 段又通过 H 链间的二硫键连接合称为 F(ab′)$_2$；靠近 *C* 端两条 H 链的 1/2 合称为 Fc 段。

每条肽链分两个区：肽链 *N* 端

（L 链的 1/2 与 H 链的 1/4）氨基酸的种类和排列顺序随抗体特异性不同而发生变化，称为可变区（V 区），是抗体和抗原发生特异性结合的部位；肽链 C 端（L 链的 1/2 和 H 链的 3/4）氨基酸的种类和排列顺序较稳定，称为稳定区（C 区），它赋予 Ig 具有抗原性及激活补体、活化 K 细胞、增强吞噬细胞的吞噬能力等功能。

（2）免疫球蛋白的种类

人类免疫球蛋白根据其重链抗原性的不同可分为 5 类：IgG、IgM、IgA、IgD 和 IgE。其中 IgG 和 IgE 及血清型 IgA 为单体（只含一个基本结构），分泌型 IgA（SIgA）为双体（含两个基本结构），IgM 为五聚体（由 5 个 Ig 基本结构通过 J 链聚合而成）（见图 9-2）。各类免疫球蛋白的主要特性见表 9-1。

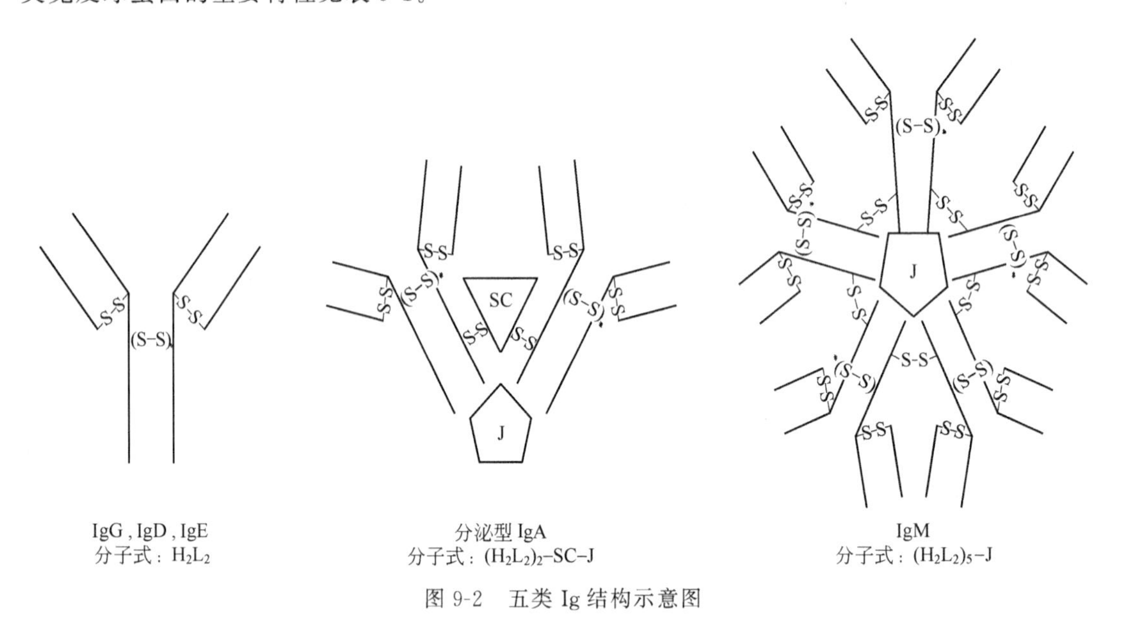

IgG，IgD，IgE　分子式：H_2L_2

分泌型 IgA　分子式：$(H_2L_2)_2$-SC-J

IgM　分子式：$(H_2L_2)_5$-J

图 9-2　五类 Ig 结构示意图

表 9-1　五类 Ig 主要特性

种类	分子质量/万道尔顿	分　布	作　用
IgG	16	存在于血清中，占血清 Ig 总量的 75%～80%，能通过胎盘	具有抗菌、抗毒素、抗病毒活性； 通过胎盘使胎儿被动获得母体免疫力； 参与Ⅱ型、Ⅲ型变态反应
IgA	17～39	血清型 IgA 存在于血清中，占血清 Ig 总量的 10%～20%； 分泌型 IgA 存在于黏膜及分泌液中	血清型 IgA 有抗菌、抗病毒作用； 分泌型 IgA（SIgA）在呼吸道、消化道黏膜等局部有抗菌、抗病毒作用
IgM	90	存在于血清中，占血清 Ig 总量的 6%左右，形成最早，但消失较快	最早发挥抗菌、抗病毒、中和毒素作用，并且效能高，但作用时间短； 参与Ⅱ型、Ⅲ型变态反应
IgD	17	存在于血清中，占血清 Ig 总量的 0.2%	功能不清
IgE	20	存在于血清中，占血清 Ig 总量的 0.002%	参与Ⅰ型变态反应

3. 抗体产生的一般规律

机体产生抗体时，受抗原的量、接触抗原的次数等多种因素的影响，在产生抗体的种类和数量上均有很大不同。其产生规律可以分为初次应答和再次应答（见图 9-3）。

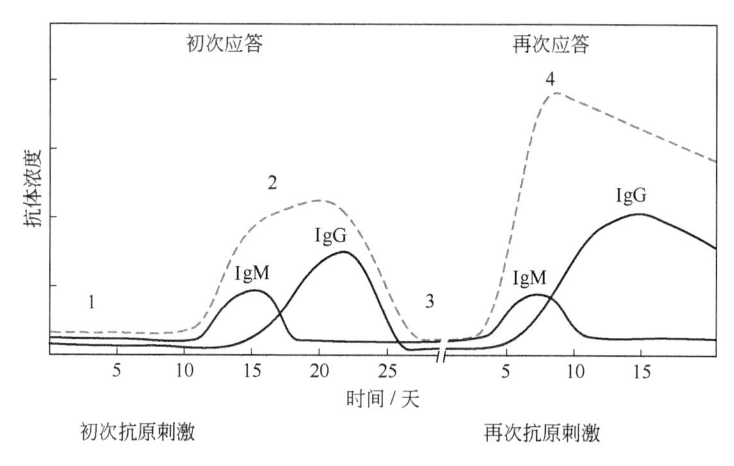

图 9-3 初次应答与再次应答

1—潜伏期；2—总抗体量；3—潜伏期；4—总抗体量

（1）初次应答

抗原初次进入机体后，需经一定的潜伏期（1～4 周）才能产生抗体，而且抗体效价低，持续时间短，免疫作用不强。抗体产生的顺序也有一定规律，即 IgM 产生最早，IgG 产生稍晚。

（2）再次应答

初次应答发生一段时间后，当相同抗原再次进入机体时，潜伏期大大缩短（2～3 天），抗体产生量大幅度上升，抗体种类主要为 IgG，且维持时间长，这一应答称为再次应答或回忆应答。再次应答产生的抗体多而且快，这与体内存在的记忆细胞有关。

实践中，抗体产生的规律可以指导预防接种。预防接种时，一般需两次或两次以上进行疫苗或类毒素接种，可起到加强免疫的效果。

二、变态反应

正常情况下机体对抗原产生的免疫反应起保护作用，可以帮助机体消灭病原微生物、防治癌症等。但是异常情况下的免疫应答也会对机体有害，其中最重要的就是变态反应。

变态反应也称超敏反应，是机体受同一抗原或半抗原再次刺激后产生的一种异常的或病理性的，以组织损伤或生理功能紊乱为表现的免疫反应。变态反应与免疫反应一样，也具有特异性和记忆性。

引起变态反应的抗原称为变应原或过敏原。它们可以是完全抗原，如异种动物血清、某些微生物、花粉等；也可以是半抗原，如青霉素、磺胺等药物。变态反应的发生与变应原的性质、剂量、进入机体的途径及机体的免疫机能状态等因素有关。

根据变态反应的发生机理和临床特点，分为四个类型，称为为Ⅰ型、Ⅱ型、Ⅲ型和Ⅳ型变态反应。

（一）Ⅰ型变态反应

Ⅰ型变态反应又称过敏反应，是临床上最常见的变态反应。

（1）本型特点

① 反应发生快，消失也快，一般在接触过敏原后数秒钟至数十秒钟内就出现反应，数十分钟至数小时内即可消失。

② 反应过程以生理功能紊乱为主，无明显的组织损伤。

③ 参与的抗体为 IgE。

④ 有明显的个体差异，与遗传因素有关。

(2) 变应原

引起Ⅰ型变态反应的变应原很多，主要为蛋白质或与蛋白质结合的化学半抗原，如花粉、尘螨、霉菌、寄生虫、动物皮屑或羽毛，食物中的鱼、虾、蛋、奶，药物中的青霉素、链霉素、磺胺、麻醉药等均是重要的变应原。

(3) 常见疾病

过敏性休克、呼吸道过敏反应、消化道过敏反应、皮肤过敏反应等均属于该型变态反应。

Ⅰ型变态反应的发生分为两个阶段，第一阶段称致敏阶段，是机体第一次接触变应原，使机体处于致敏状态，不表现出疾病。处在致敏状态的机体再次接触变应原后即进入第二阶段（发敏阶段），表现出过敏症状。

(二) Ⅱ型变态反应

Ⅱ型变态反应又称细胞溶解型或细胞毒型变态反应。

(1) 本型特点

① 参与反应的抗体为 IgG 和 IgM。

② 有补体、巨噬细胞及 K 细胞的参与，表现出的疾病主要为细胞溶解或损伤。

(2) 变应原

红细胞血型抗原、药物半抗原、微生物等吸附的靶细胞等。

(3) 常见疾病

药物过敏性血细胞减少症、新生儿溶血症、输血反应、自身免疫性溶血性贫血、肺-肺综合征等。

(三) Ⅲ型变态反应

本型又称免疫复合物型或血管炎型变态反应。

(1) 本型特点

① 参与的抗体为 IgG 或 IgM。

② 变应原与相应抗体形成中等大小的可溶性免疫性复合物，并沉积于血管基底膜等处。

③ 有补体参与并导致组织损伤。

(2) 变应原

某些细菌、病毒、寄生虫、异种动物血清及某些药物等均可成为该型变态反应的变应原。

(3) 常见疾病

血清病、链球菌感染后的肾小球肾炎、类风湿性关节炎、人类局部免疫复合物病等。

(四) Ⅳ型变态反应

Ⅳ型变态反应又称迟发型变态反应或细胞介导型变态反应。

(1) 本型特点

① 反应发生慢（一般发生于机体再次接触变应原 48～72h 后），消失也慢。

② 由致敏淋巴细胞引起，与抗体和补体无关。

③ 病变部位以单个核细胞浸润和细胞坏死为主。

④ 多数无个体差异。

(2) 变应原

引起Ⅳ型变态反应的变应原有胞内寄生菌（如结核杆菌、麻风杆菌和布氏杆菌等）、病毒、某些真菌、小分子半抗原（青霉素、磺胺、农药、染料、油漆、塑料等）以及异体组织器官等。

(3) 常见疾病

临床上所见的传染性变态反应（如分枝杆菌、原虫、真菌感染）、接触性皮炎（如接触化学药品、药物半抗原后引起的湿疹）、移植排斥反应、某些自身免疫病等均属于Ⅳ型变态反应。另外，结核菌素皮肤试验时，感染结核杆菌者的注射局部出现的红肿、硬结也属于Ⅳ型变态反应。

以上四种类型的变态反应是根据发生机制和参与的成分不同而划分的，临床实际情况却远较此复杂。某些变态反应疾病并非单一类型，可以是几型共存，而以某一类型为主。如肾小球肾炎，一般以Ⅲ型变态反应为主，又有Ⅱ型、Ⅳ型超敏反应的机制参与。同一变应原在不同的机体可以引起不同类型的超敏反应，而且表现的轻重也差别很大，如青霉素在不同的机体或者因使用时间长短、剂量和途径等的不同可以引起Ⅰ～Ⅳ型变态反应。青霉素引起的荨麻疹、哮喘、过敏性休克属于Ⅰ型超敏反应；长期大剂量静脉注射青霉素引起的溶血性贫血属于Ⅱ型超敏反应；引起的关节炎属于Ⅲ型超敏反应；多次涂抹皮肤，引起的接触性皮炎又属于Ⅳ型超敏反应。

(五) 变态反应的防治

1. 预防方面

① 避免接触变应原。询问病人及家属的过敏史，查明变应原，尽量避免与其接触。

② 皮肤过敏试验。在使用青霉素、链霉素、普鲁卡因、抗毒素等易引起过敏反应的药物之前，除询问患者有无过敏史外，必须进行皮肤过敏试验。方法是将少量被试物质注入受试者皮内，在10～30min内观察局部有无红肿引起的硬结现象。

③ 脱敏疗法。对已查明过敏原者，应尽量避免再接触变应原，对难以避免接触的患者，可用脱敏疗法。例如，抗毒素皮试阳性而又必须采用时，可将抗毒素血清分成小量，以多次逐渐增量的方法注入体内，使患者逐渐脱去过敏性，暂时处于脱敏状态，这时注入大量抗毒素血清不会发生过敏。

2. 治疗方面

对已发生的过敏性疾病，临床上可根据疾病类型、病情轻重采用不同的药物结合其他途径治疗，常用的抗过敏药物有：色甘酸二钠、儿茶酚胺类、茶碱类、苯海拉明、异丙嗪、氯苯那敏、肾上腺素、肾上腺皮质激素类、环磷酰胺等。它们分别适应于不同类型和不同症状的过敏反应。

三、疫苗

随着免疫学理论和方法技术的发展，免疫学在医学、药学、生物学等领域得到日益广泛的应用。特别是疫苗的应用，已经使很多烈性传染病得到控制。当代疫苗的应用不仅仅限于传染病领域，已扩展到许多非传染病领域。目前疫苗不仅是预防制剂，而且已作为治疗制剂使用。

疫苗是用微生物经制备而成的人工自动免疫制剂（抗原物质），国内常将用细菌制备而成的制剂称为菌苗；而将用病毒、螺旋体、立克次体制成的制剂称为疫苗。国际上把以上两种制剂以及类毒素统称为疫苗。

(一) 传统疫苗

指传统用于抗感染的免疫制剂。

(1) 死疫苗

死疫苗是选用抗原性强的病原微生物，经人工大量培养后采用理化方法杀死而制成的免疫制剂。制备成死疫苗的病原微生物失去了生长繁殖能力，但仍保留抗原性，进入机体后仍能刺激机体产生特异性抗体。

死疫苗的优点是易制备、易保存，并且保存的时间较长。但是，接种于人体后，在体内不能繁殖，即抗原量不能增加，对机体刺激时间短，免疫力维持时间也短，为维持血清抗体水平，常需多次接种。注射此类疫苗有可能引起较重的局部和全身反应。为了减少接种次数及降低副作用，常将几种死疫苗混合制成联合疫苗。

常用的死疫苗有伤寒、霍乱、百日咳、乙型脑炎、狂犬病毒、钩端螺旋体、流行性感冒病毒死疫苗等。

(2) 活疫苗

活疫苗是选用无毒或充分减毒，但仍保留抗原性的活的病原微生物制成的免疫制剂，也称为减毒活疫苗。

活疫苗接种入机体后有一定的繁殖力，可产生类似轻型感染或隐性感染的作用，使抗原量有一定增加。因此活疫苗的优点是接种量少，一般只需接种一次，免疫效果较好且持续时间长（1～5 年）。活疫苗的接种途径一般以自然感染途径为佳。其缺点是制备和鉴定要求严格，难于保存和运输，甚至会有发生极为罕见的恢复突变的可能性，必须警惕。免疫缺陷者和孕妇一般不宜接种。

常用的活疫苗制剂有卡介苗、麻疹活疫苗、脊髓灰质炎糖丸疫苗、牛痘苗等。

死疫苗和活疫苗的比较见表 9-2。

表 9-2 死疫苗和活疫苗的比较

项目	死疫苗	活疫苗
微生物性状	微生物已死亡	活微生物(无毒或减毒)
制备和鉴定	较容易,要求不太严格	难,要求严格
保存及有效期	易保存,4℃可保存 1 年左右	不易保存,4℃保存约 2～3 个月
接种量及接种次数	较大,需多次反复接种	较小,一般只需接种一次
免疫效果	较差,持续 0.5～1 年	较好,持续 1～5 年
使用方式	可几种混合使用	多单独使用

(3) 类毒素

类毒素是将细菌产生的外毒素经 0.3%～0.4%的甲醛处理后，使其失去毒性但仍保留抗原性而制成的免疫制剂。接种类毒素后，能诱导机体产生特异性抗毒素抗体，抗毒素可中和相应的外毒素的毒性，以预防相应的特异性疾病。常用的类毒素有百日咳、白喉、破伤风三联疫苗等。

(二) 新型疫苗

新型疫苗是指近年来应用免疫学、生物化学和基因工程等新技术研制的更为有效和安全的免疫制剂。包括亚单位疫苗、结合疫苗、合成肽疫苗、DNA 疫苗、重组抗原疫苗等。

1. 亚单位疫苗

亚单位疫苗是将病原微生物体内与抗原无关甚至有害的成分去除，保留有效的抗原成分制成的免疫制剂。如，从乙型肝炎病毒表面抗原阳性者血浆中提取表面抗原制成的乙型肝炎亚单位疫苗、流感病毒亚单位疫苗等。

2. 结合疫苗

结合疫苗是将某种抗原成分和载体通过化学连接，使抗原成分得以更好表达而制成的免疫制剂。如，将细菌荚膜多糖抗原和白喉类毒素化学连接制成的结合疫苗，获得了良好的免疫效果。目前使用的结合疫苗有 b 型流感菌疫苗、脑膜炎球菌疫苗和肺炎球菌疫苗等。

3. 重组抗原疫苗

重组抗原疫苗是利用重组 DNA 技术制备的只含抗原的纯化免疫制剂。此类疫苗由于不含活的病原微生物，所以更加安全，并且成本低廉。目前使用的有乙型肝炎表面抗原重组疫苗、口蹄疫重组疫苗等。

4. 重组载体疫苗

重组载体疫苗是指将病原微生物编码抗原的基因通过基因工程手段插入载体（减毒的病毒或细菌疫苗株）基因组中制成的疫苗。这种疫苗接种后，能随疫苗在体内的增殖而表达相应的抗原。目前应用或研制的有以痘状病毒疫苗为载体的甲型和乙型肝炎、麻疹、单纯疱疹病毒载体疫苗；以脊髓灰质炎疫苗为载体的霍乱弧菌载体疫苗、痢疾杆菌载体疫苗等。

此外，目前研制的新型疫苗还有合成肽疫苗、DNA 疫苗、转基因植物疫苗等。

第二节 血清学试验

由于抗体是由抗原刺激机体产生的特异性免疫应答产物，抗原和抗体的结合反应在体内和体外都具有特异性。人们根据这一原理，使抗原抗体在体外发生反应，用已知抗原检测未知抗体，或用已知抗体检测未知抗原。由于试验所用的抗体存在于血清中，所以常将这一试验称为血清学试验。血清学试验可用于疾病的诊断和药品的检测等。

一、凝集反应

凝集反应是指将颗粒性或细胞性抗原（细菌、红细胞）与相应抗体混合，在电解质作用下出现肉眼可见的凝集团块的反应。此反应中的抗原称为凝集原，抗体称为凝集素。凝集反应的基本方法有两种，即直接凝集反应和间接凝集反应。

（一）直接凝集反应

直接凝集反应是将颗粒性抗原与相应抗体直接混合，观察有无肉眼可见的凝集块的反应（见图 9-4）。本法分为玻片法和试管法。

1. 玻片凝集试验（定性法）

本法适于用已知抗原（抗体）定性地鉴定未知抗体（抗原）。常用于鉴定血型和菌种等。下面以血型鉴定实验为例介绍该试验的操作。

（1）实验材料

采血针、毛细吸管、血型试剂、指形管、1ml 吸管、记号笔、凹玻片、牙签、生理盐水、酒精棉球等。

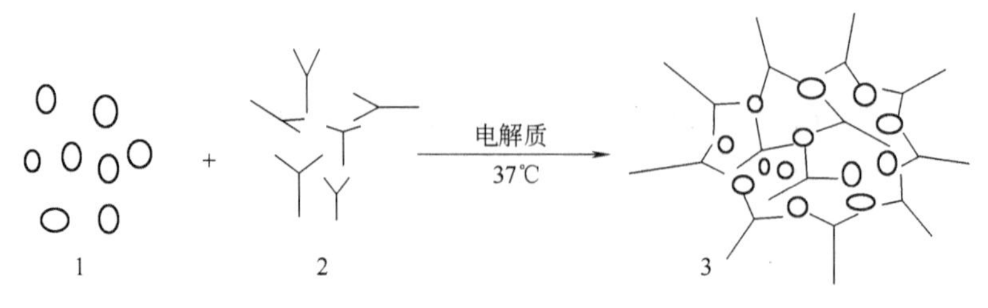

图 9-4 直接凝集反应示意图

1—抗原（凝集原）；2—抗体（凝集素）；3—凝集现象

（2）试验方法

① 红细胞悬液制备，用吸管将生理盐水 1ml 加入指形管内，将受试者耳垂或指尖用酒精棉球消毒后用采血针刺破，用毛细吸管吸取血液一滴混入生理盐水，摇匀，即成为约 2% 的红细胞悬液。

② 取两张凹玻片，分别标注 A、B，在 A 片加抗 A 标准血清、在 B 片加抗 B 标准血清各 1 滴。

③ 每凹内各加入受检者红细胞悬液 1 滴，注意勿使滴管尖端和血清相接触。

④ 取两根牙签，分别将血清和红细胞悬液混合均匀，置于室温下 10～30min 后，用肉眼或低倍镜观察有无红细胞凝集现象。根据表 9-3 报告鉴定结果。

表 9-3 玻片凝集试验

凝集现象		被检者血型	凝集现象		被检者血型
抗 A 血清＋被检者红细胞	抗 B 血清＋被检者红细胞		抗 A 血清＋被检者红细胞	抗 B 血清＋被检者红细胞	
未凝集	未凝集	O 型	未凝集	凝集	B 型
凝集	未凝集	A 型	凝集	凝集	AB 型

（3）注意要点

判断结果时，必须注意区分红细胞叠连现象与凝集现象。前者经滴加 1～2 滴生理盐水并混匀后，串状的红细胞即可分开，而后者决不因此而改变。

2. 试管凝集实验（定量法）

本法是在试管内用已知抗原检测患者血清中相应的未知抗体及其含量，以诊断某些传染病或供流行病学调查研究。如用于诊断伤寒和副伤寒的肥达反应，诊断斑疹伤寒和恙虫热的外斐反应。以肥达反应为例介绍该方法。

（1）试验材料

伤寒杆菌斜面培养物、伤寒杆菌诊断菌液、伤寒杆菌免疫血清、家兔血清、生理盐水、载玻片、酒精灯、接种环、吸管、试管、水浴锅等。

（2）试验方法

① 试管编号，取 12 支试管分为 2 排，每排 6 支标明管号。

② 试管内加生理盐水，每排第 1 管加 0.9ml，其余各管加 0.5ml。

③ 稀释血清，取伤寒杆菌免疫血清 0.1ml 加入第一排第 1 管中，用吸管上下吸吹数次使液体混匀，吸出 0.5ml 加入第 2 管中，同法混匀后取出 0.5ml 加入第 3 管，如此依次稀释至第 5 管，该管吸出 0.5ml 弃去，第 6 管不加血清，作为对照。第二排用家兔正常血清同第一排稀释方法进行稀释。

④ 加菌液，每排从对照管开始往前加，所有各管均加入伤寒杆菌诊断菌液 0.5ml。

⑤ 反应，摇匀各管，置于 37℃水浴中 4～8h，然后移入 0～4℃冰箱内过夜，次日即可观察结果。

⑥ 结果解释及效价确定，各管反应结果按表 9-4 判定。

表 9-4　试管凝集试验结果判定

液　体	管　底	判　定
清晰透明	有棉絮状或颗粒状凝集块，轻摇可见大凝集块漂起	++++
比较清晰，有轻度浑浊	凝集块较上面稍小，轻摇可见大凝集块漂起	+++
中等浑浊	凝集块较轻度浑浊的小	++
较浑浊	有少量小凝集块	+
同对照管	无凝集块，可能有少许细菌沉淀，轻摇即漂起，立即消散	－

注：＋表示凝集程度，－表示无凝集。

凝集效价的确定：出现“＋＋”判定结果的血清最高稀释度为该血清的凝集效价。血清稀释度应以加入抗原后的最后血清稀释度计算。如第 1 管 1∶10 稀释的血清 0.5ml，加入抗原 0.5ml，则最后的血清稀释度为 1∶20。其余各管也按此原则类推。

（3）注意要点

① 结果观察时，应有良好的光源和黑暗背景。

② 商品诊断菌液，要按说明书使用。

③ 试验后的细菌仍有传染性，不可随便丢弃，应及时灭菌。

（二）间接凝集反应

间接凝集反应是将可溶性抗原吸附于一种与免疫无关的载体颗粒（如聚苯乙烯乳胶颗粒，人 O 型红细胞）表面，成为致敏颗粒。致敏颗粒与相应抗体相遇，在电解质存在下即发生凝集现象（见图 9-5）。本反应主要用于测定细菌抗体、病毒抗体、某些变态反应患者的抗体等。例如，用 γ 球蛋白包被的乳胶颗粒检测病人血清中的抗人 γ 球蛋白抗体（类风湿因子），以帮助诊断类风湿疾病（具体方法略）。

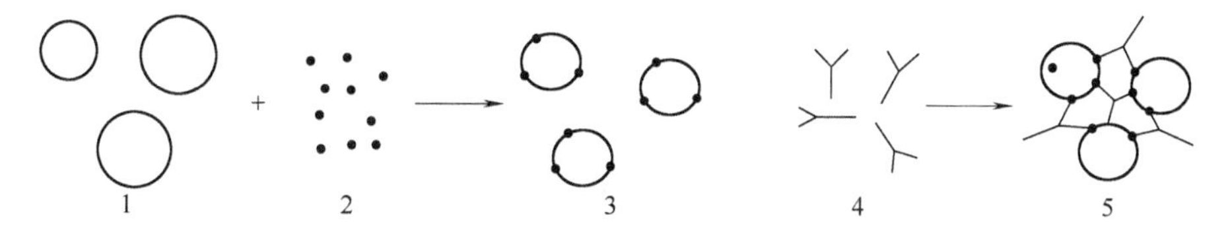

图 9-5　间接凝集反应示意图

1—载体；2—抗体；3—致敏颗粒；4—抗体；5—凝集

二、沉淀反应

沉淀反应是指将可溶性抗原（细菌浸出液、外毒素、血清等）与相应抗体混合，在电解质存在下出现肉眼可见的沉淀物的反应。反应中的抗原称为沉淀原，抗体称为沉淀素。常用的沉淀反应有环状沉淀法、琼脂扩散法、免疫电泳等。

（一）环状沉淀法

本法是在小试管内先加入适量高浓度已知抗体血清，然后将待检的等量可溶性抗原沿管壁缓慢叠加于抗体血清之上，使成为界限分明的两层，静置一段时间后，观察两层液面交界处有无乳白色沉淀环出现。有者为阳性，反之为阴性。本法主要用于检测及鉴定可溶性抗原，如法医鉴定血迹。

1. 实验材料

抗人血清（抗体）、人血清稀释液、牛血清稀释液、生理盐水、沉淀小试管、毛细管、记号笔等。

2. 试验方法

① 取沉淀小试管 3 支，依次编号为 1、2、3。

② 用一支毛细吸管向每支小试管内加入抗人血清约 0.2ml（毛细管长的 1/3～1/4）。加入时注意不能产生气泡。

③ 另取一支毛细管吸取人血清稀释液 0.2ml 加入 1 号管（试验管），换取毛细管吸取牛血清稀释液 0.2ml 加入 2 号管，以上两种溶液加入时应使溶液由管壁缓缓流下，轻轻叠加于抗体液面上，使形成界限分明的两层，如果界面不清应重做。再用新的毛细管吸取生理盐水 0.2ml 加入 3 号管液面上。

④ 将试管直立，室温下静置 20～30min，观察界面，如有乳白色沉淀环者为阳性。

3. 试验结果

① 2 号、3 号试管应无沉淀环出现。

② 1 号管（试验管）有沉淀环者为阳性，反之为阴性。

（二）琼脂扩散法

琼脂扩散法的原理是可溶性抗原和抗体均在琼脂中扩散，如果两者互相对应且浓度合适，即可在相遇处形成白色沉淀，称为阳性反应，否则称为阴性反应。该法又分为双向扩散和单向扩散两类。下面主要介绍双向琼脂扩散实验。

双向琼脂扩散试验，是指将抗原、抗体置于不同的琼脂孔内，同时向四周扩散，二者相遇时如果相对应即可形成白色沉淀线，为阳性反应。

1. 实验材料

1.2%生理盐水琼脂、羊抗兔抗体血清、标准抗原（兔抗体）、被检者血清（兔血清）、生理盐水、打孔器（直径 3mm）、滴管、湿盒（内垫湿纱布的有盖方盒）。

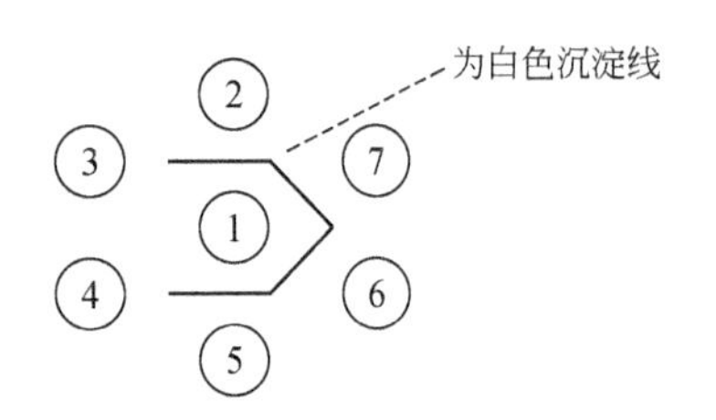

图 9-6 双向琼脂扩散示意图
①—抗体；②～⑦—分别为抗原

2. 实验方法

（1）制备琼脂板，将熔化并冷却到约 50℃的 1.2%的生理盐水琼脂 3ml 浇注于载玻片上，使冷却制成琼脂厚约 2mm 的平板。制备时玻片要放平，使琼脂厚薄均匀。

（2）打孔，按图 9-6 所示在琼脂板上用打孔器打孔，吸净孔中琼脂，注意不能损坏孔的边缘。

（3）加注抗原、抗体，在中心孔①内加羊抗兔抗体血清，第②孔加标准抗原（兔抗体）作为阳性对照，第③孔加生理盐水作为阴性对照，第④～⑦孔加被检者血清（兔血清）。注意加样高度应与孔的上缘相平，不能溢出。

（4）将玻片置于湿盒内，于 37℃培养箱内放置 6～8h 后，再在室温中放置 18～24h，观察结果。

3. 结果

（1）待检血清孔和中心孔之间出现白色沉淀线，并与阳性血清（第②孔）的沉淀线对照，相同者为阳性。

（2）96h后仍没有沉淀线，与生理盐水（第③孔）对照，相同者为阴性。

三、免疫标记技术

免疫标记是用荧光素、酶、放射性同位素等标记抗原或抗体，使抗原抗体发生反应后更易于观察，并且敏感性和特异性明显提高，能较快速地测出少量抗原或抗体。下面重点介绍免疫荧光技术的间接法。

荧光素标记技术间接法是采用两对抗原-抗体系统。如果测定组织内抗原，第一对是待检抗原与相应抗体（第一抗体），第二对是第一抗体及相应荧光素标记的抗抗体。如果测定血清抗体效价，第一对是已知抗原及待检血清（第一抗体），第二对是待检血清及相应荧光标记的抗抗体。实验时先将待测的抗原（抗体）与未标记的已知抗体（抗原）作用，经洗涤除去游离抗原（抗体）后，再滴加荧光标记的抗抗体，充分洗涤，除去未结合的荧光抗抗体，置荧光显微镜下观察，若见到荧光，表示有抗原抗体抗抗体复合物存在，即抗原抗体相对应。

1. 试验材料

大白鼠冰冻肝切片、兔抗人免疫荧光抗体（荧光抗抗体）、正常人血清、阳性对照血清、待检病人血清、pH7.4的PBS、缓冲甘油、丙酮、盖玻片、试管、吸管、有盖染色盒、电风扇、培养箱、荧光显微镜等。

2. 实验方法

（1）试剂准备

① 制备pH7.4的PBS。称取氯化钠8.5g、磷酸氢二钠2.2g、磷酸二氢钠0.2g溶于1000ml蒸馏水中即得。

② 制备缓冲甘油。取0.5mol/L碳酸盐缓冲液1份加药用甘油9份充分搅拌0.5h。

（2）处理大白鼠肝切片

取大白鼠冰冻肝切片置丙酮溶液中固定5～10min，用PBS浸泡3次，每次3～5min，用电风扇吹干。

（3）稀释血清

将待检病人血清、正常对照血清以及阳性对照血清分别用PBS按1∶5、1∶10、1∶20、1∶40、1∶80、1∶160、1∶320稀释成系列浓度。

（4）用稀释血清滴加切片

将上述不同稀释度的血清分别滴加于切片上，切片放染色盒内，置37℃培养箱中培育20min后取出，用PBS轻轻冲洗。

（5）三缸浸泡

将切片按顺序浸泡于PBS三缸中，每缸3min，振荡，再经pH7.4的蒸馏水浸泡1～2min，取出，电风扇吹干。

（6）滴加荧光抗抗体

于上述每张切片上滴加兔抗人免疫抗体，切片放于染色盒，置37℃培养箱培育30min。

（7）冲洗切片

先用PBS轻轻冲洗2～3次，再用蒸馏水浸泡1～2min，电风扇吹干，用缓冲甘油封片。

（8）观察

将切片置荧光显微镜下，开启荧光光源装置，约需10min待光源充分放亮后观察。能发出大小一致边界清楚的亮绿色荧光者为阳性。阳性强度判断标准：血清稀释度为1∶80结果为弱阳性，(1∶80)～(1∶320) 为中阳性，小于1∶320为强阳性。

3. 注意事项

① 要控制肝切片的厚度在5～7μm，否则影响观察。

② 染色盒置于培养箱内时，应先不盖盒盖，等盒内温度与培养箱内温度一致后再加盖，以保证一定的培育温度。

③ 染片后应立即观察，不宜超过当天。每次观察时间以1h为宜，如果超过1.5h会因高压汞灯发光强度下降而使荧光减弱。

随着免疫学的发展，血清学试验的新技术也不断问世。新技术的应用大大提高了抗原或抗体的检出率，为疾病的快速、准确诊断，药物的快速检测提供了更科学的依据和方法。希望同学们在以后的工作和科研中要勇于创新，不断开发和掌握新技术和新方法。

复习思考题

1. 名词解释：抗原、异嗜性抗原、抗体、变态反应、疫苗、凝集反应、沉淀反应。
2. 构成抗原的条件有哪些？抗原的特异性指什么？
3. 初次应答和再次应答有何区别？有什么指导意义？
4. 各型变态反应分别有何特点？
5. 如何防治变态反应性疾病？
6. 比较死疫苗和活疫苗的区别。
7. 试管凝集实验的结果如何判断？
8. 如何根据免疫荧光实验判断结果？

第十章　人体寄生虫知识

通过学习人体寄生虫学，了解常见人体寄生虫的形态特征、生活史、致病作用、流行与传播规律和防治方法及药物，从而达到控制或消灭寄生虫病，提高人们健康水平的目的。

一、寄生虫的生物学特征

自然界的生物在其漫长的演化过程中，它们之间的关系逐渐发生变化，从利害关系的表面现象来分，可将生物之间的关系简单分为共栖、共生和寄生。

1. 寄生与寄生虫病

两种生物生活在一起，其中一方受益而另一方受害，后者为前者提供营养和居住场所，这种关系称为寄生。受益的一方称为寄生物，受害的一方称为宿主。过寄生生活的单细胞的原生生物和多细胞的无脊椎动物称为寄生虫。寄生虫寄生在人体中，摄取寄生部位的营养，破坏组织或细胞，虫体的分泌物或死亡崩解物存在于组织中，对人体起综合的损害作用，人体出现疾病现象，即患寄生虫病。若宿主的防御功能与寄生虫的致病力处于平衡状态，则宿主虽有寄生虫感染，却无明显临床表现，此称带虫者。

2. 寄生虫的基本特征

① 寄生虫部分或全部地丧失了自身生活能力，靠寄居在宿主体内或体表摄取营养。

② 寄生虫在长期的寄生环境中，在形态上逐渐发生变化，以适应寄生生活：a. 体形的改变，如血吸虫呈细长的圆柱状（线形），便于其在小血管内寄生；b. 虫体某些器官退化或消失，如吸虫的消化道十分简单，绦虫的消化器官则完全消失，靠体表直接摄取营养；c. 虫体某些器官强化，如生殖器官十分发达；d. 产生某些新的器官，如吸虫、绦虫有吸盘，有的还有小钩，便于附着在寄生部位。

③ 寄生虫在长期的寄生环境中，在生理上逐渐发生变化，以适应寄生生活：a. 抗消化液作用，如蛔虫能分泌抗胃蛋白酶和抗胰蛋白酶，使其得以在消化道内寄生；b. 代谢方式改变，如多数虫体行厌养或兼性厌养代谢，具有体表摄取养料的能力，原虫还有吞噬、吞饮作用；c. 生殖能力强，如一条雌蛔虫一昼夜可产 24 万枚卵；d. 产生特殊的向性，如向宿主性、向组织性，故不同的寄生虫多寄生在特定的宿主或器官、组织内。

3. 寄生虫的生活史

寄生虫不同发育阶段所寄生的宿主，包括有：①中间宿主，是指寄生虫的幼虫或无性生殖阶段所寄生的宿主；②终宿主，指寄生虫成虫或有性生殖阶段所寄生的宿主；③保虫宿主，可作为人体寄生虫病传染来源的适宜脊椎动物宿主；④转续宿主，滞育状态的寄生虫幼期寄生的非正常宿主，在其体内幼虫不能发育为成虫。

寄生虫的生活史是指寄生虫完成一代的生长、发育和繁殖的整个过程。可分为两种类型。①直接型：完成生活史不需中间宿主，虫卵或幼虫在外界发育到感染期后直接感染人，如钩虫、鞭虫。②间接型：完成生活史需要中间宿主，幼虫在其体内发育到感染期后经中间宿主感染人，如血吸虫。

感染阶段是指寄生虫能侵入宿主体内并能继续发育或繁殖的阶段。如蛔虫的感染阶段是感染期虫卵。

二、寄生虫病的流行与预防

寄生虫病与其他传染病一样，其流行过程包括传染源、传播途径和易感人群三个基本环节。

1. 传染源

寄生虫病患者、带虫者、保虫宿主和转续宿主均可将体内病原体排出，并在外界扩散，传播给新的宿主，因此都是传染源。

2. 传播途径

寄生虫侵入人体的途径称为传播途径，寄生虫通过一定的形式侵入人体，称为传播方式。

① 经口感染。是由于吃了被感染期卵污染的食品所致，如蛔虫、鞭虫等。

② 经皮肤感染。感染期寄生虫直接侵入皮肤引起感染，如钩虫、血吸虫。

③ 经媒介昆虫感染。有些寄生虫在媒介昆虫体内发育至感染期，昆虫叮刺吸血时感染人体，如疟原虫。

④ 经接触感染。有些寄生虫可经直接或间接接触进行传播，如阴道毛滴虫。

⑤ 经胎盘感染。母体内寄生虫可经胎盘传播给胎儿，引起先天性感染，如疟原虫。

⑥ 经输血感染。献血者体内的寄生虫可通过输血感染受血者，如疟原虫。

3. 易感人群

对寄生虫缺乏免疫力或免疫力低下的人群称为易感人群。

寄生虫病的流行特点，具体如下。

① 地方性。由于自然因素和生物因素的关系，有些寄生虫病的分布和流行有明显的区域性，如在热带和亚热带寄生虫病的流行更为严重，钩虫病长在用新鲜人粪施肥的旱田作物地区。

② 季节性。很多寄生虫的流行有明显的季节性，在温、湿度较高，雨量较多的季节流行更为严重。如血吸虫病、钩虫病及疟疾主要在夏秋季流行。

③ 传染性。寄生虫可在人与人、人与动物、动物与动物之间传播。

④ 自然疫源性。有的寄生虫起初仅在某些荒漠地区的脊椎动物之间传播，这些地区称为自然疫源地。当人们进入这些地区后，这些寄生虫也会传播给人类。而且许多寄生虫除了寄生于人体外，还可在其他脊椎动物体内寄生，这种在脊椎动物和人之间自然传播的寄生虫病，称为人兽共患寄生虫病。全球约 70 种，我国约 30 种，包括血吸虫病、肝吸虫病等。

寄生虫病的防治原则，具体如下。

① 控制或消灭传染原。普查、普治带虫者和寄生虫病人，处理或杀灭保虫宿主和转续宿主等动物。

② 切断传播途径。搞好环境和个人卫生，控制或消灭传播媒介（如蚊、蝇、钉螺等），注意饮食卫生，避免寄生虫感染。

③ 保护易感人群。包括宣传教育，改进环境卫生，改进生产工具，采用药物预防等措施。

三、常见的病原性寄生虫

病原性寄生虫有很多，以下几节分别介绍几种常见的人体寄生虫。

第一节　线　　虫

一、概述

线虫属于线形动物门线虫纲，自然界种类繁多，分布广泛，在人体内寄生，常见的有10余种。

（一）形态结构

虫体呈圆柱形或线状，体不分节，两侧对称，雌雄异体。各种虫体大小各异，大至1m，而小的不足1cm。雌虫比雄虫大且末端尖直，雄虫末端多卷曲或膨大成伞状。体壁与内部管道之间是充满体液的体腔，因无体腔膜故称为原体腔。

线虫体壁自外向内由角皮层、皮下层和纵肌层组成。角皮层由皮下层的分泌物所形成。皮下层是由无细胞界限的合胞体构成。纵肌层由单行纵行排列的无横纹的梭形肌细胞构成。肌细胞多而长的为多肌型，如蛔虫；肌细胞少而大的称少肌形，如钩虫；肌细胞细而长的称细肌形，如鞭虫（见图10-1）。

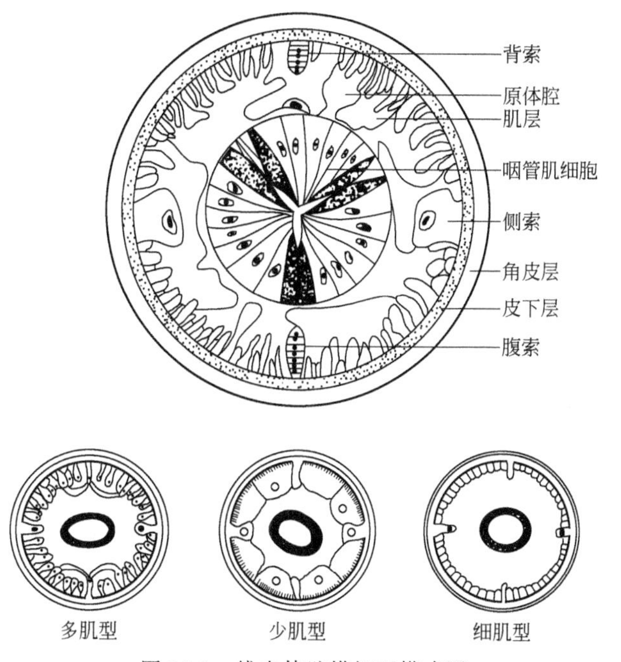

图10-1　线虫体壁横切面模式图

线虫的消化道完整，包括口腔、咽管（食管）、中肠、直肠和肛门。有的虫种口腔周围有角质的唇瓣环绕，上有乳突；而有的虫种的角皮层厚，形成口囊，内有钩尺或切板（如钩虫）。咽管多为肌肉性，有咽管腺，常在末端形成球状膨隆。

线虫的生殖系统均为细长弯曲的管状结构。雄虫的生殖器为单管形，由睾丸、贮精囊、输精管、射精管及交配附器所组成。多数虫种有一对或单个由引带和神经控制的可伸缩角质交合器。雄虫的射精管通入直肠末端，两者共同形成泻殖腔，经肛门通体外。雌虫生殖系统多为双管形，每一管道均由卵巢、受精囊、输卵管及子宫构成，两个子宫的末端汇合入阴道，其开口位于虫体腹面肛门之前。

线虫的神经系统包括环绕于咽部的神经环及向前向后的三对神经干。其感觉器为乳头、头感器及尾感器。

线虫的排泄系统多为管形，有一对排泄管，位于皮下层侧索中，排泄孔开口于咽管附近腹面的正中线上（见图10-2）。

（二）生活史

线虫的生活史一般经卵、幼虫、成虫三个阶段。虫卵多为卵圆形，无卵盖。卵壳可分为三层：外层为卵黄膜或受精膜，较薄，由脂蛋白组成，起加固虫卵的作用；中层为壳质层，较厚，由几丁质及蛋白质组成，是卵壳的主要成分，具有一定的硬度，能抵抗外界的压力；内层为脂层或蛔甙层，主要含类脂和蛋白质，具有调节渗透压的作用。从人体排出的虫卵，

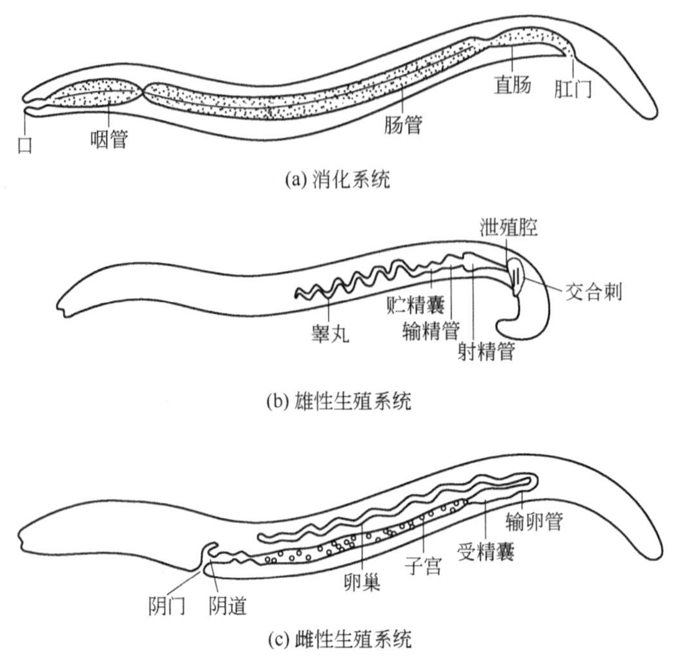

(a) 消化系统

(b) 雄性生殖系统

(c) 雌性生殖系统

图 10-2 线虫内部结构模式图

其内部结构因种而异。有的含有一个尚未分裂的卵细胞，如蛔虫卵；有的卵细胞正在分裂，如钩虫卵；有的已发育成蝌蚪期胚胎，如蛲虫卵；有的卵内胚胎在虫体子宫内已发育成熟，产出时为幼虫，如丝虫。线虫幼虫在发育中最显著的特征是蜕皮，先在旧角皮下行成新角皮，然后在幼虫分泌的蜕皮液作用下，旧角皮溶解破裂、脱落。幼虫一般经四次蜕皮后进入成虫期，并逐渐发育至性成熟。有些虫种在第二次蜕皮后发育为感染期虫卵。

线虫的生活史可分为两种类型。①土源性线虫：发育过程中不需要中间宿主，生活史为直接型，肠道寄生虫多属此类，其虫卵在外界发育为感染期卵或幼虫，再经口或皮肤侵入人体。②生物源性幼虫：发育过程中需要中间宿主，生活史为间接型，其幼虫必须在中间宿主体内才能发育为感染期幼虫，然后经不同的途径侵入终宿主，组织内寄生的线虫多属此类。寄生于人体的线虫包括寄生于肠道的蛔虫、鞭虫、蛲虫、钩虫，寄生于组织内的丝虫，以及同时寄生于肠道和组织的旋毛虫等。

二、蛔虫

似蚓蛔线虫简称蛔虫，是人体常见的寄生虫之一。成虫寄生于小肠，引起蛔虫病。

（一）形态

1. 成虫

是寄生人体肠道线虫中体形最大者。活时呈粉红色或微黄色，死后黄白色。虫体长圆柱形，似蚯蚓，头尾两端略细，体表有纤细的横纹和两条明显的侧线。雌虫长 20～35cm，尾端钝圆，肛门位于末端，生殖器官为双管型，阴门位于虫体腹面中部之前。雄虫较雌虫小，长 15～31cm，尾端向腹面弯曲，生殖器官为单管型，有一对交合刺，泄殖腔前后有许多乳突。

2. 虫卵

有受精卵和非受精卵之分（见图 10-3）。受精卵为宽椭圆形，约 (45～75)μm×(35～

50)μm，卵壳自外向内分为三层：受精膜、壳质层和蛔甙层。壳质层较厚，其余两层较薄，在光学显微镜下难以分清。卵内含有一个大而圆的未分裂的卵细胞，卵细胞与卵壳之间有新月形的空隙。卵壳外有一层凹凸不平的蛋白质膜，通常被胆汁染成棕黄色。未受精的卵呈长椭圆形，大小约（88～94)μm×(39～44)μm，受精膜和壳质层均较受精卵薄，无蛔甙层，卵内充满大小不等的屈光颗粒。两种卵的蛋白质膜均已脱落，此时虫卵无色透明，外表光滑，易与其他虫卵相混淆，应注意区别。

（二）生活史

成虫寄生于小肠，以肠内半消化的食物为营养。雌虫与雄虫交配后产卵，受精卵随粪便排出体外，在温暖、潮湿、氧气充足的外界环境中（如土壤），约经两周，卵内细胞即可发育为第一期幼虫；一周后，卵内幼虫第一次蜕皮发育为感染期卵。食物或瓜菜被感染期卵污染，经口被人吞食后进入小肠，卵内幼虫分泌含有蛋白酶、壳质酶及酯酶的孵化液作用于卵壳，借助幼虫的机械活动，幼虫孵出并钻入肠壁，进入静脉并经门脉系统到肝脏，再经右心到肺，亦可侵入肠壁淋巴管经胸导管入肺。幼虫穿过肺泡毛细血管进入肺泡，经两次蜕皮后，沿支气管移行至咽，被宿主吞咽入食管，经胃到小肠，第四次蜕皮后发育为成虫（见图10-3)。成虫寿命约为一年，每条雌虫的产卵量约为24万枚，一般从感染期卵进入人体到雌虫成熟约需60～75天。

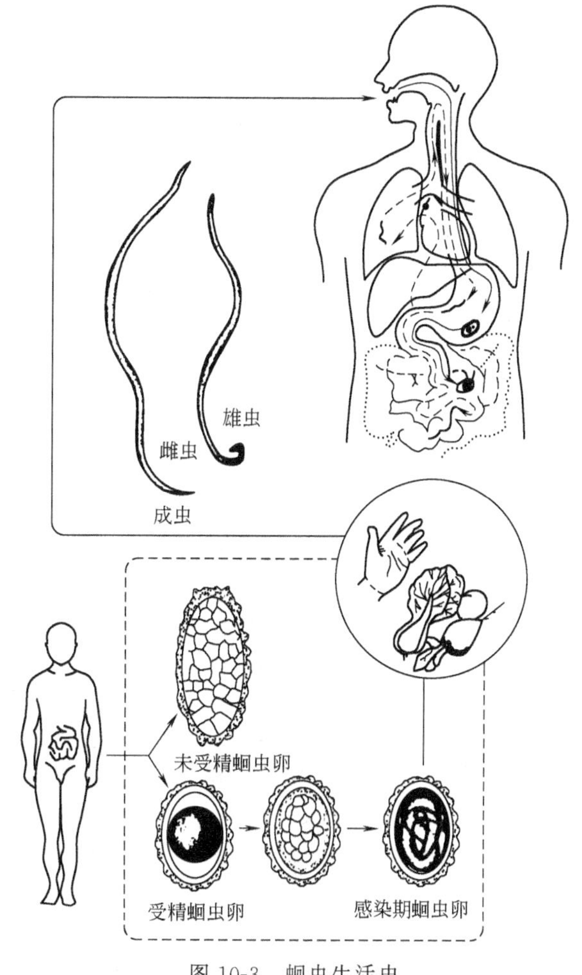

图10-3　蛔虫生活史

（三）致病

蛔虫的致病主要表现为幼虫在体内移行造成的组织损伤和成虫引起的并发症。人体感染后症状的有无及轻重，取决于感染虫数的多少和机体的功能状态。

1. 幼虫致病

幼虫在肺部移行过程中，虫体已比肺毛细血管粗，当其穿过肺泡，可造成组织损伤，引起嗜酸性粒细胞及其他炎症细胞的浸润。幼虫各阶段的蜕皮液及代谢产物会引起宿主局部和全身的变态反应。临床症状表现为咳嗽、咳黏液痰或血痰、哮喘，感染重时可致蛔虫性肺炎。

2. 成虫致病

成虫在小肠内以半消化的食物为营养，同时损伤肠黏膜，可导致消化和吸收障碍。感染中的儿童可有发育不良，甚至发育障碍。蛔虫病的某些症状，如荨麻疹、血管神经性水肿、结膜炎等，与接触或吸入蛔虫过敏原引起IgE介导的变态反应有关。在某些因素的刺激下，如体温升高、胃肠病变、食用辛辣食物及不适当的驱虫治疗，常使虫体的活动性加强，钻入肠壁的各种管道，如钻入胆道引起胆道蛔虫，也可因肠道病变引起肠穿孔，虫体多时可扭结成团导致肠梗阻。

(四) 流行

蛔虫感染呈世界性分布，尤以温暖、潮湿、卫生条件差的地区人群感染为重。国内一般农村高于城市，儿童高于成人。据统计，全世界感染率为36%，我国平均感染率为7%。

流行因素有以下4方面。

① 生活史简单，没有中间宿主。除了虫卵在土壤中发育和传播外，幼虫和成虫都生活在人体内。

② 生殖能力强，产卵量大。

③ 虫卵对外界因素的抵抗力强，食醋、酱油、盐水都不能杀死虫卵，甚至10%硫酸、盐酸、硝酸或磷酸等也不会影响卵内幼虫的发育。

④ 人们的不良生产和生活习惯，可增加虫卵的感染机会。

(五) 防治

在防治上应该采取综合措施。加强卫生宣传教育，注意个人和饮食卫生，防止感染。粪便进行无害处理，改善环境卫生，减少传播机会。治疗病人和带虫者，控制传染源。常用的驱虫药有阿苯达唑、甲苯咪唑、噻嘧啶、枸橼酸哌嗪、伊维菌素等。

三、毛首鞭形虫

毛首鞭形虫简称鞭虫，成虫寄生于人体盲肠，引起鞭虫病。

(一) 形态

1. 成虫

虫体外形前细后粗似马鞭，细部占体长的3/5，粗部占体长的2/5，虫体活时为淡灰色。细部主要由口和咽管组成，粗部有肠道和生殖系统等，肛门开口于虫体末端。雌虫和雄虫的生殖器官均为单管型。雌虫长3.5～5.0cm，尾端钝圆，阴门开口于虫体腹面之后。雄虫长3.0～4.5cm，尾端向腹面卷曲，末端有交合刺一根，可自鞘内伸出（见图10-4）。

2. 虫卵

纺锤形，黄褐色，大小为（50～54）μm×(22～23)μm。卵壳较厚，内层为脂层，中为壳质层，外层为卵黄膜。卵壳两端各有一个透明的塞状突起，称盖塞或透明栓（见图10-4）。

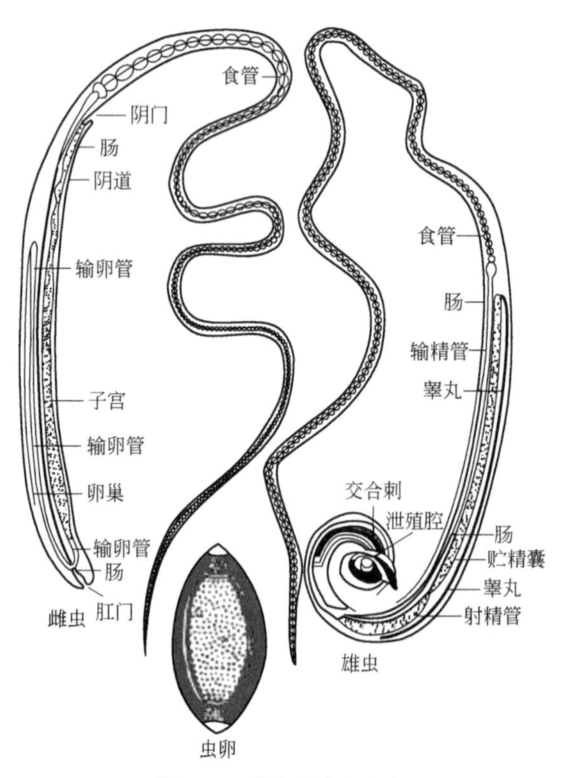

图10-4 鞭虫成虫与虫卵

(二) 生活史

成虫主要寄生于盲肠内，数量多时也

可见于结肠、直肠甚至回肠下段。雌虫的日产卵量为1000～7000枚，虫卵随粪便排出体外，在适宜的土壤中，经3～5周发育为感染期虫卵。人食入被感染期卵污染的食物、蔬菜或水，在小肠内卵内幼虫自卵壳一端的盖塞逸出，从肠腺隐窝侵入肠黏膜，经10天的发育，再移行至盲肠发育为成虫。虫体以细部侵入肠黏膜、黏膜下层甚至肌层，摄取血液和组织液为营养。从感染期虫卵进入人体至成虫发育成熟产卵约需1～3个月。成虫寿命3～5年。

（三）致病

鞭虫以血液或组织液为食，感染重时可至慢性失血，导致营养不良以及贫血等症状；鞭虫以其细端插入肠壁，造成严重的机械损伤，可导致肠黏膜组织充血、水肿或出血等慢性炎症反应，也可引起肠壁组织增厚以及形成肉芽肿等病变。鞭虫感染可加重或诱发其他疾病，如阿米巴痢疾、细菌性痢疾和阑尾炎等。

（四）流行

鞭虫的分布和流行因素与蛔虫相似，常与蛔虫感染同时存在，但感染率低于蛔虫。我国鞭虫平均感染率为19.9%。由于鞭虫卵对干燥、高温、低温的抵抗力比蛔虫卵差，故在我国干寒地区鞭虫的感染率低于蛔虫，而南方人群的感染率则明显高于干旱地区。

（五）防治

与蛔虫病基本相同。对带虫者和病人应及时驱虫，常用药物有阿苯达唑、甲苯咪唑等。

四、蛲虫

蛲虫又称蠕形住肠线虫，寄生于人体肠道的回盲部，引起蛲虫病。

（一）形态

1. 成虫

虫体细小，乳白色。角皮具横纹，体前端的角皮膨大形成头翼。雌虫较雄虫大，长8～13mm，宽0.3～0.5mm；前后两端较细，中部膨大，尾部直而尖细如针，尖细部分占体长的1/3；肛门位于体后1/3处腹侧正中线上。雄虫长2～5mm，宽0.1～0.2mm，圆柱形，尾端较钝且向腹面卷曲，生殖器官为单管型，泄殖腔开口于虫体尾端，有交合刺一对。

2. 虫卵

虫卵长圆形，大小为（50～60）μm×（20～30）μm，无色透明，壳颇厚，其一侧略扁平，另一侧略凸出，因此虫卵不对称，卵内盘着一条近于成熟的幼虫（见图10-5）。

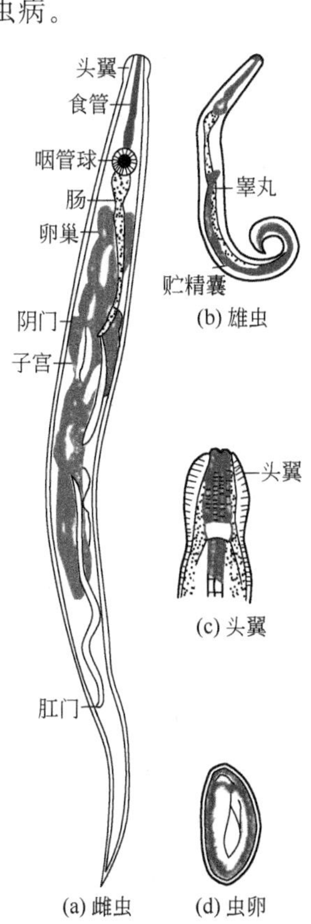

图10-5　蛲虫成虫和虫卵

（二）生活史

成虫寄居于人的结肠、盲肠、阑尾及回肠下段，也可寄生于小肠下段，甚至胃及食管等部位。游离于肠腔或以头附着于肠的黏膜上寄生，以肠内容物、组织或血液为食。雌雄虫交配后，雄虫死亡，无致病作用。雌虫沿肠道下行，随肠管的蠕动移行至直肠。当夜晚患者入睡后，肛门括约肌较松弛，雌虫便爬出肛门，在肛门周围潮湿皱折的皮肤上产卵，雌虫产卵后大多枯干死亡，少数可返回肠腔，部分可移行进入阴道、子宫等处，导致异位寄生。每条雌虫含虫卵约 11000 枚。虫卵排出后经 6h 即发育为感染性虫卵，若病者本人或他人吞食这种虫卵，虫卵到达十二指肠内开始孵化，促其发育是在小肠的后段、盲肠或阑尾，经三次蜕皮后变为成虫，最后寄生在盲肠及其附近，自吞食虫卵至发育为成虫约需 15～28 日。蛲虫的寿命很短，约 2～4 周，因此如无重复感染，可以很快消灭。

（三）致病

主要由于雌虫在肛门外围会阴周围皮肤排卵，患者奇痒难忍，并因抓伤而引起局部发炎或湿疹。儿童患者还可出现食欲不振，睡眠不安，烦躁易怒或遗尿等现象。有时肠壁因成虫附着也可引起细微的溃疡、出血、发炎及黏膜下小脓肿等损害。若长期不加以治疗，可引起消瘦，影响智力和体格发育。

蛲虫的异位寄生可导致异位损害。较为常见的是雌虫侵入阴道后，引起阴道炎、子宫内膜炎和输卵管炎。如侵入腹腔或其他组织，可引起以虫体或虫卵为中心的肉芽肿，并被误诊为肿瘤或结核等病。

（四）流行

蛲虫的感染呈世界性分布，一般城市高于农村，我国人群平均感染率为 30.4％。蛲虫病多见于儿童，尤其是集体生活环境，如托儿所、幼儿园、学校等，成人少见，但和儿童密切的成人也可见到。

有蛲虫感染的人是唯一的传染源。蛲虫的生活史简单，发育方式特殊，不需离开人体就能完成发育。蛲虫抵抗力强，在潮湿的外界环境中可保持生活力数周以至数月，一般消毒剂不易将其杀灭。

感染方式很简单，主要是因肛门及会阴部奇痒，用手搔痒，卵粘到手上，再被人吃下去，就受到了感染。虫卵可以从患者的衣、被上落到地面上和尘土中，人可因吸入虫卵然后咽下去而受到感染。由于蛲虫的传播方式简单，因此很容易重复感染及传播。虽然蛲虫的寿命一般不超过 2 个月，但由于自体的重复感染常使病期迁延甚久。

（五）防治

① 发现患者、治疗患者，并尤其应该加强儿童机构中的入所检查，阳性者处理后才能与一般儿童集体生活。

② 严格注意卫生，通过宣传，使群众知道蛲虫的危害性及顽固性。为防止感染，要勤剪指甲，养成饭前便后洗手和不吮手指的习惯。为防止儿童直接用手搔肛门周围，应尽量少穿开裆裤睡觉。常换衣服，勤换床单被褥。对污染的衣服、被单要用开水烫过再洗。

③ 有计划地进行普查普治，以控制和消灭传染源。常用的治疗药物有阿苯达唑、甲苯咪唑、噻嘧啶等，或用蛲虫膏、2％白降汞软膏涂于肛门周围，有止痒和杀虫作用。

五、钩虫

钩虫成虫寄生于小肠，引起贫血，是我国重点防治的五大寄生虫病之一。

（一）形态

1. 成虫

钩虫是细长的线虫，长约 1cm 左右，雌虫大于雄虫，末端呈圆锥形，生殖系统为双管型，阴门位于虫体中部腹面。雄虫生殖系统为单管型，末端膨大，由角皮延伸形成膜质交合伞，有一对细长可伸缩的交合刺。虫体半透明乳白色，如体内含有吸入的新鲜血液时，则成淡红色。钩虫的咽管长而后端膨大，管壁肌肉发达，有利于吸取血液。常见寄生于人体的钩虫有十二指肠钩虫和美洲钩虫。十二指肠钩虫体形略似“C”形，美洲钩虫体形略似“S”形，十二指肠钩虫前端口囊中具钩齿两对，美洲钩虫前端口囊中具板齿一对。

2. 虫卵

椭圆形，无色透明。虫卵大小和蛔虫卵相近，约 40μm×60μm。常见卵内有 4～8 个卵细胞，卵细胞群与卵壳之间有明显的无色透明空隙。若停放几小时后，虫卵内可见多细胞期甚至为幼虫期（见图 10-6）。

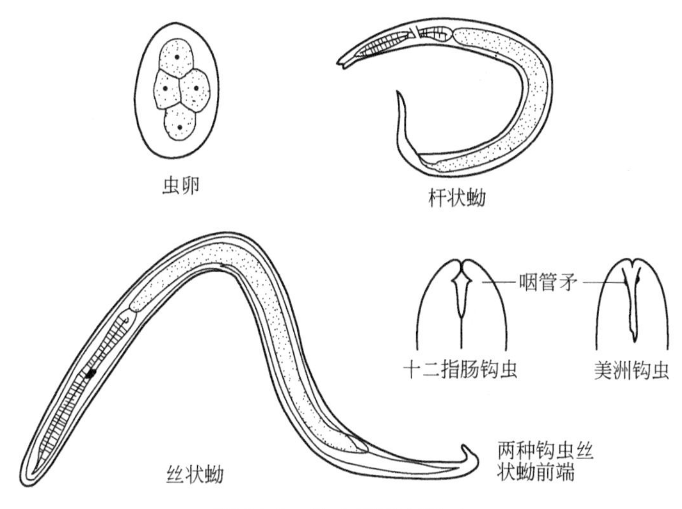

图 10-6　钩虫卵及其幼虫

3. 幼虫

通常称为钩蚴，分为杆状蚴和丝状蚴两个时期。杆状蚴分为两期，第一期杆状蚴[(0.23～0.4)mm×0.017mm] 与第二期杆状蚴（0.4mm×0.029mm）的区别除大小不同外，其余结构均相似。其体壁透明，头端钝圆，后端尖细，口腔细长，有口孔能进食。丝状蚴大小为（0.5～0.7)mm×0.025mm，口孔封闭，不能进食。丝状蚴的体表被有鞘膜，对虫体具有保护作用（见图 10-6）。丝状蚴具有感染力，又称感染期幼虫。当丝状蚴侵入人体皮肤时，鞘膜即脱去。

（二）生活史

两种钩虫的生活史基本相同。成虫主要寄生部位为小肠上段，其次为十二指肠与回肠，借助于口囊内的钩齿或板齿咬附于肠壁黏膜上，以摄取人的血液及肠壁组织为生。成虫在人体内的寿命一般为 1 年左右，极个别者可生存 7～9 年，成虫发育后交配产卵。雌虫每日产卵 5000～30000 枚。虫卵随粪便排出，在适宜的温度和湿度下，于土壤中经 1～2 日即可孵出第一期杆状蚴（在 15℃以下或 37℃以上幼虫不能孵出），此时幼虫以细菌及有机质为食，生长很快，2 日内蜕皮变成第二期杆状蚴，5～6 日后再次蜕皮变成感染性丝状蚴。丝状蚴在外界不再发育，一般情况下，可在土壤中存活 2～3 周，不超过 6 周，如果条件适宜，甚至可存活半年。

人的感染主要是通过皮肤直接接触含有丝状蚴的土壤。这时丝状蚴即可附在皮肤上，通过皮肤较薄嫩的部位或破损处钻入皮内。丝状蚴入皮后，继而侵入淋巴管或血管，经右心到达肺部，穿破肺部毛细血管至肺泡内，沿支气管、气管上升至会咽部，然后再被咽下经胃至小肠。

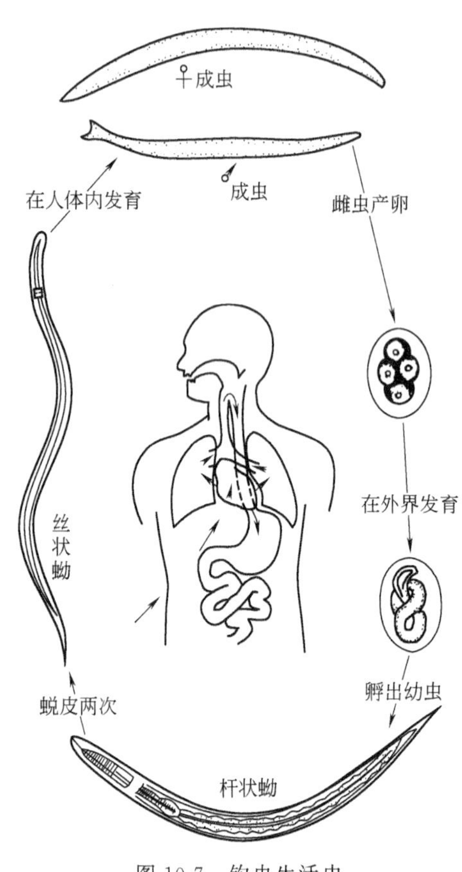

图 10-7 钩虫生活史

在人体内移行时间约 7～10 天，到达小肠的幼虫再行蜕皮两次，约 2 周后发育为成虫（见图10-7）。自丝状蚴钻入皮肤至成虫产卵约需 5 周。

（三）致病

两种钩虫的致病作用相似，但十二指肠钩虫的幼虫引起皮炎者较多，成虫导致的贫血亦较严重，同时还是引起婴儿钩虫病的主要虫种。

1. 钩蚴性皮炎

当人赤手赤脚接触土壤时，丝状蚴侵入皮肤，引起机械性损伤，细菌可能被带入而引起局部炎症变化，出现发痒、小丘疹等。有过敏者可以产生荨麻疹。

2. 肺部炎症

幼虫移行肺部时可损及肺泡、微血管，进而产生咳嗽、痰中带血，一次受到大量幼虫感染时可有肺炎等症状。

3. 成虫寄生

钩虫对人体的损害主要在于成虫。成虫所致的许多症候中，最主要的是贫血及伴随贫血而来的各种症状。成虫在小肠腔内用其口器咬住肠黏膜，并分泌抗凝血物质，以便不断吸取血液。据研究每条钩虫每日吸血量为 0.2～0.6ml。成虫具有经常更换其吸附点的习性，故使肠壁形成多数创口，且因其分泌的抗凝血物质的作用，致使各创口持续出血。若不给予营养补充，则人体内的铁贮备量逐渐消耗，可发生明显的缺铁性贫血，使病人在稍劳动后即感头昏、心跳、气促，严重时，安静状态也会出现上述症状，甚至浮肿，面色苍白或土黄，所以有些地方称为“黄肿病”。成虫在消化道寄生，也可引起消化道的症状，如恶心、呕吐、腹痛、腹泻，影响食物的消化吸收，更加重病人的贫血程度。导致孕妇流产，儿童、青年的生长发育迟缓和智力减退，青壮年劳动力减退，个别患者可出现“异嗜癖”，喜欢吃生米、泥土等。

（四）流行

1. 传染源

钩虫病患者和带虫者是本病的传染源。人粪污染环境是造成本病普遍存在的原因。因钩虫卵在温暖阴湿、不受水浸的土壤中易于发育、孵化及幼虫的存活，所以随地大便，特别是在较隐蔽的田间大便，是使本病传播的不良习惯。

2. 传播方式

用没有经过适当处理的新鲜人粪施于田间管理较频繁的旱地作物，是人体受到传染的主要方式。所以番薯、蔬菜、桑地、果林、茶场、蔗地以及较荫蔽的热带作物区等皆是可能受到感染的地点。近年来发现，钩虫卵也能在水中发育至感染期幼虫，而且污染秧田相当严重，故种植水稻也可传播钩虫病。

本病不仅广泛存在于农村，而且也严重危害矿工。因为矿井中温度高、湿度大、卫生条件差，也易于钩虫的传播流行。

（五）防治

钩虫病基本上呈全球性分布。十二指肠钩虫属于温带型，美洲钩虫属于热带型及亚热带型。在我国钩虫的分布也较为广泛，一般南方高于北方，自南向北感染率逐渐下降。南方以十二指肠钩虫感染为主，北方则以美洲钩虫感染为主，而长江中下游地区是两种钩虫的流行区。全国平均感染率为18.4%。防治要从多方面进行。

① 集体治疗患者。钩虫病患者和带虫者是本病的传染源。为了达到防治的目的，在普查后，进行集体治疗，对消灭传染源效果更佳。常用驱钩虫药物有阿苯达唑、甲苯咪唑、噻嘧啶、左旋咪唑等。两种药物同时使用可提高疗效。若贫血严重者，以先治疗贫血，后再去驱虫为佳。

② 加强粪便管理。不施用未处理过的粪便到经济作物区，不随地大便等。提倡采用封闭式沼气池、五格三池式粪池或堆肥等方法处理过的粪便施肥。钩虫卵平均寿命不超过30天左右。粪尿混合处理，人尿有杀灭虫卵的效力，如果用4∶1尿粪比例，在3日内可将绝大部分虫卵杀灭。在紧急用肥时可用化学药物处理，如硫酸铵、生石灰等与粪便混合使用，可较快杀灭虫卵，如生石灰1%～2%与粪混合后3～4天虫卵可全部死亡。

③ 加强个人防护，改良农作物的施肥与种植方法，尽可能不赤手赤脚下地耕作，必要时，可用1.5%左旋咪唑硼酸酒精或15%噻嘧啶软膏作防护剂涂抹手足皮肤。讲究饮食卫生，注意不吃生的或未煮熟的蔬菜。

六、丝虫

丝虫以虫体细长如丝线而得名，是一类由吸血昆虫传播的组织内寄生线虫，成虫寄生于终宿主的淋巴系统、皮下组织或体腔。我国寄生于人体的丝虫有两种；一种是斑氏丝虫，一种是马来丝虫。这两种丝虫都寄生在人体较大的淋巴管内引起淋巴丝虫病，严重危害人体健康，是世界性重点防治的寄生虫病之一。

（一）形态

1. 成虫

两种丝虫成虫的形态相似。丝虫的成虫长约40mm，宽0.1mm，乳白色丝绒状，表面光滑，雌雄异体，雄虫尾部向腹面弯曲至三圈，生殖器官为单管型，睾丸在虫体前部，泄殖腔周围有数对乳突，从中伸出长短交合刺各一根。雌虫大于雄虫，生殖器官为双管型，卵巢位于虫体的后部，子宫粗大，近卵巢端含有大量虫卵，向前逐渐发育为壳薄透明、内含卷曲胚蚴的虫卵，至近阴门处，幼虫伸直，卵壳变为鞘膜包被于幼虫体表，此幼虫即微丝蚴。丝虫属卵胎生，成虫直接产微丝蚴。

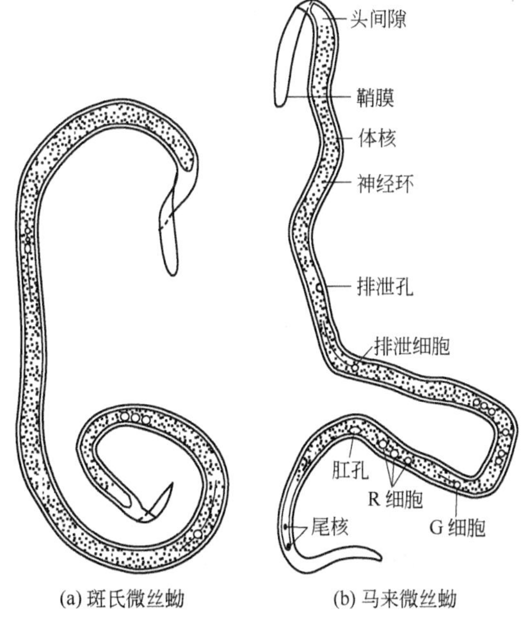

图10-8　两种微丝蚴的比较

2. 微丝蚴

长约0.3mm，宽约7μm，有透明的鞘

膜包围，头端钝圆，尾端尖细。体内有许多细胞核（称体核），在染色标本中更加清晰可见，虫体细长，直径近似红细胞大小，虫体作蛇样运动（见图 10-8）。两种微丝蚴形态区别见表 10-1。

表 10-1　两种微丝蚴形态区别

区别要点	斑氏微丝蚴	马来微丝蚴
大小	(244～296)μm×(5.3～7)μm	(177～230)μm×(5～6)μm
体态	弯曲自然柔和	硬直,出现小曲折
头间隙	较短,长比宽约为 1∶1 或 1∶2	较长,长比宽约为 2∶1
体核	圆形或椭圆形,大小相等,排列整齐,各核分开	形状不规则,大小不等,往往集在一起,不易分辨
尾核	无	有两个,前后排列

3. 感染期幼虫

又称丝状蚴，寄生于蚊体内。虫体细长，斑氏丝虫丝状蚴平均长度为 1.62mm，马来丝虫丝状蚴为 1.3mm，具有完整的消化道，尾端有三个乳突，两种丝状蚴的乳突形态有所不同，可以鉴别虫种。

（二）生活史

两种丝虫的生活史基本相同，都需经两个阶段的发育，即幼虫在蚊（即中间宿主）体内和成虫在人（即终宿主）体内两个阶段（见图 10-9）。丝虫的成虫寄生在人体淋巴管或淋巴结中，雌雄交配后，雌虫产出微丝蚴，随淋巴液而至血循环，如被蚊虫吸入，经过发育达感染期，再传给人。

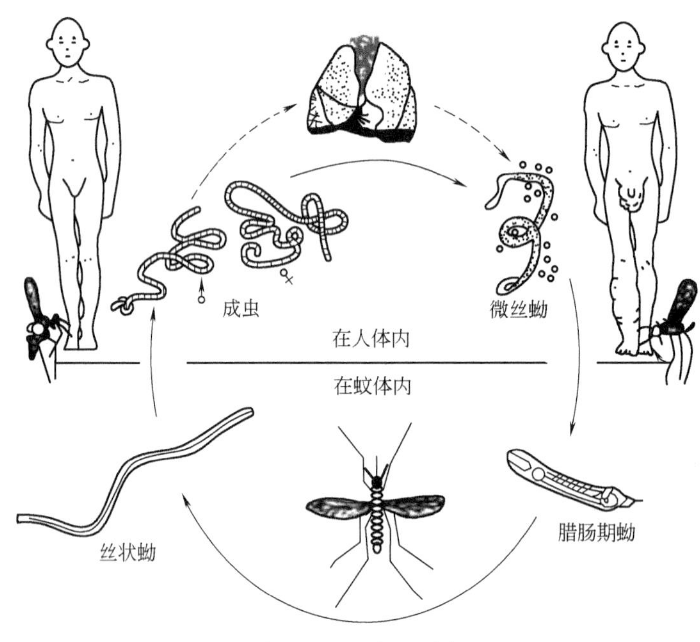

图 10-9　丝虫生活史

1. 在蚊体内的发育

微丝蚴随患者的血液被蚊虫吸入胃后，大部分微丝蚴死于胃中，但有一些穿过胃壁钻入胸肌中，胸肌内的幼虫活动减弱，缩短变粗，约 3～4 天后发育为形似腊肠的腊肠期幼虫。经过 10 天左右的发育（蜕皮两次后），变化成有感染性的幼虫（丝状蚴）。幼虫离开胸肌，进入血腔，这种蚊虫再叮人吸血时，感染性幼虫便由蚊的下唇递出，经蚊虫刺伤的伤口而入人体皮下组织。

2. 在人体内的发育

感染性幼虫到达人体后，侵入淋巴管内，再移行至大淋巴管中在淋巴系统中进行发育，经两次蜕皮，约3～5个月后成熟为成虫。雌雄成虫常卷在一起，交配后，雌虫产出微丝蚴。微丝蚴经淋巴至血循环内周游全身。白天微丝蚴在人体内的分布，以肺部及靠近心脏和心壁上的血管为多，夜间在周围血循环内出现，一般以夜10时至次晨2时之间数目最多，称为“夜现周期性”。如于此时采血检查可大大提高检出率，蚊虫于此时吸血也最易感染。微丝蚴在人体内可活2～3个月，成虫的寿命一般为4～10年。

成虫寄生于人体淋巴系统，但两种丝虫的寄生部位有所不同，马来丝虫主要寄生在上、下肢浅表淋巴系统，以下肢多见。斑氏丝虫除寄生于浅表淋巴系统外，多寄生于深部淋巴系统，如下肢、阴囊、精索、腹股沟、腹腔、盆腔、肾盂等处。两种丝虫，尤其是斑氏丝虫，还可出现异位寄生，如眼前房、乳房、肺、心包、脾等处。

（三）致病作用

幼虫在发育成长时产生的代谢产物，可引起全身性过敏反应，局部淋巴管炎与淋巴结肿。

发育为成虫后，成虫的代谢产物与产生微丝蚴时子宫内的分泌物，可引起急性期各种临床症状，如丝虫热、淋巴管炎、淋巴结肿等。

患者因重复感染或淋巴系统炎症反复发作，数年后可进入慢性期，此时由于淋巴管不断受死亡虫和其他毒素的刺激，使管壁增厚，加上组织的炎性增殖，细胞浸润形成肉芽肿，渐而导致慢性淋巴管阻塞，淋巴液渗入周围组织中，因淋巴液阻滞，蛋白质含量增高，其刺激作用引起结缔组织增生，皮肤干燥、粗糙、肥厚、坚硬，外观颇似象皮，叫象皮肿。这是丝虫病晚期主要表现之一。象皮肿由于发生部位不同可有象皮腿、阴囊象皮肿、乳房或上肢象皮肿等不同表现，以前两种为多见。象皮肿的不断发展，可使淋巴管破裂，淋巴液外漏，漏入腹腔的可形成腹水，漏入膀胱的引起糜尿，漏入睾丸成鞘膜积液。

（四）流行

丝虫病是全世界重点防治的六大热带病之一，斑氏丝虫分布在热带、亚热带及温带的大部分地区，以亚洲和非洲较严重；马来丝虫仅局限于亚洲，主要流行于东南亚。丝虫病是我国重点控制的五大寄生虫病之一，山东、海南和台湾仅有斑氏丝虫病流行，其余流行区则两种丝虫病均有。

丝虫病的传染源是血中带有微丝蚴的患者和带虫者。晚期患者外周血中不易查到微丝蚴，作传染源的意义不大；但无症状的带虫者往往是主要的传染源。在我国，丝虫病的传播媒介有10余种，传播斑氏丝虫的主要为淡色库蚊和致倦库蚊，其次为中华按蚊；传播马来丝虫的主要为中华按蚊和嗜人按蚊。影响丝虫病流行的自然因素为温度、湿度、雨量及地理环境等，这些因素既影响蚊媒的孳生、繁殖和吸血等活动，又影响蚊体内丝虫幼虫的发育。在我国5～10月份气温高、雨量充沛、湿度大，有利于蚊虫的繁殖，是丝虫病传播、感染的主要季节。

（五）防治

普查普治和防蚊灭蚊是防治丝虫病的两项重要措施。目前，我国已基本达到消灭丝虫病，应将防治重点放到监测管理上来。

普查时应以一岁以上的全体居民为对象，血检率应达到95%以上，做到早发现、早治疗，减少和消灭传染源。

治疗丝虫病感染者常用的药物有海群生（乙二胺）、呋喃嘧酮和伊维菌素，它们对微丝蚴有杀灭作用；对大面积感染的防治，常使用含有乙二胺的药盐（按每人每天平均服用乙二胺50mg计，制成浓度为0.3%的药盐）半年，可使中低度流行区的居民体内的微丝蚴阳性率降到1%以下。

在查知的同时，应大力开展爱国卫生运动，针对主要传病蚊媒的生态习性，采取综合措施进行防蚊灭蚊。

第二节　吸　　虫

一、概述

吸虫属扁形动物门吸虫纲。寄生人体的属于复殖目，故又称复殖吸虫。除裂体科外，成虫均为雌雄同体，无体腔和循环系统，肠管通常分为两支，末端为盲端（见图10-10）。生活史复杂，需要转换宿主。在人体寄生的吸虫有30多种，我国较常见和重要的吸虫有华支睾吸虫、日本血吸虫、布氏姜片吸虫等。

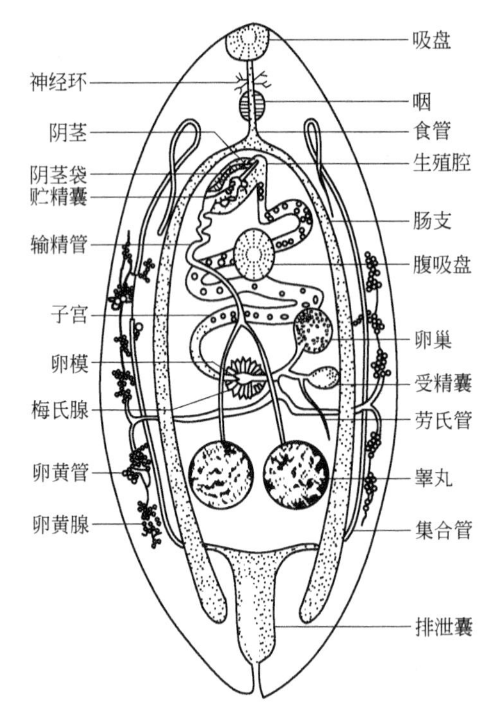

图10-10　复殖吸虫基本形态模式图

（一）形态

1. 成虫

多呈长舌状或叶状，两侧对称，背腹扁平，少数为圆柱形。大小因种而异，长约0.5～75mm不等。具有肌肉发达的口吸盘和腹吸盘，有吸附作用，同时又有保护虫体、吸收营养和感觉等生理功能，也是虫体移动的主要器官。虫体表面有的光滑，有的有棘刺。

吸虫体壁由体被及肌肉层组成，体被下的肌肉层由外向内依次为环肌层、斜肌层和纵肌层，与体被一起构成皮肤肌肉囊，肌肉层与器官间布满组织细胞，称为实质层。其内部器官均包埋在实质层中。吸虫可通过体表吸收营养，虫体表面的绒毛扩大了吸收面积，故被体是一种代谢旺盛的合抱体，具有保护虫体和排泄、分泌、吸收营养及感觉等功能。

吸虫消化系统包括口、前咽、咽、食管和肠管。口位于虫体前端的口吸盘中央，咽呈球形，后接短的食管，其后分为两肠支，沿虫体两侧至末端，末端为盲端，无肛门。

生殖系统均为雌雄同体（血吸虫除外）。雄性生殖器官包括睾丸、输精管、贮精囊、前列腺、射精管或阴茎、阴茎袋等。雌性生殖器官有卵巢、输卵管、卵模、梅氏腺、受精囊、劳氏管、卵黄腺、卵黄管、卵黄总管、卵黄囊、子宫等。虫体可自体受精亦可异体受精，精子从雄性生殖系统转入雌性生殖系统，卵细胞在输卵管处受精，受精卵和卵黄腺排出的卵壳前体物质，在卵模内形成卵壳，然后进入子宫，经生殖孔排出。

排泄系统经虫体两侧的集合管通入虫体后部的排泄囊，开口于虫体末端的排泄孔。

神经系统有神经节和神经干，咽两侧各有一神经节，分别向前后发出三条神经干，分布于虫体的背面、腹面和侧面。

2. 虫卵

大多数吸虫卵都有卵盖。吸虫卵随终宿主粪便排出，落入水中后才能发育，在适宜的温度下经一定的时间孵出毛蚴，也有被螺吞食后在螺内孵出毛蚴的如肝吸虫。

（二）生活史

吸虫的生活史比较复杂，包括有性世代及无性世代，无性世代通常在中间宿主淡水螺体内进行，有性世代在终宿主或哺乳动物体内进行。生活史的基本过程包括卵、毛蚴、胞蚴、雷蚴、尾蚴、囊蚴、童虫和成虫。卵随宿主的粪便排出体外，多数虫卵在淡水中孵出毛蚴，毛蚴侵入中间宿主淡水螺发育为胞蚴、雷蚴、尾蚴，尾蚴成熟后从螺内逸出，侵入第二宿主或附着在水生植物表面形成囊蚴。多数吸虫感染阶段是尾蚴，经口感染终宿主，在消化道脱囊为童虫，移行至适宜部位发育为成虫。个别品种的感染阶段是尾蚴，其生活史中只需一个中间宿主。

二、华支睾吸虫

华支睾吸虫又称肝吸虫，成虫寄生于人或哺乳动物肝的胆管内，引起华支睾吸虫病（肝吸虫病）。

（一）形态

1. 成虫

外形似葵花子仁状，半透明，背腹扁平，前端尖细，后端钝圆。体长10～25mm，宽3～5mm。口吸盘略大于腹吸盘，前者在虫体的前端，后者在虫体前1/5处。消化系统包括口、前咽、咽、食管和肠管。口位于虫体前端的口吸盘中央，咽呈球形，后接短的食管，其后分为两肠支延伸至虫体后端。虫体具有雌雄两套生殖器官（见图10-11）。

2. 虫卵

在低倍镜下形似芝麻粒状，黄褐色，平均大小为$29\mu m\times17\mu m$，前有卵盖，盖的两侧有肩样突起，后端钝圆，有一结节样突起（称小疣），卵壳较厚（见图10-11）。

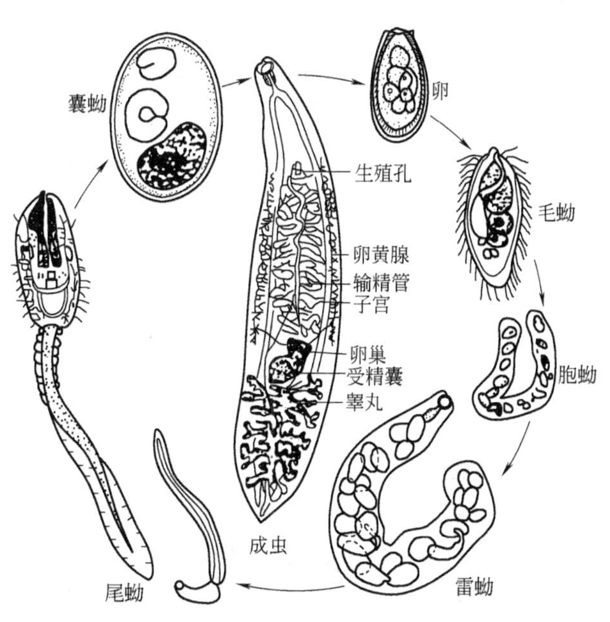

图10-11　华支睾吸虫各期形态

（二）生活史

成虫寄生于人或哺乳动物的肝胆管内，一般认为虫体食物为胆管黏膜。虫卵随胆汁进入消化道随粪便排出体外。当虫卵被水中淡水螺（第一中间宿主）吞食后，在其消化道孵出毛蚴，经过胞蚴、雷蚴两个阶段的发育，然后形成尾蚴。尾蚴从螺体内逸出在水中游动，遇到鱼、虾（第二中间宿主）则侵入它们体内发育成囊蚴。终宿主食入含活囊蚴的鱼、虾时，囊蚴在消化液的作用下于十二指肠内脱囊，脱囊后的幼虫发育为童虫，经胆总管移行至肝胆管发育为成虫（见图10-12）。华支睾吸虫完成生活史约需3个月。成虫寿命有20～30年。

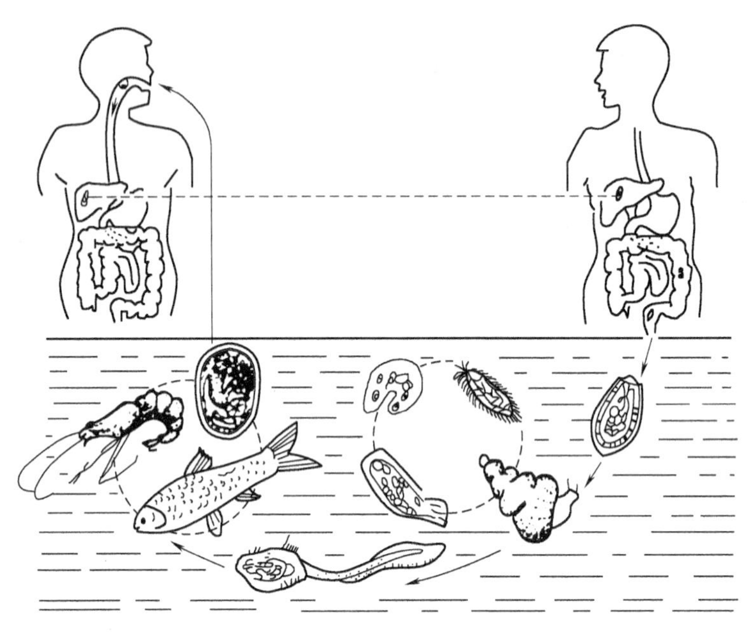

图10-12 华支睾吸虫生活史

（三）流行

本病主要分布在亚洲，如中国、日本、朝鲜、越南和东南亚国家。在我国华东地区分布较为广泛。各地区感染率高低悬殊较大，感染率0.11%～46.1%不等。

本病的流行与传染与河流、坑塘的分布，粪便的污染程度，中间宿主的种类及数量，以及当地的气温、居民的饮食习惯等有关。

本病为人畜共患寄生虫病。除人和带虫者外，还有大量的保虫宿主，尤其是家畜中的猫、犬、猪的感染率较高。保虫宿主对人群的感染有潜在的威胁性。

在我国作为本虫第一中间宿主的淡水螺有3科8种，如豆螺、纹沼螺、长角涵螺和赤豆螺等。作为本虫第二中间宿主的淡水鱼有12科38种，主要是鲤科鱼类，囊蚴在鱼体内几乎遍及全身，但以肌肉内为最多（84.7%）。

本病在某些地区流行的关键在于当地居民有吃生的或未煮熟鱼、虾的习惯，未熟的鱼、虾所带有的囊蚴未能全部杀死而造成人的感染。因此不吃全生或半生不熟的食物是预防华支睾吸虫病的关键措施。防止粪便污染鱼塘，废除湖、塘边厕所，不用鲜人粪饲养鱼等，以减少食用淡水鱼的感染。

（四）致病

其致病及病变程度因感染轻重而异，轻度感染者，绝大多数无明显的临床症状。严重感染者在晚期可造成肝硬化腹水，甚至导致死亡。病变主要发生在胆管，由于虫体机械性刺激和阻塞作用，以及代谢产物和分泌物的影响，使胆管系统扩张变形及纤维化，也造成附近肝组织的损害及纤维化。大量虫体寄生可使胆汁排出不畅，造成胆管阻塞出现黄疸。因此出现类似慢性肝炎、慢性消化不良的症状，如食欲不振、肝区痛、肝肿大等，且易并发胆道炎症及胆石。如果连续感染太多，还可导致肝硬化及肝癌。

（五）防治

1. 开展卫生宣传教育

本病的预防关键应抓住经口感染的环节，做好卫生宣传，提高群众对本病传播的认识，自觉不吃生的或不熟的鱼虾；分开使用生、熟食的刀具和盛器等用品。

2. 加强粪便管理

合理处理粪便，改变用粪便养鱼的习惯。结合渔业生产或兴修水利杀灭淡水螺。

3. 查治病人

对流行区居民定期普查，积极治疗病人和带虫者。并注意对猫、犬等保虫宿主的管理，开展灭鼠活动。治疗药物主要有吡喹酮，亦可选用阿苯达唑。

三、姜片虫

布氏姜片吸虫简称姜片虫。成虫寄生于人体小肠，引起姜片虫病。

（一）形态

1. 成虫

姜片虫是寄生于人体的吸虫中最大的一种，长约20～75mm，宽约8～20mm，厚约2～3mm。虫体扁平，外观如一片糖姜，由此得名。刚从粪便排出时，虫体呈肉红色，死后呈灰白色。前端有口吸盘，在口吸盘之后的腹面有较大的腹吸盘。消化道有口、咽、食管和肠支。姜片虫为雌雄同体的吸虫，在虫体的前后部有两个分枝极多的睾丸，在虫体后部有盘曲的子宫，内含有很多虫卵（见图10-13）。成虫每日约产卵15000～25000枚。

2. 虫卵

为常见人体寄生虫中最大者，椭圆形，淡黄色，卵壳薄，在一端有一小盖，但不明显，卵内有一个未发育的卵细胞，其周围有20～30个卵黄球（见图10-13）。

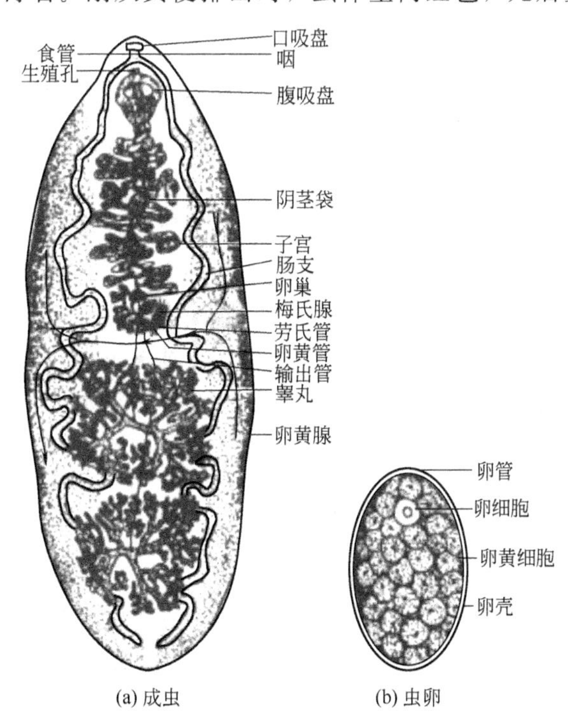

图10-13　布氏姜片吸虫成虫和虫卵

（二）生活史

姜片虫的终宿主是人，猪是保虫宿主，中间宿主是扁卷螺，水生植物是传播媒介。成虫寄生在终宿主的小肠上段，虫卵随粪便排出后，只有进入水中才能继续发育。在27～32℃的环境中经3～7周，虫卵里的卵细胞发育成一个周身有纤毛的毛蚴。卵盖裂开后，毛蚴从壳内逸出，在水内可生活6～25h，如不侵入中间宿主，即死亡。

毛蚴在水中遇到中间宿主——扁卷螺后，即侵入螺体内，经1～2个月完成胞蚴、母蕾蚴、子蕾蚴与尾蚴阶段的发育繁殖。尾蚴从螺体逸出，附着在水生植物或其他物体的表面，

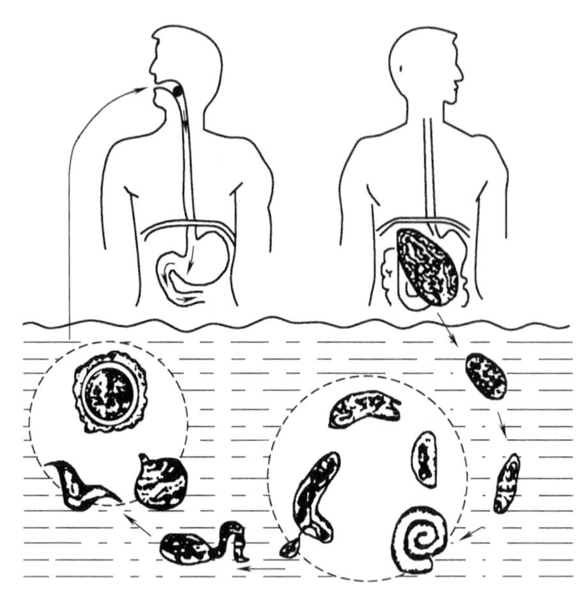

图 10-14 布氏姜片吸虫生活史

分泌成囊物质，脱去尾部形成囊蚴。人或猪因生食带有囊蚴的水生植物而被感染。囊蚴进入小肠后经消化液和胆汁的作用，囊壁被破坏后尾蚴脱囊而出，借吸盘吸附在肠黏膜上寄生，约经 1～3 个月发育为成虫（见图 10-14）。成虫在人体内可生存 1 年左右，最长可达 4 年半，在猪体内一般不超过 2 年。

(三) 致病

姜片虫的致病作用包括机械性的和毒素性的作用。成虫吸附在肠黏膜上，由于虫体强大的腹吸盘吸附于肠壁黏膜上的机械作用，能引起局部炎症，甚至形成溃疡。虫体的代谢产物被人体吸收后，可以引起嗜酸性白细胞增多。常见的症状为腹痛、腹泻或腹泻与便秘交替，甚至发生肠梗阻。重感染的病人还可出现贫血、水肿、腹水、全身衰竭等症状；儿童则出现智力减退和发育障碍。

(四) 流行

本病主要流行于亚洲东部和东南亚国家。我国已发现有人或猪姜片虫流行于江南及沿海部分地区。因其中间宿主为扁卷螺，扁卷螺喜栖息于枝叶茂盛的水生植物下面，因此水生植物成为人体感染的主要植物媒介。用新鲜人粪及猪粪为肥料施于菱塘、荸荠田等，粪便污染水源虫卵得以进入水中。猪舍和厕所与种植水生植物的池塘连在一起可致人、猪粪大量进入池塘。猪的放养可随生食水生植物而引起其感染，而病猪的粪便亦易污染水体。

(五) 防治

开展宣传教育，不生食菱角、荸荠等水生果品，不喝生水；不用生青饲料喂猪；加强粪便管理，家猪圈养，避免人、猪粪便污染水塘；普查普治，及早发现病人及早治疗，槟榔是常用的驱虫药，此外还有四氯乙烯、呋喃丙胺、吡喹酮等。

四、日本血吸虫

寄生于人体的血吸虫大约有 6 种，包括日本血吸虫、埃及血吸虫、曼氏血吸虫、间插血吸虫、湄公血吸虫、马来血吸虫。其中以日本血吸虫、埃及血吸虫、曼氏血吸虫引起的血吸虫病流行范围最广，危害也最大。血吸虫病是人畜共患病，在我国只有日本血吸虫病。

(一) 形态

1. 成虫

虫体圆柱形。口吸盘位于虫体顶端，腹吸盘在口吸盘后不远处，凸出呈杯状。雌雄异体，雌虫较雄虫细长，长约 19mm，宽约 0.3mm，前部细长，后部粗圆。在其子宫内含卵数一般在 50～300 枚。雄虫长约 15mm，宽约 0.5mm，从腹吸盘以下虫体向腹面卷曲成圆筒状的抱雌沟，平常雄虫把雌虫合抱在这个抱雌沟里，呈雌雄合抱状态（见图 10-15）。单

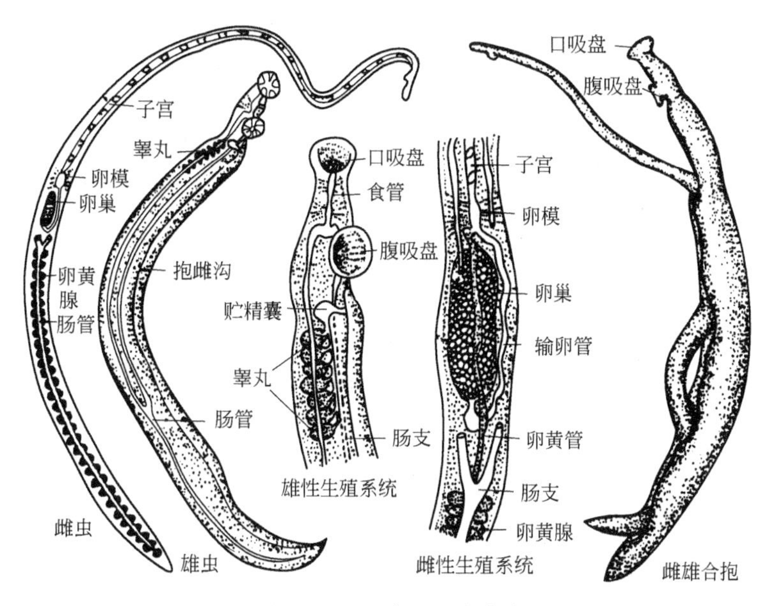

图 10-15 日本血吸虫成虫

性雌虫不能发育至性成熟；单性雄虫虽可发育成熟，但需时长，体形也较小。

2. 虫卵

随着宿主大便排出来的虫卵大多已经成熟，卵壳里面已经含有一个长成了的毛蚴。虫卵椭圆形，淡黄色，大小约（74～105）μm×（55～80）μm（相当于两个蛔虫卵）。卵壳较薄，无盖，在卵壳一侧具有一个弯曲的小刺，其最大特点为壳外粘有坏死组织和污物。成熟的虫卵里面含有成熟的毛蚴，透过卵壳一般只能看到毛蚴的一个轮廓（见图 10-16）。成熟的虫卵遇到水后，在 25～30℃经 1～2 天孵化，毛蚴脱壳逸出。

（二）生活史

日本血吸虫的生活史可以分成以下几个阶段：成虫、虫卵、毛蚴、胞蚴、尾蚴。成虫寄生在人体或其他哺乳动物的门静脉和肠系膜静脉内，雌雄虫交配后，雌虫在肠系膜下腔静脉末梢内产卵，虫卵一部分通过肠壁从大便中排出，到水里孵化成毛蚴，毛蚴侵入中间宿主钉螺体内发育形成胞蚴，胞蚴无性繁殖产生成千上万条尾蚴，尾蚴在 20～25℃、pH6.6～7.8 的水中，光线适合时，分批逸出，脱离钉螺集中到水面下，如果遇到人或其他哺乳动

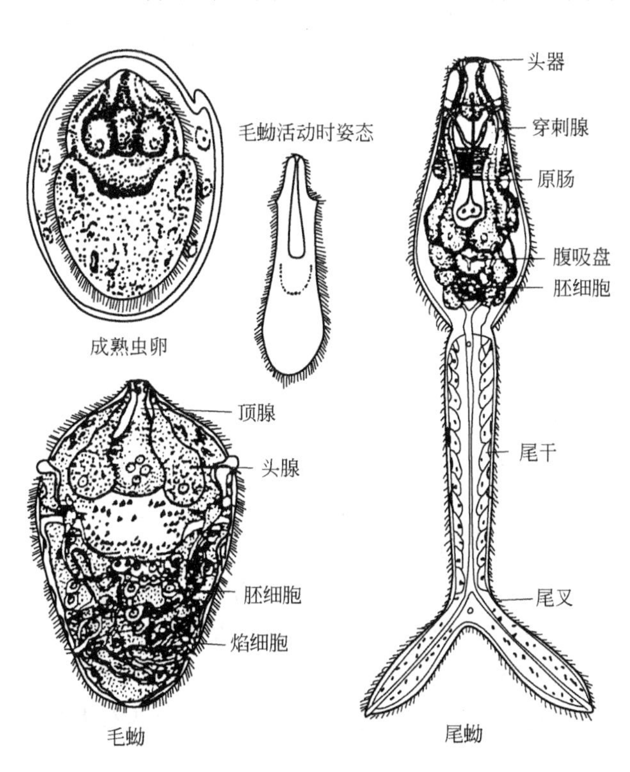

图 10-16 日本血吸虫卵和幼虫

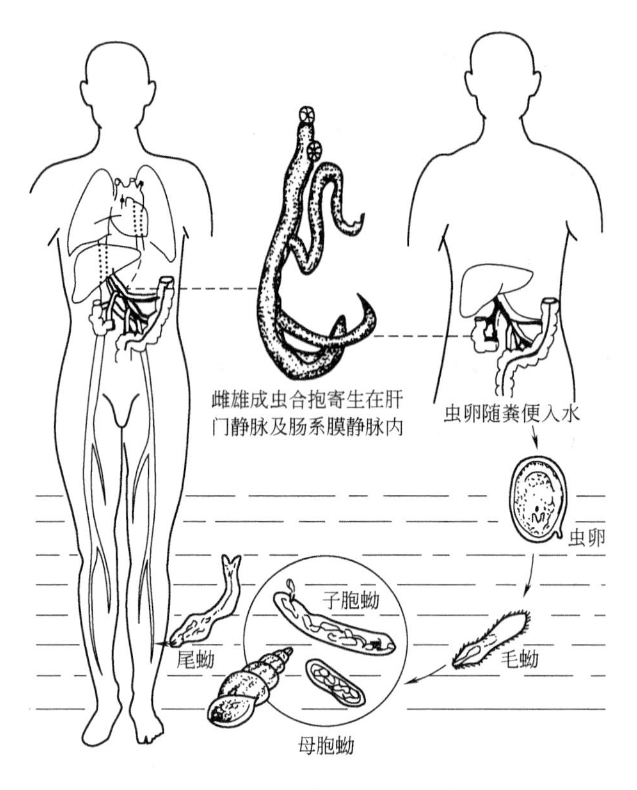

图 10-17 日本血吸虫生活史

物就可以侵入其体内发育为成虫（见图 10-17）。

1. 毛蚴

毛蚴是一个梨形白色的小体（见图 10-16），在澄清的水里面可以直接用眼看到。毛蚴的体表有许多细小的纤毛，毛蚴就是借着这许多纤毛在水面做活泼的直线运动。毛蚴在水里生活 1～2 天后如不能侵入其中间宿主钉螺体内，即自行死亡。

2. 胞蚴

毛蚴在水里如果遇到钉螺就钻进螺的柔软体部，毛蚴在钉螺体内经过 2～3 个月（视气温高低而不同）的发育及无性增殖，先是成为胞蚴，最后成为尾蚴。由于胞蚴继续不断发育，所以尾蚴在很长一段时间内陆续逸出。钉螺携带尾蚴的时间很长，至少达两年八个月以上。

3. 尾蚴

尾蚴离开螺体进入水中，趁机感染人或畜（牛、羊、狗、猪、猫）等。尾蚴的特征为尾端分叉（见图 10-16），可随水流方向漂流 200～300m。在水中的生存时间约为 72h。人与含有尾蚴的污水接触（如洗澡、游泳、捕鱼或其他生产活动），尾蚴便钻入皮肤。尾蚴进入人体皮肤后，脱去尾巴，这时被称为童虫。童虫侵入皮下层淋巴管或毛细血管后由静脉系统→右心→肺动脉→肺→肺静脉→左心→体循环。只有进入门静脉的童虫才发育为成虫。成虫雌雄合抱交配后又到肠系膜下产卵。产出的大量虫卵可堆积阻塞在肠壁静脉小分枝内，也可随血流进入肝脏，而堆积在肝内门静脉小分枝和汇管区。阻塞在肠壁静脉小分枝中的虫卵可破坏其阻塞的血管壁及附近肠壁组织，从而进入肠腔，随大便排出体外。从尾蚴感染人体到成虫产卵排出体外约需 5～6 周。血吸虫在人体内的生活时间尚未肯定，估计在 10 年以上。

4. 钉螺

钉螺是血吸虫的中间宿主。发育中的毛蚴只有通过在钉螺体内的发育繁殖才能形成感染性的尾蚴，故没有钉螺的地方就不会有血吸虫的流行。钉螺长约 7～8mm，平均有八个半的螺纹，平原地区的螺壳表面具纵肋，山岳地区的螺壳表面光滑。钉螺是属于水陆两栖的软体动物，一般孳生于河两旁杂草丛生的潮湿肥沃土壤中。生活适应力强，繁殖力强，雌雄异体，卵生，以 4～6 月份为产卵季节，一年能产卵约 100～200 枚，在 5～6 月份孵为幼螺，经 5 个月发育为成螺，少数成螺可活到 3 年以上。

（三）致病

血吸虫的尾蚴、童虫、成虫及虫卵对人体都有致病作用，其中以虫卵的致病作用最为严重。

1. 尾蚴及童虫的致病作用

尾蚴侵入皮肤及童虫在皮下组织移行时，局部可出现轻微的充血、出血及细胞浸润，一般无明显症状。童虫通过肺脏时，局部可出现点状出血及细胞浸润，一般也无明显症状。在有大量尾蚴侵入或人体的敏感性甚高时，除可产生局部皮炎外，童虫的代谢产物及死亡童虫分解的蛋白质可引起荨麻疹、血内嗜酸性白细胞增多、发热等变态反应。大量童虫经过肺脏，特别在人体抵抗力差的情况下，可以引起肺炎。

2. 成虫的致病作用

成虫在门静脉寄生时，其代谢产物也有致病作用。动物实验已证明可发生门静脉处细胞浸润、肝脏点状坏死、门静脉及其分枝的内膜炎和周围炎。

3. 虫卵的致病作用

童虫在门静脉系统发育后大量产卵。虫卵部分随血流带到肝脏及其他器官组织，大部分穿过肠壁进入肠腔，使肠黏膜被破坏，肠壁出现溃疡，病人有痢疾症状，大便带脓血、发热及肝脾肿大等。若大量感染，排卵很多，可以构成显著的急性血吸虫病。肠壁病变部位主要在直肠及降结肠，其次在乙状结肠，再次为盲肠、阑尾。感染一段时间后，被虫卵破坏的肠壁因组织的增厚而形成瘢痕，使虫卵不能进入肠腔，而由血循环带至肝脏、脾脏，因此这时的症状为肝脾继续肿大、肝功能减退、贫血、虚弱等。肝门静脉中的虫卵，可以经肝静脉窦、中心静脉进入下腔静脉→右心→肺脏、脑组织等处，形成嗜酸性脓肿，或有时可以出现卵栓塞，这些器官的病变通常称为异位病变。病人的肝组织因为长期虫卵沉着，在卵壳及毛蚴分泌物的作用下，从脓肿变为结节，甚至发展为纤维化，肝由肿大至缩小，渐变为肝硬化。这时肠壁及肠系膜增厚硬化，门静脉及肠系膜系统小分枝广泛阻塞，结果造成慢性门静脉压增高，门静脉系统侧枝循环扩张，产生多种多样的严重症候，统称为慢性血吸虫病。因病程长短和合并症的关系，症状表现不一。如出现巨脾型、腹水型等，病人骨瘦如柴，腹大如鼓。妇女患此病，影响生育，小孩可出现侏儒症。

（四）流行

日本血吸虫病流行于亚洲的中国、日本、菲律宾和印度尼西亚。我国血吸虫病流行于长江流域及其以南的省份。其流行的因素主要如下。

① 传染源是终宿主和保虫宿主。终宿主是病人，保虫宿主是家畜和野生动物。病人及受感染家畜、野生动物的粪便，通过各种途径污染水，构成流行的第一要素。

② 中间宿主——钉螺的存在，是血吸虫发育过程必须经过的一个阶段，故有钉螺存在，血吸虫病才能在此地流行。

③ 居民有接触疫水的机会。血吸虫在中间宿主体内完成尾蚴发育，尾蚴浮在水面或潮湿的草上，当人的皮肤接触含有尾蚴的水、湿泥、湿草时，尾蚴便可侵入皮肤。流行区人民多因涉水、下河（湖）洗澡或洗物、捞鱼苗、捕鱼虾、割草等生产生活活动而发生感染。

（五）防治

1. 普查普治流行区及其附近等地区的病人、病畜，消灭主要传染源

耕牛是病畜中最重要的传染源。查出病人、病牛要及时治疗。目前用于治疗的最有效的药物是吡喹酮。该药疗效高，毒性低，疗程短，不良反应轻，是理想的抗血吸虫药物。

2. 消灭钉螺、切断传播途径

因为钉螺不灭光，本病就有存在的基础。平原水网区及部分丘陵地区主要是结合生产与兴修水利灭螺，局部配合应用灭螺药。目前世界卫生组织推荐使用的化学灭螺药为氯硝柳胺。

3. 管好粪便、保护水源

管好人、畜粪便，防止虫卵进水，是控制血吸虫病的重要环节。如不用新鲜粪便施肥，厕所不要建在河沟旁，不随地大小便，防止虫卵污染水源。建无害化粪池，使用沼气池等杀灭虫卵。

4. 杀灭尾蚴、安全用水

使用自来水或井水，家庭用水可采用加温方法杀灭尾蚴。此外，漂白粉、碘酊、氯硝柳胺也有杀灭尾蚴的作用。

5. 做好个人防护、避免感染

首先加强健康教育，引导人们改变不良的生产生活习惯，对预防此病感染具有重要作用。其次，避免接触疫水，必须下水时，应做好保护措施，如穿桐油布袜、长统雨靴、经氯硝柳胺浸泡过的防护服或涂搽邻苯二甲酸二丁酯油膏（乳剂），可避免感染。

第三节 绦 虫

寄生于人体的带绦虫主要有猪带绦虫和牛带绦虫两种。猪带绦虫的幼虫可寄生在人体，引起人体囊虫病，导致严重症状。故猪带绦虫的危害性比牛带绦虫更严重。

一、猪带绦虫

链状带绦虫又称猪带绦虫。成虫寄生在人的小肠，引起猪带绦虫病。幼虫称猪囊尾蚴，寄生于人或猪的肌肉等组织，引起囊虫病。

（一）形态

1. 成虫

本虫的成虫乳白色，带状，前端较细，向后渐扁阔，全长2～4m。整个虫体由头节、颈节、未成熟节片、成熟节片及妊娠节片构成（见图10-18），共有700～1000片。

头节略呈圆球形，横径约1mm，具有4个吸盘。头端有稍突起的顶突，顶突上有25～50个小钩，分内外两环排列，内环小钩比外环稍大。颈节纤细，长约5～10mm，宽约0.5mm，头部与颈节并无显明界限。未成熟节片来自颈部，其宽度大于长度，内部结构尚在发育，不易区别。成熟节片近似方形，每个节片内，主要为两性生殖器官所占据，睾丸泡状，每节有150～200个。雌的有明显的卵巢三叶，两叶较大在两旁，一叶明显可见呈棒状的子宫。妊娠节片是由成熟节片发育而来，当成熟片的子宫中充满虫卵时，子宫即膨大，并向两侧分枝以扩大面积，其余的生殖器官即退化或消失。节片的中线上为子宫主干，由主干两侧发出7～12支侧枝，每个侧枝又呈树枝样分枝。妊娠节片常5～7节一组自虫体脱落，随粪便排出。

2. 虫卵

虫卵呈圆形或椭圆形，黄褐色，直径31～43μm，由三层膜构成，外层卵壳及卵模较薄，易脱落，内层为较厚的胚膜，具有放射状的条纹，卵内有一个具有三对小钩成熟的六钩蚴（见图10-18）。

（二）生活史

猪带绦虫唯一的终宿主为人，最常见的中间宿主为猪、野猪及狗等。成虫寄生在人的小肠上段，以头节上的吸盘和小钩钩附于肠壁。虫体末端的孕节脱落或孕节挤压破裂后散出的虫卵随粪便排出。妊娠节片或虫卵如被猪吞食，在猪十二指肠内受消化液的作用，胚膜破裂、六钩蚴逸出，钻入肠壁，进入血管或淋巴管，而被输送到猪体的各部，在肌纤维间的结缔组织内及其他组织约10周后即发育为成熟的猪囊尾蚴。其在猪体的寄生部位以股内侧肌最为多见，其次为深腰肌、肩胛肌、膈肌和心肌等。含囊尾蚴的猪肉称为“米猪肉”。虫卵如被人吞食，或自体重复感染，亦可在人体内发育成为猪囊尾蚴，进而引起人体囊虫病。在人体内的猪囊尾蚴不再发育为成虫。

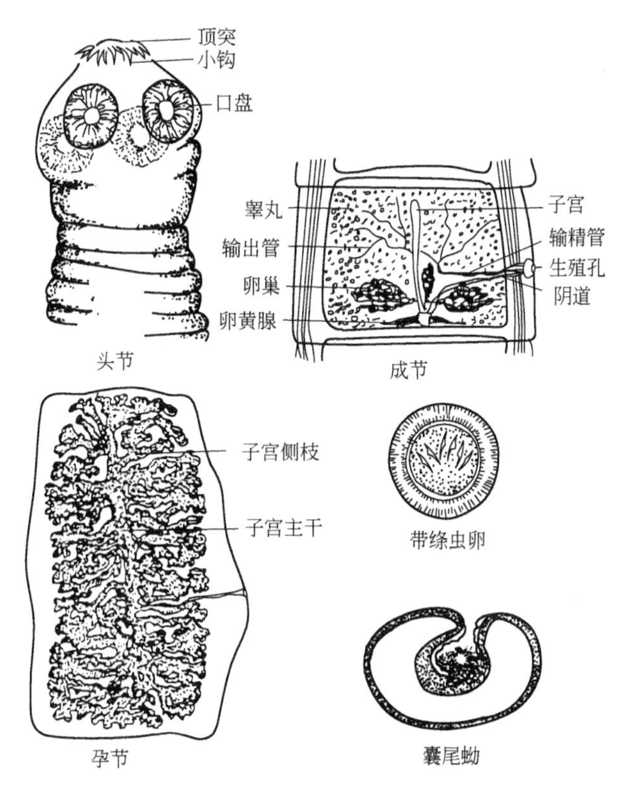

图10-18　猪带绦虫

猪囊尾蚴呈乳白色，半透明，黄豆大小［(8～10)mm×5mm］，囊内充满液体，囊壁上有一白点，即系头节，其构造与成虫相似。囊尾蚴的寿命平均约为3～10年，个别可达15～17年。

含有猪囊尾蚴的猪肉，如被人生吃或未煮熟吃，猪囊尾蚴在人十二指肠内经过胆汁的刺激，头节伸出，以吸盘附着于肠壁黏膜上，自颈部生出节片，约在感染后2～3个月患者粪便内即可有妊娠节片或虫卵（见图10-19）。成虫在人体内可活25年以上。

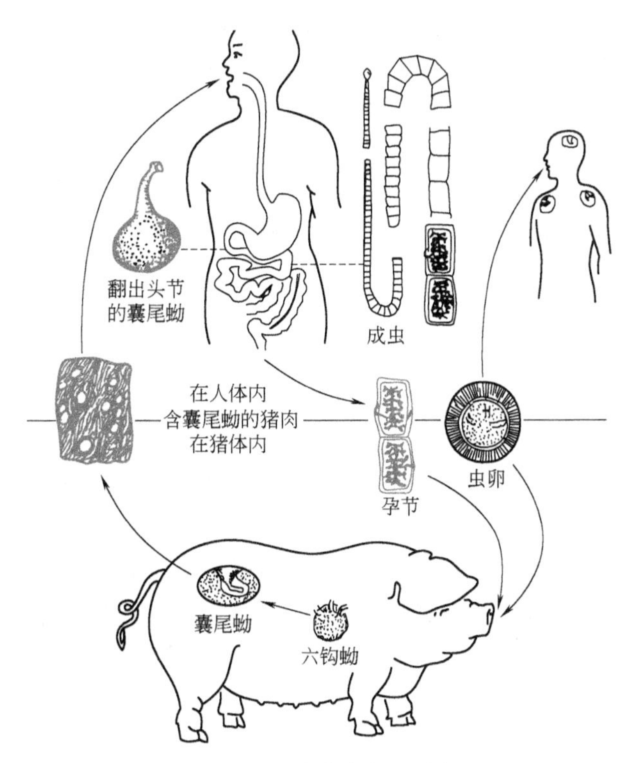

图10-19　猪带绦虫生活史

（三）致病

1. 成虫

寄生人体小肠中，一般可有1～2条或3～5条，个别可更多。成虫头节吸附在肠黏膜上，可引起机械性刺激。另根据临床研究分析成虫有毒性作用，但若仅有成虫寄生，症状较轻微。一般为腹痛、腹泻、乏力、头痛、体重减轻、食欲亢进或消化不良等。

2. 囊尾蚴

猪带绦虫虫卵的六钩蚴在人体内可发育为囊尾蚴，进而引起囊尾蚴病。猪带绦虫虫卵进入人体的途径有三种方式：第一种是虫卵附在食物上被人吞食；第二种是病人自身的虫卵污染手或食物，而使自己感染，这称为人体自身感染；第三种是由于小肠的逆蠕动、恶心、呕吐等原因，病人小肠里的妊娠节片进入胃内，节片被消化后释出大量虫卵，这称为人体内自身感染。无论哪种感染方式，猪带绦虫虫卵经胃液作用后，六钩蚴即在小肠内自虫卵逸出，侵入肠壁，进入血管，随血流带到全身，在组织中发育为囊尾蚴。

猪囊尾蚴在人体的寄生部位有皮下组织、脑、眼、眼窝、肌肉、心、肝、肺、腹腔及骨髓等，并以皮下组织、脑部及眼部为常见。通过压迫周围组织，囊液渗出物及虫体死亡后的崩解产物等毒素，可引起组织炎症和诱发过敏反应。引起的囊虫病可分为三种。

（1）皮下肌肉型囊虫病

是最常见的类型，寄生在皮下时，呈结节状，常出现在头部或躯干部。寄生在肌肉时，可引起局部肌肉酸痛、发胀，轻者也可无症状。

（2）脑型囊虫病

危害最严重。其症状极其复杂，可终生无任何症状，也可极为严重或突然死亡。侵入脑部的囊尾蚴，在发育期间虽未必有症状，但幼虫死后，因毒素被吸收，可以重新引起各种反应。受压迫的周围组织逐渐因变性而坏死，最后被硬化的神经胶质所包围。可引发癫痫、颅内压增高、精神障碍等临床三大症状，尤以癫痫发作最为常见。

（3）眼囊尾蚴病

猪囊尾蚴可寄生在猪的任何部位，以玻璃体及视网膜下为多见，通常累及单眼。轻者可出现视力障碍，重者造成失明。

（四）流行

猪带绦虫病在全世界分布很广，以巴西、墨西哥、非洲南部及南亚地区为高发区。在我国分布亦较普遍，其中以黑龙江的感染率最高。多呈散发病例，各地感染率差异较大。

引起流行的因素有：使用新鲜粪便施肥和野外随地大便，饭前便后不洗手；厕所修建不当，或人粪污染畜栏，使猪有机会吃人粪或被粪污染的饲料，以致猪感染，进而造成流行。

不良的饮食及烹调习惯如生食或食用未彻底煮熟的含囊尾蚴的猪肉，也是造成猪带绦虫病流行的因素之一，因此在没有生食肉习惯或饮食习惯较好的地区感染较少，而在如东北、西北及西南一些地区感染率较高。

（五）防治

① 治疗患者。猪带绦虫患者在确诊后应立即驱虫，以免发生囊尾蚴病。可用槟榔作用于虫体前部，南瓜籽作用于虫体后部，在泻药硫酸镁的协同作用下驱除绦虫。驱虫后应仔细检查头节是否驱出，如头节未驱出，隔一段时间仍需再行驱虫治疗。

② 注意饮食及个人卫生。不吃半生不熟或生的猪肉。饭前便后要洗手，特别是有本虫感染的患者更应注意。

③ 做好粪便管理，提倡圈猪饲养，防止猪吃到含有猪带绦虫卵的粪便而感染猪囊尾蚴。

④ 严格肉类检查制度，禁止出售含有猪囊尾蚴的猪肉。含有猪囊尾蚴的猪肉，应加处理方可食用。如将猪肉在－12～－13℃中冷冻12h，其中的囊尾蚴即可全部杀死。

二、牛带绦虫

肥胖带绦虫亦称牛带绦虫、牛肉绦虫或无钩绦虫。成虫寄生在人体小肠内，可引起牛带绦虫病。

（一）形态

牛带绦虫与猪带绦虫的形态很相似（见图 10-20），其相异之处见表 10-2。

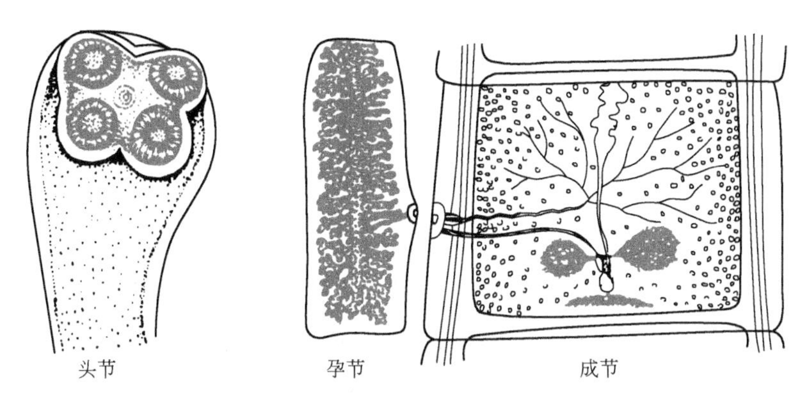

图 10-20 牛带绦虫

表 10-2 猪、牛带绦虫成虫形态的主要鉴别特征

项　　目	猪带绦虫	牛带绦虫
成虫长度	2～4m	4～8m
成虫外观	柔软，链状，节片乳白色，薄而透明	粗壮，富于肌肉，黄白色不透明
节片数	800～1000 节	1000～2000 节
头节		
形状	圆球形	近方形
吸盘	4 个，位于头之四周	4 个，位于头顶四隅
小钩	有 25～50 个，分两环排列	无
妊娠节片		
子宫分枝数	每侧由主干发出 7～12 枝（平均 9 枝）	每侧由主干发出 15～35 枝（平均 18 枝）
脱离虫体的节片	数节同时脱落	分节脱落
囊尾蚴	头节具顶突和小钩，可寄生于人体，引起囊尾蚴病	头节无顶突和小钩，一般不寄生于人体

牛带绦虫的虫卵与猪带绦虫的虫卵不易区别，故不能根据虫卵加以鉴定。

（二）生活史

本虫的中间宿主为牛，而唯一的终宿主则为人。成虫寄生于人小肠的中部，以头节深埋入黏膜，虫卵或妊娠节片随粪便排出后，散播到各处去。脱落的孕节较肥厚，具有明显的活动能力，故也可以主动从肛门逸出。孕节和破裂后散出的虫卵污染草地和水源，如经中间宿主牛吞食，卵内六钩蚴在牛十二指肠孵出，侵入肠壁，进入血循环或淋巴管而到牛身体各部的肌肉内寄生。经 2～2.5 个月发育为牛囊尾蚴。成熟的牛囊尾蚴乳白色，半透明椭圆形，外观似黄豆，约（7.5～10）mm×（4～6）mm，头节上无顶突亦无钩。人食含牛囊尾蚴的生或未煮熟的牛肉后，囊尾蚴在小肠中受胆液的刺激，头节遂进入十二指肠，并吸着于肠壁长出节片，形成链体，约 10～12 周即可发育为成虫。成虫每天可生长 8～9 个节片，在人体中可生存 3～35 年，甚至 60 年以上。

（三）致病

一般症状与猪带绦虫成虫所引起的症状相似，但由于它的体积大，因此在人体内堵塞、产毒素以及夺取营养作用都较猪带绦虫严重。主动逸出的孕节能活动，故受到刺激的肛门和会阴部位可觉瘙痒、疼痛。有些病人可感到周期性盲肠部位痛，有似阑尾炎症状。但是牛囊尾蚴仅寄生于牛而不寄生于人体，因此不如猪囊尾蚴对人的危害那么严重。

（四）流行

本虫呈世界性分布，以牧区以牛肉为主要肉食的地区为主，其他地区散在分布。我国四川西部、内蒙古自治区、新疆维吾尔自治区、广西、贵州以及其他牧区的居民因多食用牛肉，造成感染机会增加。

（五）防治

必须注意牛的饲养方法和吃牛肉的习惯与方法。其他方面与猪带绦虫相同。

第四节　孢　子　虫

孢子虫无特殊运动细胞器，均营寄生生活。其生活史有裂体生殖和配子生殖两种方式。两种生殖方式可在同一个宿主或两个不同的宿主体内完成。寄生于人体的主要有疟原虫等。疟原虫是疟疾的致病原虫，它由按蚊传播，寄生于人体网状内皮系统及血液内。临床特征为周期性发冷发热、脾肿大及贫血。我国常见的疟原虫有三种，恶性疟原虫、间日疟原虫和三日疟原虫。

一、形态及生活史

疟原虫无色透明，其基本构造为核、细胞质、细胞膜。

疟原虫的生活史可分为无性生殖（或称裂体增殖）与有性生殖（或称孢子增殖）两个阶段。无性生殖各期皆在人体内寄生与发育，有性生殖在人体内开始而在雌性按蚊体内完成。按蚊是终宿主，人体是中间宿主。在人体内先寄生在肝细胞，称红外期；后寄生在红细胞内，称红内期。在红细胞内有环状体、大滋养体、裂殖体和配子体。人体三种疟原虫的生活史基本相同，下面以间日疟原虫为例进行说明，间日疟原虫的生活史见图 10-21 所示。

（一）疟原虫在人体内的发育

1. 在肝细胞内的发育（红细胞外期）

已经受疟原虫感染的按蚊叮咬人体时，其唾液中的孢子体注入人体，并循血液侵入肝细胞内进行潜隐性裂体增殖。约经 8～12 天左右形成大量的裂殖子。在这时期，红细胞里还没有疟原虫寄生，因此把这个发育阶段称为红细胞前期。裂殖子散出后，大多数被吞噬细胞消灭，一部分侵入红细胞，进行红细胞内期的裂体增殖。

目前普遍认为，间日疟原虫孢子有遗传上不同的两种类型，即速发型和迟发型。两种孢子侵入红细胞后，速发型孢子继续发育繁殖完成红外期的裂体增殖；迟发型的孢子在肝细胞内先变成休眠子，经过一段时间的休眠后，才开始红外期的裂体增殖。迟发型孢子是引起疟疾复发的原因。

2. 在红细胞内的发育（红细胞内期）

侵入红细胞的裂殖子利用血红蛋白为养料而生长繁殖，很快形成环状体，然后发育为大滋养体、裂殖体。

（1）小滋养体（环状体）

直径约等于红细胞的 1/3。初时核未分裂，细胞质中有一个大空泡，像一个环，称为环状体。环状体是疟原虫侵入红细胞的最早阶段。

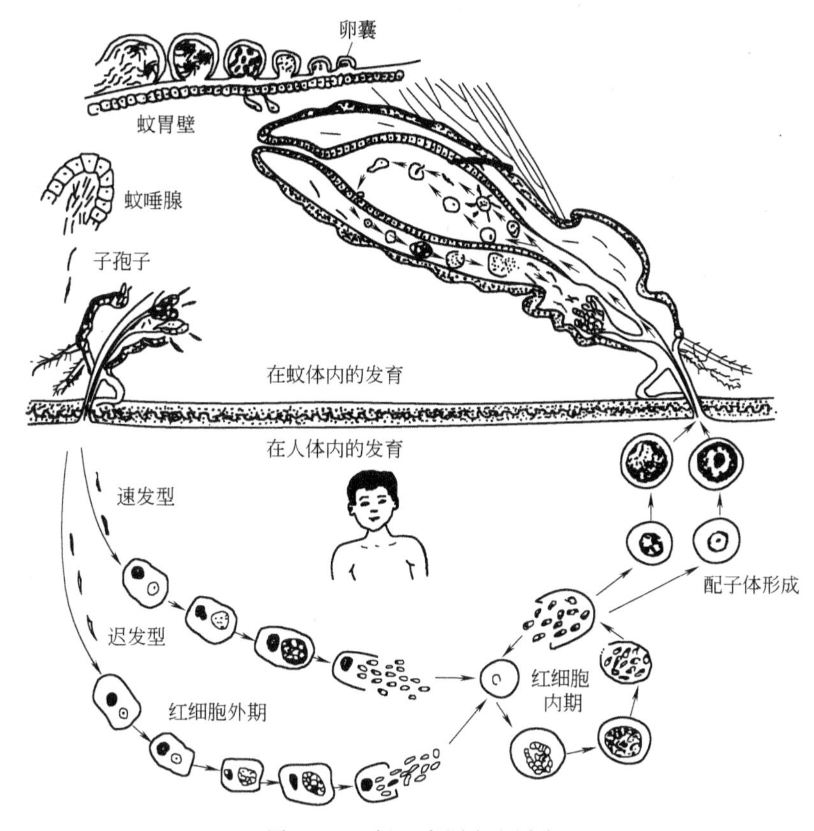

图 10-21　间日疟原虫生活史

(2) 大滋养体

环状体发育，虫体变大，细胞质增多，边缘不规则，空泡缩小，体内出现了疟原虫消化血红蛋白的代谢产物——疟色素，细小杆状黄褐色，此时核未分裂，称为滋养体。滋养体最后形成一个比较紧凑的虫体，其细胞质呈斑点状，核质多位于虫体的边缘，这已是一个成熟的滋养体了。

(3) 裂殖体

裂殖体的形成开始于核质的分裂，首先由 1→2，接着继续分裂，最后达到 12～24 个，平均 16 个。在分裂未完成之前，核质的形状不一，大小亦不同，但在分裂完成后，核质不但形状比较规则，大小也颇一致，不过比之前略小一些而已。在这个时候裂殖体颇似一个多核原虫，但很快细胞质也跟着分裂，每个核质就和细胞质结合起来，形成许多裂殖子。疟色素在这时也逐渐增多。裂殖体分殖完成后，裂殖子就由膨胀的红细胞破裂而出，疟色素与毒素也随之进入血循环，散布到各器官去。由环状体到裂殖子的发育过程称为红细胞内裂体增殖。裂殖子破红细胞而出后的去向有三：①大多数被吞噬细胞消灭；②再侵入红细胞重复进行红细胞内裂体增殖，这样反复可破坏大量红细胞；③部分裂殖子在红细胞内发育成为配子体。

3. 配子体

疟原虫经几代红内期细胞增殖后，部分裂殖子侵入红细胞后不再进行裂体增殖，而发育为配子体，为有性生殖做准备。配子体主要在肝、脾、骨髓等内脏血管红细胞内发育。约至第 5 天出现于外周血液循环中，是疟疾的传染源。配子体形态完整规则、具有致密的细胞质和核，色素颗粒比裂殖体多。配子体有雌雄之分，雌配子体较大，疟色素多，核小而致密，位于虫体的一边；雄配子体较小，胞质稀薄，核大，松散，位于虫体的中央。

（二）按蚊体内的发育

当某些雌性按蚊叮人时吸入含有疟原虫的血液后，雌性和雄性配子体可以在蚊体内继续发育，其他时期均趋于死亡。雌雄配子体在蚊胃内发育成雌、雄配子，雌雄配子受精后形成圆球形的合子。合子变长成为动合子。动合子穿过蚊胃壁，在胃弹性纤维膜下形成卵囊。卵囊增大并进行孢子增殖逐渐形成子孢子，子孢子随蚊的淋巴钻入蚊体各组织，部分到达蚊子的涎腺，蚊子再叮人时，子孢子就被注入人体，使人受到感染。

二、致病

（一）疟疾的发作

红细胞内裂体增殖是疟疾临床发作的原因，红细胞外裂体增殖是疟疾复发的潜在因素。在人体周围血循环内的配子体是疟原虫由人体传到蚊体而造成疟疾的传染源。疟疾的周期性发作与疟原虫在红细胞内完成裂体增殖的时间是一致的。当疟原虫完成红细胞内裂体增殖后，红细胞破裂，裂殖子游离于血中，此时临床表现为剧烈寒战，寒战过后裂殖子再进入红细胞，即开始发热。

疟疾发作包括寒战、发热及出汗三个连续阶段。关于疟疾发作的动因尚未完全肯定。当红细胞内裂体增殖完成时，随同裂殖子进入血流的有疟色素、被破坏的红细胞以及疟原虫的代谢产物，刺激机体引起反应，尤以代谢产物在疟疾发作上具有重要意义。

有的机体屡次接受感染以后，机体可产生抵抗力，故血中虽有疟原虫增殖，但不出现症状，此即疟原虫携带者。此种带虫者多见于疟疾流行区。

三种疟原虫在红细胞内完成一个裂体增殖，周期所需时间与疟疾发作的周期性有密切的关系，如间日疟原虫在红细胞内裂体增殖需48h，于是间日疟每隔48h发作一次。同理，三日疟原虫裂体增殖的时间为72h，因此三日疟每隔72h发作一次；恶性疟原虫裂体增殖的时间大约为36～48h，恶性疟每隔36～48h发作一次。

（二）病理变化

疟原虫在网状内皮系统及红细胞内增殖时，可引起以下的病理变化。

① 由于疟原虫寄生在网状内皮系统，因此可引起脾、肝、脑与骨髓的病变。脾脏在急性期柔软，有色素沉着；慢性期结缔组织增生、变硬。肝脏也可肿大，星状细胞（枯否细胞）内充满疟色素及疟原虫。在恶性疟时，脑部有出血点及色素沉着，脑血管可因受损害的红细胞凝集而发生血栓。

② 由于红细胞被破坏引起贫血，严重者可引起黄疸，尿中尿胆原增加。恶性疟疾的严重溶血，可引起血色蛋白尿。

三、流行

疟疾分布广泛，全世界除欧洲、北美、澳大利亚、日本等37个国家和地区已消灭疟疾外，还有90多个国家存在疟疾，尤其是热带、亚热带地区。

疟疾流行因素主要为当地有疟疾病人（包括带虫者），有传播媒介（按蚊），有易感人群。自然因素、气候雨量，以及社会生活习惯、卫生习惯，对疟疾的流行都有影响。

（一）传染源

疟疾病人及原虫带虫者是疟疾的传染源。在疟疾流行区，虽然疟疾流行休止，但疟原虫带虫者将疟原虫保存在身体里，等适当时机，通过按蚊，又在当地人群中传播开。

（二）传播途径

主要是通过按蚊媒介传播，或者因输入含有疟原虫的血液而致受血者感染。个别可由母体的胎盘传给胎儿，造成先天感染。

（三）易感人群

对疟疾免疫力低或没有免疫力的人，为易感人群，容易感染到疟疾。非疟区的人群，或疟区未受疟疾感染的儿童，抵抗力低，皆属易感人群。

四、防治

（一）治疗疟疾病人和抗复发治疗，控制或消灭传染源

治疗方法上，既要杀灭疟原虫的红细胞内期和配子体细胞，以控制疟疾发作及消灭对按蚊的传染源，又要杀灭疟原虫的红细胞外期，以防治晚期复发，达到根治。常用的杀灭红细胞内期疟原虫的药物有氯喹、磷酸氯喹、咯萘啶、青蒿素、双氢青蒿素等。杀灭子孢子抑制蚊体内孢子增殖的药物有乙胺嘧啶。杀灭配子体细胞及红细胞外期疟原虫的药物有伯胺喹啉。目前还没有一种药能对抗疟原虫的不同虫株，较理想的是几种抗疟药同时使用。但每种药物疗法都不超过半年。

（二）防蚊灭蚊，切断传染途径

（三）保护易感人群

增强体质，或用药物预防。常用的预防药物为乙胺嘧啶加磺胺多辛、氯喹，它对恶性疟能达到根本预防目的，对间日疟仅有抑制预防作用，停药以后，仍有发生间日疟发作的可能。如果到流行区或需要通过流行区，可系统服药预防。若流行区的人群与非流行区人群居住在一起，非流行区的人群也应服药预防。

第五节　阿　米　巴

叶足虫通称阿米巴，它的基本特征是具有宽大的叶伪足，可做变形运动，又称变形虫。生活史一般有滋养体和包囊两个时期，少数仅有滋养体期。寄生人体的主要虫种为溶组织内阿米巴（又称痢疾阿米巴），是一种单细胞原虫，寄生于人体结肠，主要是在横结肠和回盲部，引起阿米巴痢疾；有时可侵入其他器官组织引起各种肠外阿米巴病，如变形虫肝脓肿等疾病。

一、形态

痢疾变形虫可分为滋养体期、包囊前期和包囊期。

（一）滋养体

是一个能运动及摄取营养物的单细胞，它有一个细胞核和细胞质。细胞质又分内质和外质。内质指细胞质的里面部分，占虫体大部，较浓密呈颗粒状，含有被吞入的各种食物成分等。外质指细胞质的外围部分，呈玻璃般透明均匀的胶状，一般不含其他物质。滋养体的运

动借细胞质的逐渐流动来进行，在运动时外质的某一部分或某几部分凸出来随之带动细胞的移动。这种凸出伸长的外质部分称为伪足，使虫体处于运动状态。由于滋养体运动时形状多变故有“变形虫”之称。滋养体可用二分裂法进行个体的增殖。根据虫体形态、寄生部位和生理特点分为寄生于组织内的大滋养体和生活在肠腔中的小滋养体（又称共栖性滋养体）。两型滋养体的形态结构（见图10-22），除了上述相同之处外，还有下面几点不同之处，见表10-3。

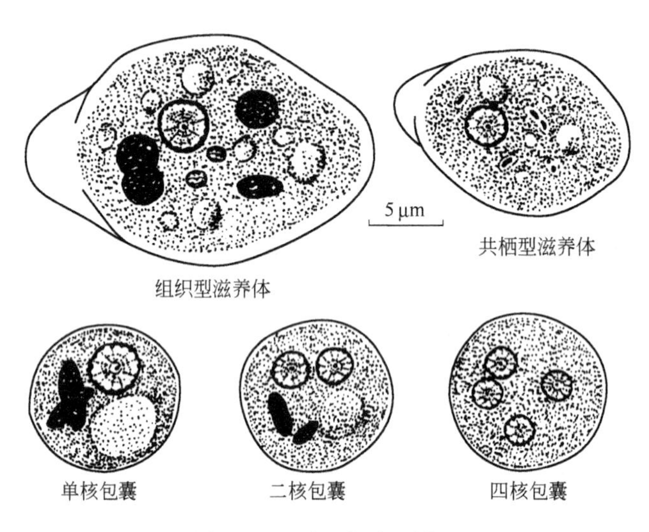

图10-22 溶组织内阿米巴

表10-3 大滋养体和小滋养体形态结构主要区别

项目	小滋养体	大滋养体
直径	7～20μm，平均13μm	18～40μm之间，一般为20～30μm
细胞	内、外质分界不明显，外质少，通常仅见于伪足部分	整个细胞质为均匀无色的结构，好像一般的磨砂玻璃。内、外质分界明显，外质较多，约占虫体1/3，其伸出伪足向一定方向活跃运动前进
内质中所含物质	细胞核的核仁较大。内质多含食物泡，泡内含有细菌，不含有红细胞	细胞核的核仁较小。内质较浓密，呈颗粒状，含有被吞噬的红细胞

（二）包囊前期

寄生在肠腔内的小滋体，常因宿主机体作用以及肠道及其他因素的影响，诱发其内在的变化，通过包涵物的排出、伪足消失、活动力的减弱，形成了囊前期。

（三）包囊

溶组织内阿米巴的传播阶段。囊前期逐渐呈圆形或卵圆形，并且分泌出一种坚韧的物质来作为包囊的壁。包囊直径为5～20μm。透过囊壁可见虫体的细胞核及其他在包囊早期可能存在的营养物质，如杆状的拟染色体和糖原泡，包囊的细胞核在早期时为1～2个，成熟包囊为4个，偶尔多至8个（见图10-22）。大滋养体不能直接形成包囊，但可在肠腔内先形成小滋养体，而后再形成包囊。

包囊在粪便中，室温下能生存半月。温度高生长时间短，温度低则生长时间长。在水中一般可生存2～3周，清水生存时间长，污水则短。包囊在蝇体内保存两天多。温度60℃ 10min可死亡，干燥和直射阳光下则迅速死亡。包囊对酒精、石炭酸敏感，但通常用于杀菌的氯量对包囊无效。

二、生活史

痢疾阿米巴的生活史的基本形式是包囊→小滋养体→囊前期→包囊。小滋养体痢疾变形虫的滋养体随粪便排出后，短时即死亡，而它的包囊则能在外界环境里保存生活能力。成熟的四核包囊，是阿米巴的感染期，人吞食了经包囊污染的食物或饮料，包囊进入人体的消化道，囊壁能抵抗胃酸，包囊经胃及小肠上段不起显著的变化。到小肠下段，由于胰蛋白酶的消化作用，囊壁变薄，囊内虫体开始流动，便从囊壁上的小孔逐渐脱囊而出，随即分裂成为四个单核的小滋养体。滋养体在肠腔内以二分裂法增殖。小滋养体又可形成1核、2核、4核的包囊，随粪便排出体外，重新进入新的宿主，继续其生活史（见图10-23）。

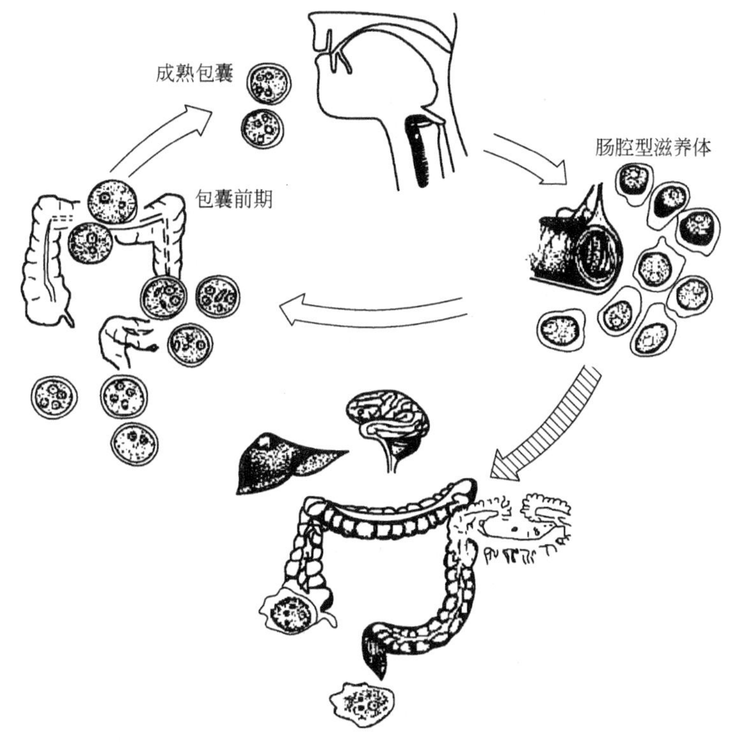

图10-23 溶组织内阿米巴生活史

当宿主机体的生理发生变化以及肠壁受到损害时，小滋养体借其伪足的机械作用和溶组织素的蛋白水解酶的化学作用而侵入肠壁组织，吞噬组织和红细胞而形成大滋养体。它破坏肠壁组织而形成肠阿米巴溃疡。大滋养体亦可随肠壁病变的崩溃而进入肠腔变成小滋养体，或则随粪便排出体外。大滋养体并不直接形成包囊。

三、致病

痢疾变形虫滋养体侵入结肠黏膜下层，形成局限性脓肿，肠道其他细菌也参与损害。脓肿破裂后即排出浓血，以致大便带有血液、黏液和肠壁黏膜的破坏溶解物，呈酱红色，具有腐臭味，这是变形虫痢疾粪便的特点。

病人症状的轻重决定于病变的广泛性，后者又决定于病人的抵抗力、原虫量、原虫毒力及肠黏膜的健康情况等因素。未入组织的滋养体，经一定时期的增殖后，可形成包囊随大便排出。随血循环进入其他器官的滋养体则不能形成包囊。因此痢疾阿米巴的特异性定位也在大肠。典型病变为孤立的、口小底大的烧瓶样溃疡，溃疡之间黏膜正常但黏膜下可形成隧道。病道可深入肠壁肌层与浆膜，发生肠出血及穿孔。病变部位多见于盲肠、升结肠、乙状结肠、直肠等处。

在发病期间，滋养体经由溃疡中破损的血管侵入肠系膜小静脉，从而顺血流由门静脉至肝形成变形虫肝脓肿。肝脓肿向上破溃，可穿过肌隔至肺，形成阿米巴肺脓肿。偶可侵入体循环造成脑的并发症。

四、流行

溶组织内阿米巴分布于世界各地。一般热带和亚热带地区发病率较高，较寒冷地区，甚至北极圈内也有感染或流行。我国人均感染率为 0.889%，其中西藏、云南、新疆、贵州、甘肃感染率超过 2%，西藏的感染率高达 8.124%。

变形虫痢疾的传染源是带包囊者和慢性病人。带包囊者无明显症状，但其大便中有大量包囊排出，它们的粪便可污染环境而传给其他人。饮食行业和集体食堂的工作人员，如患本病或为本病带虫者，则有引起广泛传播的危险，所以对他们要定期检查，一旦发现务必立即彻底治疗，痊愈后方可恢复原工作，以防止传播本病。并加强卫生教育，以保群众健康。

粪便污染水源及食物是本病的主要传播方式。苍蝇、蟑螂及老鼠可以传递包囊，不洁之手间接通过食物或直接接触也可传染本病。因此查治病人及带虫者，培养良好的饮食习惯，改善饮用水的卫生条件和加强粪便管理，消灭苍蝇、老鼠，防止苍蝇、老鼠、蟑螂污染食物等措施，对预防本病的流行很重要。

五、防治

治疗药物有甲硝咪唑、替硝唑。另外，氯喹对肠外阿米巴病亦有较好的疗效。

第六节　鞭　毛　虫

鞭毛虫是以鞭毛作为运动细胞器，以二分裂法繁殖的原虫。营寄生生活的鞭毛虫主要寄生于宿主的消化道、泌尿道、血液及组织，对人体危害较大的有杜氏利什曼原虫、蓝氏贾第鞭毛虫、阴道毛滴虫等。

一、杜氏利什曼原虫

又称黑热病原虫。其生活史有前鞭毛体和无鞭毛体两个时期。无鞭毛体主要寄生于人及哺乳动物的肝、脾、骨髓、淋巴结等器官的巨噬细胞内，引起内脏利什曼病又称黑热病。

（一）形态

1. 无鞭毛体

又称利杜体或利什曼型，寄生于人或其他哺乳动物的巨噬细胞内。常因巨噬细胞的破裂而游离在细胞外。虫体卵圆形，大小为 (2.9～5.7)μm×(1.8～4.0)μm。细胞内有核一个，较大，位于虫体的一侧。细杆状的动基体位于核旁，高倍放大时可见动基体之前有一点状的基体和丝状的根丝体（见图 10-24）。

2. 前鞭毛体

又称细滴形或鞭毛体，寄生于白蛉消化道内，虫体呈梭形，大小为（14.3～20)μm×(1.5～1.8)μm，细胞核位于虫体的中部，动基体之前有一基体，由基体长出一根鞭毛游离在虫体外（见图10-24)。在培养基内鞭毛体常相互缠绕排列形成菊花状。

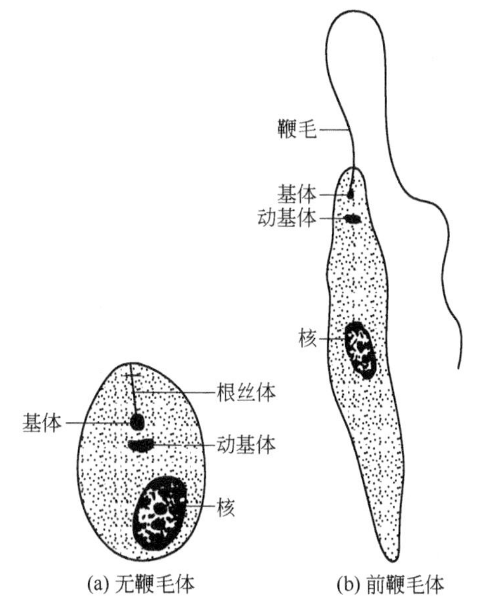

图 10-24　杜氏利什曼原虫

（二）生活史

杜氏利什曼原虫完成生活史需要人或哺乳动物和白蛉两个宿主。

1. 在白蛉体内的发育繁殖

当雌性白蛉叮刺病人时，宿主血液或组织液中带有无鞭毛体的巨噬细胞被白蛉吸入胃内，巨噬细胞破裂，无鞭毛体散出发育成前鞭毛体，并以二分裂法进行繁殖，同时虫体向白蛉咽部移动，约一周后具有感染力的前鞭毛体大量聚集在白蛉的口腔及喙内。

2. 在人体内的发育繁殖

当感染有前鞭毛体的雌性白蛉叮刺正常人时，前鞭毛体随白蛉的唾液进入人体。一部分在皮下被多形核白细胞吞噬消灭；一部分被巨噬细胞吞噬后转入胞内寄生，虫体逐渐变圆，鞭毛消失，很快变成无鞭毛体，且以二分裂法在巨噬细胞内繁殖，导致巨噬细胞破裂，游离的无鞭毛体又可被其他巨噬细胞吞噬，重复其增殖过程（见图10-25)。

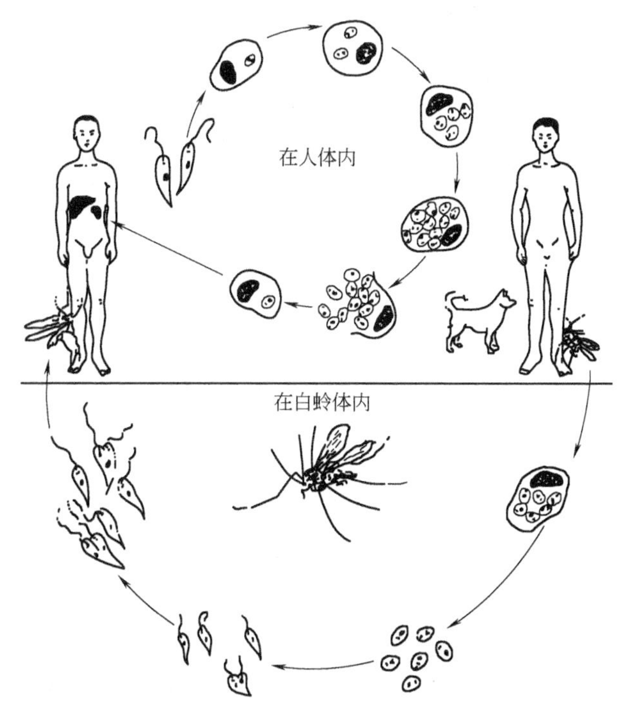

图 10-25　杜氏利什曼原虫生活史

（三）致病

黑热病患者的主要症状和体征为长期不规则发热，肝、脾、淋巴结大，消瘦、贫血、全血细胞减少，造成全血性贫血。此外，免疫溶血也是贫血的重要原因。因原虫代谢产物中有1～2种抗原与人红细胞相同，患者体内产生的抗原与自体的红细胞相结合，破坏红细胞，造成贫血。部分黑热病患者在用锑剂治疗过程中或治愈后数年，可发生皮肤黑热病，多发生在面部或颈部，常见的为结节型，呈大小不等的肉芽肿或暗色丘疹状，在结节内可查见无鞭毛体。淋巴型黑热病的特征是无黑热病病史，局部浅表淋巴结肿大，淋巴结活检可在类上皮细胞内查到无鞭毛体。

（四）流行

黑热病广泛分布于亚、欧、非、拉美等洲，主要流行于印度、中国及地中海沿岸国家。国内曾流行于长江以北的 17 个省。黑热病属人畜共患病，黑热病患者是重要的传染源，犬的感染也是人类黑热病的主要传染源。平原以病人为主，为人源型；丘陵山区以病犬为主，为犬源型。传播媒介为白蛉，感染途径主要是通过白蛉叮刺人而感染，易感者多为儿童和青少年。

（五）防治

治疗病人，杀灭病犬，消灭传染源。治疗病人的最佳药物为葡萄糖酸锑钠。另外，还应防蛉、驱蛉、灭蛉，加强个人防护，保护易感人群。

二、蓝氏贾第鞭毛虫

蓝氏贾第鞭毛虫简称贾第虫。主要寄生于人体小肠，引起以腹泻为主要症状的贾第虫病，多见于儿童和旅游者，有“旅游腹泻”之称。贾第虫病已被列为世界危害人类健康的 10 种主要寄生虫病之一。

（一）形态

1. 滋养体

形似纵切倒置的半个梨，大小为（9.5～21）μm×（5～15）μm，两侧对称，前钝后尖。侧面观背面隆起，腹面扁平，其前半部有内陷的吸盘。有四对鞭毛，按其伸出方向分为前侧鞭毛、后侧鞭毛、腹侧鞭毛和尾鞭毛。虫体活时，鞭毛不停地摆动，虫体做翻滚运动。铁苏木染色后可见，一对细胞核位于虫体前部中线的两侧，中部有两个半月形的中体，前端有基体复合器，由此发出四对鞭毛（见图 10-26）。

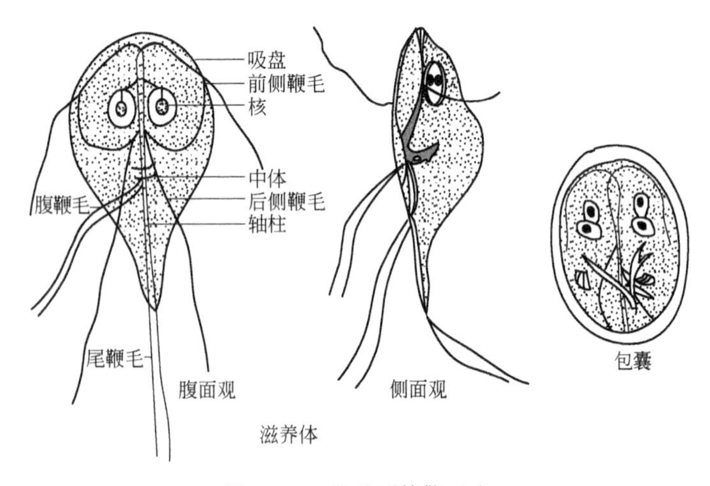

图 10-26　蓝氏贾第鞭毛虫

2. 包囊

椭圆形，大小为（8～14）μm×（7～10）μm。囊壁厚，未成熟的包囊有两个核，成熟包囊里有四个核，还可见残存的轴柱和鞭毛等（见图 10-26）。

（二）生活史

滋养体寄生在人体小肠，主要在十二指肠，偶有寄生于胆囊和胆道。虫体用吸盘吸附在肠黏膜上吸取营养，以纵二分裂法繁殖。当滋养体落入肠腔，便随肠内容物下移至结肠，形成包囊，后随粪便排出体外。四核包囊为感染期，若污染了食物或水经口进入人体，包囊在十二指肠脱囊发育为滋养体。包囊在外界的抵抗力强，一般包囊见于成型粪便中，滋养体见于腹泻患者粪便中。

（三）致病

人体感染贾第虫后，相当一部分人不出现任何症状为带虫者。出现症状的轻重程度与宿主的免疫力、虫株毒力、细菌的协同作用及滋养体直接破坏肠壁有关。但宿主的免疫状态是关键，免疫力低下或艾滋病患者，均易发生重度感染。临床表现为腹痛、腹泻、厌食，典型患者可见爆发型水泻、恶臭、无脓血，并含大量脂肪颗粒。儿童感染可至营养不良、贫血、发育障碍。如虫体寄生在胆道，可引起胆囊炎或胆道炎。

（四）流行

贾第虫呈世界性分布，感染率为1%～20%，近年，贾第虫合并HIV/AIDS感染，及其在同性恋者中流行的报告不断增加。在我国平均感染率为2.654%，儿童多于成人，旅游者中多见，夏秋季节为易感季节。传染源为粪便中有包囊的带虫者或患者，人因食入被包囊污染的水或食物而感染。包囊在水中可存活4天，在0.5%氯化钠消毒水中可存活2～3天，在粪便中可维持活力10天以上，蝇和蟑螂的携带加重了本病的传播。

（五）防治

加强粪便管理，保护水源，消灭蝇和蟑螂，注意饮食卫生；治疗病人及带虫者，尤其是感染本虫的怀孕妇女。常用治疗药物有甲硝咪唑、替硝唑、阿苯达唑。

三、阴道滴虫

阴道毛滴虫简称阴道滴虫。主要寄生于女性泌尿生殖道，引起滴虫性阴道炎和尿道炎，以性传播为主，呈全球性分布。

（一）形态

阴道滴虫在阴道分泌物涂片所见的新鲜标本为梨形的鞭毛虫，体长10～30μm，宽5～15μm。借其前端四根鞭毛的鞭动而前进，并以虫体腹面的波动膜的波动而做螺旋运动。轴柱贯穿虫体并从末端伸出，富有黏性，常常附有表皮细胞和颗粒性物质，在新鲜涂片的镜检中还可看到圆形的滋养体。

以苏铁木素和吉姆萨染色：典型的虫体为梨形，波动膜在腹面，虫体前端有五颗排列呈环状的基体，分为前后两排。前排两颗，分为背腹两粒，背面颗粒向前发出两根等长的鞭毛，腹面两粒长出三根鞭毛，两根向前伸出，另有一根后鞭毛向虫体后部生长与细胞质相连形成波动膜。波动膜的长度为虫体的1/3～2/3。后排为腹、背、中三粒，背面颗粒与轴柱相连，中间颗粒以根丝体连接细胞核，腹面颗粒放出基染色杆和副基纤维。细胞核在虫体前1/3处，核仁小，静止期为椭圆形（见图10-27）。

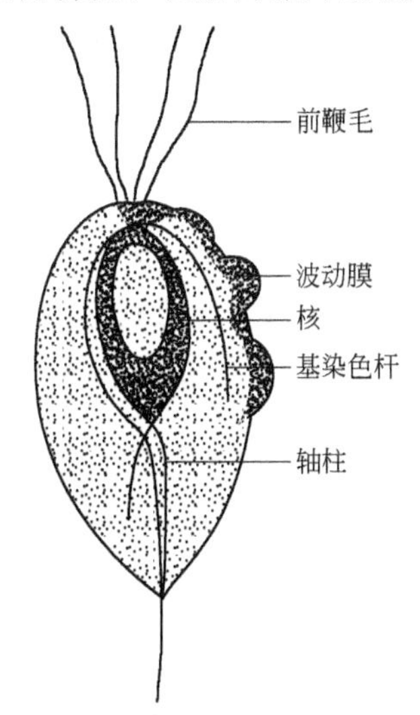

图10-27　阴道毛滴虫

（二）生活史

阴道滴虫生活比较简单，仅有滋养体期而无包囊期，虫体以二分裂法增殖，滋养体既是本虫的繁殖阶段，又是感染阶段。滋养体在外界生活力很强，通过直接或间接的方式传播。主要寄生在女性阴道后穹窿，亦可寄生在尿道、子宫等处。在男性感染者体内则多寄生于尿道或前列腺，也可侵入睾丸、附睾或包皮下组织。

（三）致病

阴道毛滴虫的致病力与虫株的毒力及寄主的生理状态有关。许多妇女虽有阴道滴虫的寄生但没有任何症状，但在妊娠期间及泌尿系统生理失调时，往往容易遭受滴虫的侵袭。寄生在阴道内的滴虫，消耗阴道内的糖原，破坏阴道内正常的酸性环境，常引起阴道炎，其症状主要为白带增多，以带有特殊气味的泡沫状为典型，其次为外阴瘙痒。如寄生在尿道及膀胱内则引起尿道膀胱炎。男性感染者一般是带虫者，常使配偶重复感染，有时可引起前列腺炎及尿道炎。有人认为阴道毛滴虫可吞噬精子，可能引起不孕症。也有人认为宫颈癌与阴道毛滴虫感染有一定的关系。

（四）流行

阴道毛滴虫呈世界性分布，女性以 20～40 岁感染率较高。我国的平均感染率为 28.2%。传染源为患者和男女带虫者。传播途径有两种：直接传播主要是通过性生活；间接传播是通过使用公共浴池、浴具、游泳池、脚盆、公用游泳衣裤、坐式马桶等。滋养体在半干燥下可存活 14～20h；在湿毛巾、衣裤上能存活 23h；在马桶坐垫上可存活 30min；在 46℃水浴中能存活 102h；在普通肥皂水中能存活 45～150min。

（五）防治

1. 加强卫生宣传

使群众了解阴道滴虫的危害，了解传播途径。

2. 管理传染源

开展普查普治，治疗患者和带虫者，对于夫妇双方要同时进行治疗方可根治。常用的口服药为甲硝咪唑、替硝唑；局部用药可用乙酰胂胺（滴维净）、洁尔阴、卡巴胂等。治疗前用 1∶5000 高锰酸甲、1%乳酸或 0.5%醋酸冲洗阴道效果更好。

3. 切断传播途径

在工厂或其他集体生活的地方，改善浴室设备，提倡淋浴，防止浴池、脚盆、马桶等污染，严格执行阴道检查器械及用具的消毒。注意个人卫生，特别是经期的卫生。

复习思考题

1. 什么是寄生和寄生虫病？
2. 简述寄生虫的基本特征。
3. 举例说明寄生虫病的流行与预防。
4. 试描述某种寄生虫的生活史及防治。

参 考 文 献

1 顾觉奋主编．抗生素．上海：上海科技出版社，2001
2 张致平主编．微生物药物学．北京：化学工业出版社，2002
3 李榆梅主编．药学微生物基础技术．北京：化学工业出版社，2002
4 仇锦波主编．寄生虫学检验．北京：人民卫生出版社
5 国家药典委员会．中华人民共和国药典．2010年版．北京：中国医药科技出版社，2010

全国医药中等职业技术学校教材可供书目

	书名	书号	主编	主审	定价
1	中医学基础	7876	石　磊	刘笑非	16.00
2	中药与方剂	7893	张晓瑞	范　颖	23.00
3	药用植物基础	7910	秦泽平	初　敏	25.00
4	中药化学基础	7997	张　梅	杜芳麓	18.00
5	中药炮制技术	7861	李松涛	孙秀梅	26.00
6	中药鉴定技术	7986	吕　薇	潘力佳	28.00
7	中药调剂技术	7894	阎　萍	李广庆	16.00
8	中药制剂技术	8001	张　杰	陈　祥	21.00
9	中药制剂分析技术	8040	陶定阑	朱品业	23.00
10	无机化学基础	7332	陈　艳	黄　如	22.00
11	有机化学基础	7999	梁绮思	党丽娟	24.00
12	药物化学基础	8043	叶云华	张春桃	23.00
13	生物化学	7333	王建新	苏怀德	20.00
14	仪器分析	7334	齐宗韶	胡家炽	26.00
15	药用化学基础(一)(第二版)	04538	常光萍	侯秀峰	22.00
16	药用化学基础(二)	7993	陈　蓉	宋丹青	24.00
17	药物分析技术	7336	霍燕兰	何铭新	30.00
18	药品生物测定技术	7338	汪穗福	张新妹	29.00
19	化学制药工艺	7978	金学平	张　珩	18.00
20	现代生物制药技术	7337	劳文艳	李　津	28.00
21	药品储存与养护技术	7860	夏鸿林	徐荣周	22.00
22	职业生涯规划(第二版)	04539	陆祖庆	陆国民	20.00
23	药事法规与管理(第二版)	04879	左淑芬	苏怀德	28.00
24	医药会计实务(第二版)	06017	董桂真	胡仁昱	15.00
25	药学信息检索技术	8066	周淑琴	苏怀德	20.00
26	药学基础	8865	潘　雪	苏怀德	21.00
27	药用医学基础(第二版)	05530	赵统臣	苏怀德	39.00
28	公关礼仪	9019	陈世伟	李松涛	23.00
29	药用微生物基础	8917	林　勇	黄武军	22.00
30	医药市场营销	9134	杨文章	杨　悦	20.00
31	生物学基础	9016	赵　军	苏怀德	25.00
32	药物制剂技术	8908	刘娇娥	罗杰英	36.00
33	药品购销实务	8387	张　蕾	吴闾云	23.00
34	医药职业道德	00054	谢淑俊	苏怀德	15.00
35	药品 GMP 实务	03810	范松华	文　彬	24.00
36	固体制剂技术	03760	熊野娟	孙忠达	27.00
37	液体制剂技术	03746	孙彤伟	张玉莲	25.00
38	半固体及其他制剂技术	03781	温博栋	王建平	20.00
39	医药商品采购	05231	陆国民	徐　东	25.00
40	药店零售技术	05161	苏兰宜	陈云鹏	26.00
41	医药商品销售	05602	王冬丽	陈军力	29.00
42	药品检验技术	05879	顾　平	董　政	29.00
43	药品服务英语	06297	侯居左	苏怀德	20.00
44	全国医药中等职业技术教育专业技能标准	6282	全国医药职业技术教育研究会		8.00